어느 계절에나 찾을 수 있는
자연 그대로의 약초

약초산행
100선

어느 계절에나 찾을 수 있는
자연 그대로의 약초

약초산행 100선

초판인쇄 2017년 3월 15일
초판발행 2017년 3월 20일

지은이 성환길
펴낸이 고명진
펴낸곳 가람누리

출판등록 2011년 7월 29일 제312-2011-000040
주소 경기도 고양시 덕양구 통일로 140(동산동)
         삼송테크노밸리 B동 329호
전화 (02)396-9651 / FAX (02)396-9653
E-MAIL garamnuri@daum.net
홈페이지 www.munyei.com

ISBN 978-89-97272-27-3 (13510)

* 이 책의 내용을 저작권자의 허락없이 복제, 복사, 인용, 무단전재하는 행위는 법으로 금지되어 있습니다.
* 잘못된 책은 바꾸어 드리겠습니다.
* 이 도서의 국립중앙도서관 출판예정도서목록(CIP)은 서지정보유통지원시스템 홈페이지(http://seoji.nl.go.kr)와 국가자료공동목록시스템(http://www.nl.go.kr/kolisnet)에서 이용하실 수 있습니다.(CIP제어번호: CIP2017005984)

어느 계절에나 찾을 수 있는
자연 그대로의 약초

약초산행 100선

성환길 지음

가람누리

책머리에

산야를 비롯해 우리 주위에는 많은 약초들이 자라고 있다. 옛날에 약이 없었을 때 질병 예방이나 치료를 위해 유일하게 약초를 이용해 왔다. 민간약을 비롯한 민간요법, 한방요법, 현대치료요법 등 질병의 예방 및 치료로서 건강 유지에 필요한 여러 가지 방법을 실천하며 건강 증진을 위해 노력해 오고 있다.

이러한 노력은 개개인의 건강 증진은 물론 허준 선생의 『동의보감』 출간을 비롯해 천연 의약품과 생약 및 현대 의약품 개발의 급진전을 가져왔다고 볼 수 있다. 인간의 수명은 놀라울 만큼 연장되어 100세 시대로 돌입하고 있다는 것은 누구라도 잘 알고 있는 사실이다. 그러나 현대 의약의 발달과 발전에도 불구하고 일부 난치병은 아직도 치료되지 못하고 있는 질병도 있다.

예를 들어 보면 일부 말기 암 환자가 도시를 떠나 산에서 얻은 천연 약초와 음식만으로 식이요법을 하여 완치된 경우를 가끔 볼 수 있다. 그렇다 보니 약초나 약용식물에 대한 관심은 일반인들 사이에서도 점차 증가하여, 오늘날에는 방송이나 신문, 잡지 등 언론 매체뿐만 아니라 각 지방자치단체의 문화센터 강좌에서도 약초를 주제로 한 프로그램을 어렵지 않게 접할 수 있게 되었다. 이처럼 약초는 자연스럽게 일상으로 스며들어 음식으로서도 생소하거나 전혀 부담스럽지 않게 되었다. 특히 갱년기에 접어든 여성이나 다이어트를 하고자 하는 젊은 여성에게는 더욱 밀접한 존재가 아닐 수 없다.

그런데 최근 이처럼 중요한 천연 자원을 마구 채취할 뿐만 아니라 오남용하는 사례가 늘고 있다. 약초에 관한 서적들이 우후죽순으로 발행되는 것이 이를 부추기는 요인 중 하나라는 점도 부인할 수 없다. 이에 필자는 정확한 정보와 자료를 제공함으로써 무분별한 오남용을 막고자 이 책을 기획하게 되었다. 이 책은 우리 산에서 만나볼 수 있는 각종 풀꽃, 버섯, 나무 등 100가지의 약용 가능한 식물들만을 모아 채취시기, 생육특성, 성분, 사용부위, 효능과 주치, 용법 등을 수록한 미니 약초 사전이라고 할 수 있다. 약초에 관한 필자의 전문 지식을 십분 발휘하여 일상생활에서 꼭 필요한 약초의 약용 부위와 분량을 계절에 따라 채취해 사용할 수 있도록 구성하였다.

요즘에는 주말이 아닌 평일에도 산행 차림을 한 사람들을 흔히 볼 수 있다. 이럴 때 주머니나 배낭 한구석에 부담스럽지 않게 휴대할 수 있는 이 책과 함께 산행을 떠나보면 어떨까? 아마도 늘 다니던 산이 새롭게 보일 것이다. 모쪼록 이 책이 산과 들에서 질 좋은 약초를 채취하는 데 참고가 되기를 바란다. 또한 이로써 독자들의 건강 증진과 질병 치료 및 예방에 기여하는 꼭 필요한 자료가 되기를 희망한다.

끝으로 이 책 『약초산행 100선』이 발간되기까지 물심양면으로 도와주신 가람누리 출판사 대표님을 비롯한 편집부 직원 여러분께 깊은 감사를 드리며, 항상 저의 곁에서 이런 책을 낼 수 있도록 내조해주고 있는 아내 김옥연 약사와 함께 출간의 기쁨을 나누고자 한다.

2017년 2월 성환길 씀

차례

책머리에 … 4

🌱
나팔꽃 … 49
누리장나무 … 52

🌱
댕댕이덩굴 … 55
더덕 … 58
도꼬마리 … 62
도라지 … 65

🌱
가시연꽃 … 10
강활 … 13
개똥쑥 … 16
갯기름나물 … 19
고삼 … 22
구기자나무 … 25
구름송편버섯 … 28
구릿대 … 31
궁궁이 … 34
까마중 … 37
꼭두서니 … 40
꾸지뽕나무 … 43
꿀풀 … 46

🌱
마 … 68
마삭줄 … 71
마타리 … 74
매실나무 … 77
맥문동 … 81
모란 … 85
목련 … 88
묏대추나무 … 91
물푸레나무 … 94

🌿

박새 … 97
박하 … 100
반하 … 103
배초향 … 106
백선 … 109
백작약 … 112
벌개미취 … 116
범부채 … 119
복분자딸기 … 122
부들 … 125
부처손 … 128
불로초 … 131
비수리 … 134
비파나무 … 137

🌿

사철쑥 … 140
산사나무 … 143
산수유 … 146
삼백초 … 149
삼지구엽초 … 152

삽주 … 155
소엽 … 158
속새 … 161
쇠비름 … 164
승마 … 167
시호 … 170
실새삼 … 173

🌿

약모밀 … 176
얼레지 … 179
엉겅퀴 … 182
여로 … 185
연꽃 … 188
오미자 … 191
오이풀 … 194
왜당귀 … 198
용담 … 201
우엉 … 204
으름덩굴 … 207
으아리 … 210
음나무 … 214

이질풀 … 217
익모초 … 220
인동덩굴 … 223
인삼 … 226
일본목련 … 229
잇꽃 … 232

자귀나무 … 235
제비꽃 … 238
족도리풀 … 241
지치 … 244
지황 … 247
질경이 … 251
짚신나물 … 254
찔레꽃 … 257

참나리 … 260
천남성 … 263
초피나무 … 266

측백나무 … 269
층층둥굴레 … 273
칡 … 276

큰조롱 … 279
탱자나무 … 283
투구꽃 … 286

하늘타리 … 289
할미꽃 … 292
향유 … 295
헛개나무 … 298
현호색 … 301
화살나무 … 304
황기 … 307
황벽나무 … 311
황칠나무 … 314
회화나무 … 317

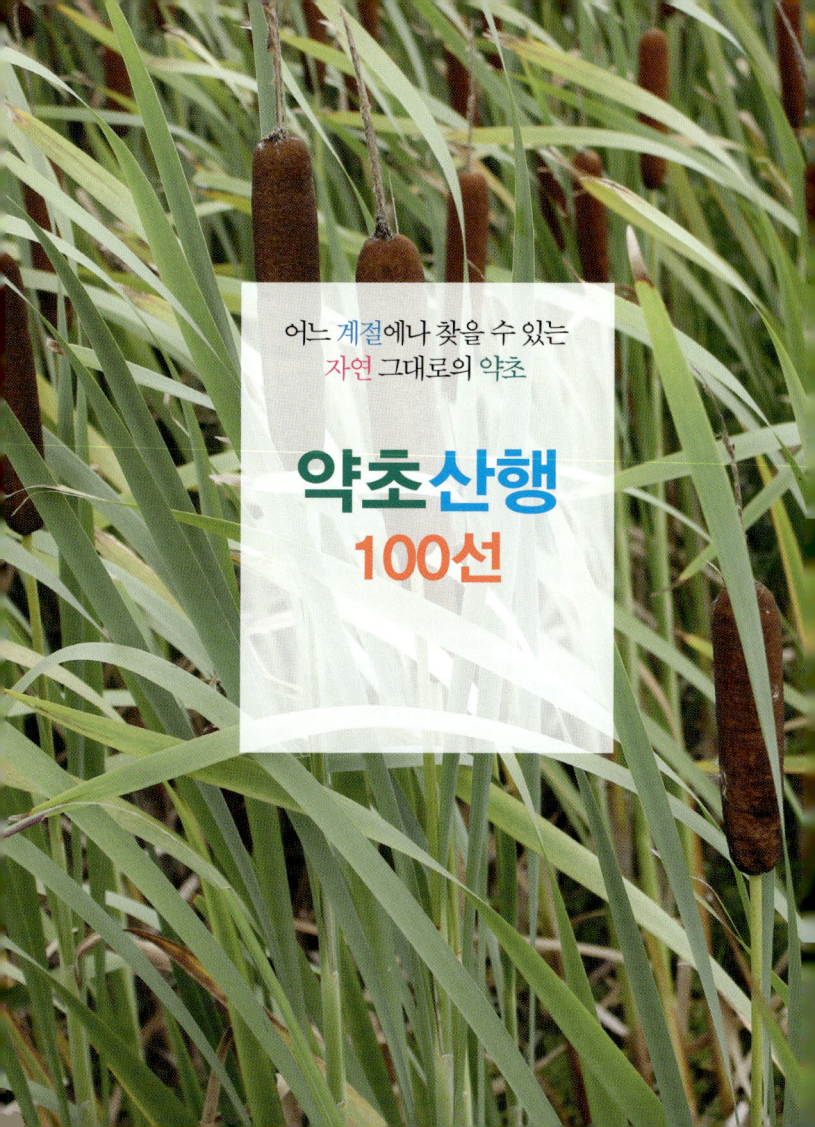

어느 계절에나 찾을 수 있는
자연 그대로의 약초

약초산행 100선

가시연꽃 검인찻仁(대한약전)

- **학명**: *Euryale ferox* Salisb
- **과명**: 수련과
- **이명**: 개연, 가시연, 가시련, 칠남성
- **개화기**: 7~8월
- **채취시기**: 늦은 가을이나 초겨울 열매를 채취

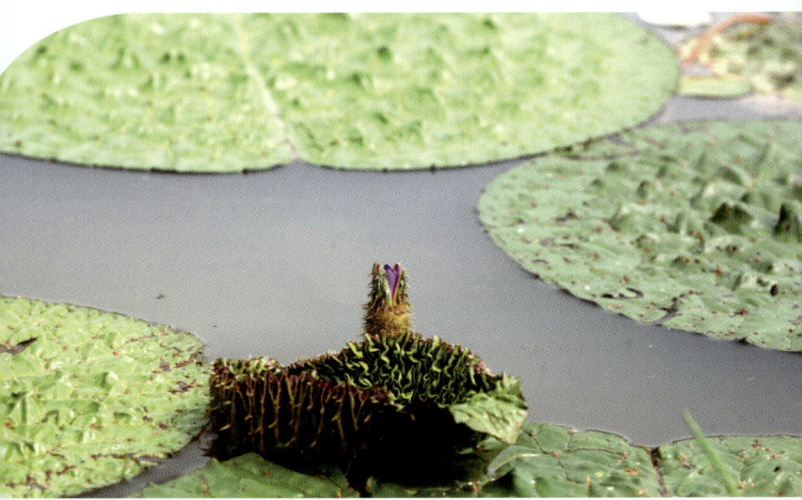

| 생육특성 | 가시연꽃은 우리나라 중부 이남에 자생하는 1년생 수초로 물이 고여 있는 늪지와 연못과 같은 곳에서 자란다. 종자가 발아하여 수면 위로 처음 올라오는 잎은 화살처럼 작지만 타원형을 거쳐 큰 잎이 나오며, 완전히 자라면 둥글게 원반 모양을

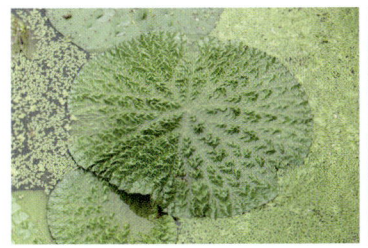
가시연꽃_잎 생김새

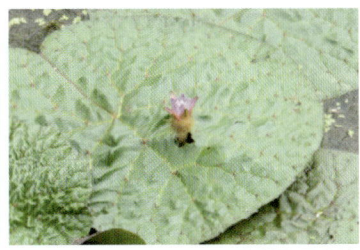
가시연꽃_꽃과 잎

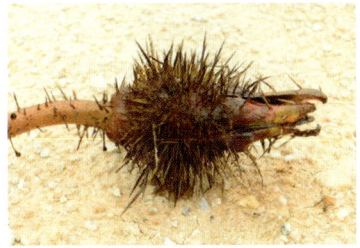
가시연꽃_열매 채취품

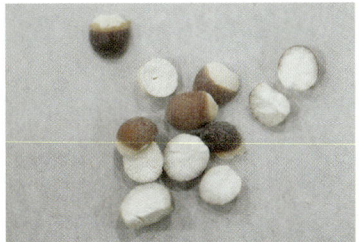
가시연꽃_약재(종인)

이루고 가시가 달린 잎자루가 잎 한가운데에 달린다. 잎의 지름은 작게는 20cm에서부터 큰 것은 2m에 이를 정도로 잎의 크기가 다양하며, 잎 앞면과 뒷면에는 가시가 있다. 꽃은 7~8월에 잎 사이 혹은 잎을 뚫고 가시가 있는 긴 꽃줄기가 자라 그 끝에 지름 약 4cm의 자색 꽃이 한 개 달리며, 오후 2~3시경에 피었다가 밤에 닫힌다. 열매는 10~11월에 맺으며 지름 5~7cm의 구형으로 표면에 가시가 있다. 종자는 꽃대가 형성될 때 이미 결실하여 점차 성숙하게 되고 흑색이며 딱딱하다.

| **성분** | 씨에 녹말을 비롯한 탄수화물(32%), 단백질(4.4%), 지방(0.2%), 정유(0.2%) 등이 함유되어 있다.

| **사용부위** | 잘 익은 종인(種仁: 딱딱한 씨 속에 든 알맹이)을 건조하여 사용한다.

| **효능과 주치** | 신 경락의 기운을 돕는 익신(益腎), 정을 단단하게 하는 고정(固精), 비의 기능을 보하고 설사를 멎게 하는 보비지사(補脾止瀉) 등의 효능이 있어, 습사(濕邪: 몸 안에 불필요한 수분이 많이 정체되어 기혈의 흐름을 막는 나쁜 사기로 작용하는 것)와 거습지체(祛濕止滯: 정체된 기를 제거함)의 효과가 있다. 또 몽정(夢精: 잠을 자면서 사정을 하여 정액이 흘러 나가는 현상으로 신기능이 허하여 나타나는 병적 증상)과 유정(遺精: 평소 소변 등을 통하여 정액이 흘러 나가는 증상), 활정(滑精: 정액이 쉽게 흘러 나가는 증상) 등을 다스린다. 유뇨(遺尿)와 소변이 잦은 증상, 즉 빈뇨(頻尿)를 다스린다. 비 기능이 허하여 오래된 설사인 비허구사(脾虛久瀉)나 오줌이 뿌옇게 나오는 증상인 백탁(白濁), 여성들의 대하(帶下)를 다스린다. 따라서 생식(生殖), 생산과 관련된 기능과 소화, 배설 및 부인과 질환 등에 유용하게 이용할 수 있다.

| **용법** | 종인은 말린 것으로 하루 9~20g을 사용한다. 볶은 약재(종인) 10~15g에 물 600~700mL 정도를 붓고 3분의 1 정도로 달여 복용한다.

| **사용상 주의사항** | 떫은맛이 있으므로 소변이나 대변이 잘 나가지 않는 사람은 지나치게 많이 복용하지 않도록 주의한다.

강활 강활羌活

- **학명** : *Ostericum praeteritum* Kitagawa(국생종), 식약처생약정보시스템에는 *Ostericum koreanum* Maximowicz로 수재되어 있다.
- **과명** : 산형과
- **이명** : 강청(羌靑), 호강사자(護羌使者), 호왕사자(胡王使者), 강활(羌滑)
- **개화기** : 7~8월   **채취시기** : 가을철에 뿌리를 채취

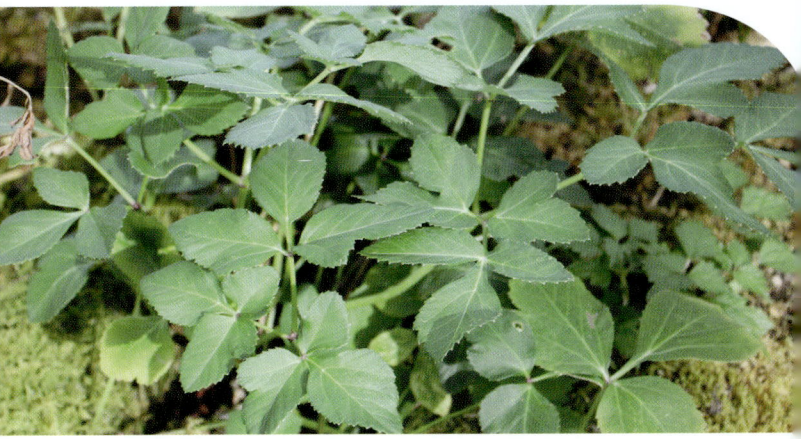

| 생육특성 | 강활은 산형과에 속하는 다년생 초본이다. 잎은 세운 깃 모양으로 갈라졌고 갈라진 잎은 도란형 또는 장타원형이고 끝은 뾰족하며 톱니와 같은 거치가 있다.

7~8월에 우산을 펼쳐놓은 듯한 복산형 꽃차례의 작은 흰 꽃

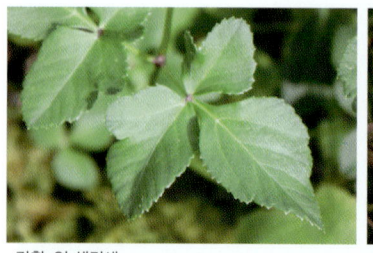
강활_잎 생김새

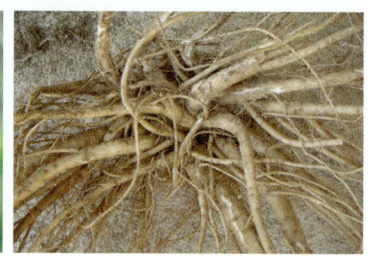
강활_꽃

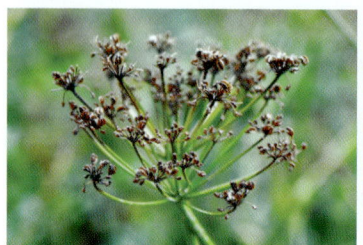
강활_종자 결실

강활_뿌리 채취품

이 모여 핀다. 경엽(莖葉)은 백지(白芷)와 거의 같으나 약간 작은 편이고 잎은 거세지 않고 연해 보인다. 뿌리는 묵은 뿌리가 개화 결실 후 썩어 없어져도 뿌리 옆에서 나는 싹, 즉 노두가 새로 생겨서 다시 자라는데, 이 뿌리를 약용으로 쓴다. 중국이 원산으로 한국, 일본 등지에 분포하며 우리나라에서는 중북부 산간지대의 서늘한 곳에서 많이 재배하며 습기가 적은 곳은 생육이 좋지 않다.

| 성분 | 강활에는 정유 및 쿠마린유도체, 베르갑텐, 산토필, 이소임페라토린, 옥시포세다닌, 프랑고골라린, 임페라토닌이 알려져

있고 그 밖에 서당을 함유한다. 열매에는 임페라토린, 베르갑텐 등이 함유되어 있다.

| 사용부위 | 잎(방향제), 뿌리(약용)를 사용한다.

| 효능과 주치 | 두통, 치통, 신경통, 풍습성 관절염[풍사(風邪)와 습사(濕邪)가 겹쳐 뼈마디가 쑤시고 저린 관절 통증], 중풍, 감기 등에 쓰인다. 한방에서는 발한, 이뇨약으로 감기두통, 감기몸살에도 처방하는데, 복용하면 탁월한 효과를 보인다. 중풍으로 인해 발음이 정확하지 못할 때도 유효하고, 간질병이 있는 환자가 발작을 일으켰을 때도 효과가 있는 것으로 알려져 있다. 해열, 두통 등에 효과가 있으나 빈혈증으로 인한 두통에는 복용해서는 안 된다.

| 용법 | 신경통과 하지신경통 등에 대강활탕(大羌活湯 : 강활, 승마 각 5g, 독활 3.75g, 창출, 방기 위령선, 백출, 당귀, 적복령, 택사, 감초 각 3g)을 처방하여 물 500mL를 부어 반 정도 될 때까지 달여서 하루 3회로 나누어 매 식후 복용한다.

강활_약재

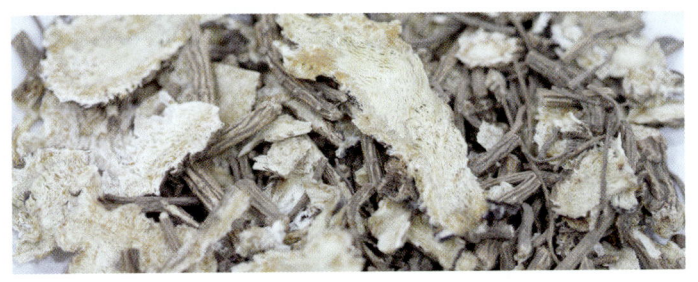

개똥쑥 황화호 黃花蒿

- **학명** : *Artemisia annua* L.
- **과명** : 국화과
- **이명** : 개땅쑥, 잔잎쑥, 비쑥, 초호(草蒿), 향계초(香系草), 고호(苦蒿), 황향호(黃香蒿), 야고초(野苦草)
- **개화기** : 6~8월
- **채취시기** : 꽃이 피기 시작할 때 채취하여 건조한 뒤 사용

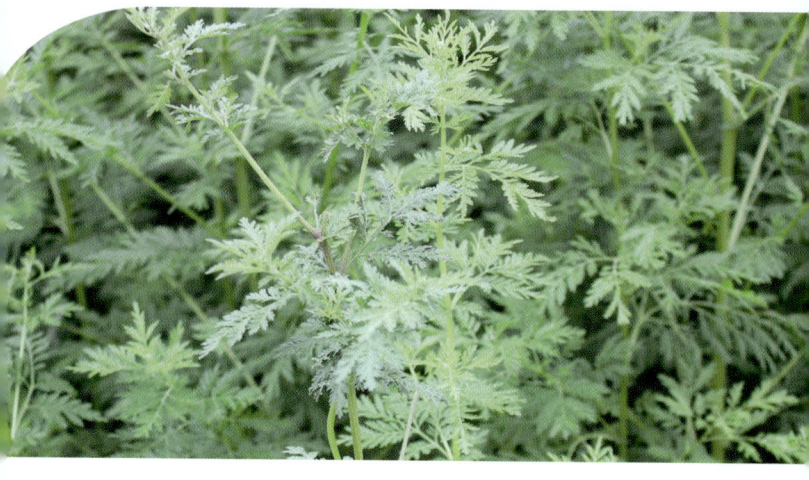

| 생육특성 | 개똥쑥은 한해살이풀이며, 키는 1~1.5m정도 자라고 꽃은 녹황색으로 6~8월에 핀다. 전체에 털이 없으며 강한 냄새가 난다. 잎은 어긋나고 3회 우상복엽(羽狀複葉: 깃꼴겹잎)이며 중앙부의 잎의 길이는 4~7cm이다. 최종열편은 너비 0.3mm정도이

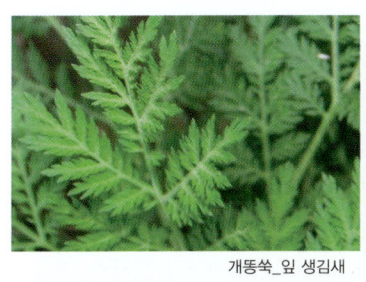
개똥쑥_잎 생김새

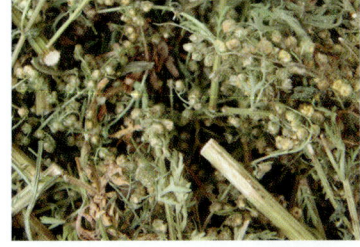
개똥쑥_종자

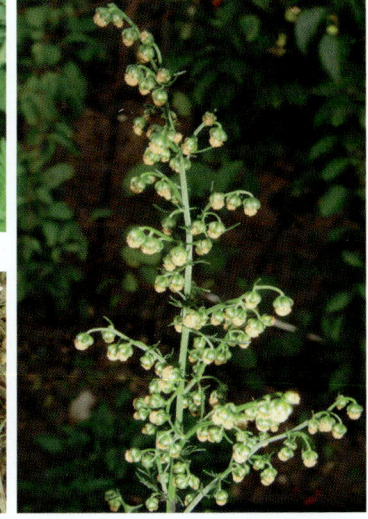
개똥쑥_꽃봉오리

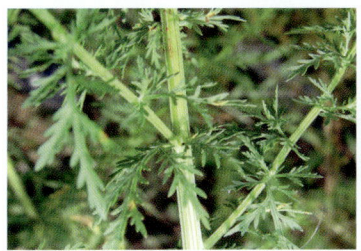
개똥쑥_줄기

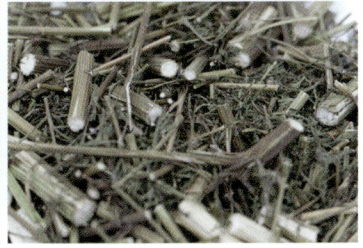
개똥쑥_약재

며 표면에 가루 같은 잔털과 선점이 있다. 중축(中軸)은 빗살모양이며 윗부분의 잎이 작다. 일반 쑥과 다른 점은 잎이 일반 쑥보다 가늘고 길다. 꽃은 6~8월 피고 작은 두상화서가 이삭처럼 달려서 전체가 원추화서로 되며 두화는 지름 1.5mm 정도이고 황색이다. 총포편은 털이 없고 2~3줄로 배열되는데, 뒷면은 녹색이고 수과(穗果)는 길이 0.7mm가량이다.

| 성분 | 전초에 정유 약 0.3%를 함유한다. 주성분은 유칼립톨, 커미널, 아르테아누인, 아르테아누인 B, 스코폴레틴, 아르테미틴, 유파틴 등이 함유되어 있다. 각 성분은 말라리아의 원충을 살충하는 작용이 있다.

| 사용부위 | 지상부의 전초를 약용 또는 식용한다.

| 효능과 주치 | 청열(淸熱: 열내림), 거풍(祛風: 풍사를 제거함), 소종(消腫: 종기나 부스럼을 삭힘), 지양(止痒: 가려움증을 멎게 함)의 효능이 있으며 해열제이다. 고혈압, 당뇨에도 효과가 있다.

결핵의 열, 산욕열, 황달, 신경성 열병, 서체(暑滯: 더위 먹음), 말라리아, 조열(潮熱: 파도처럼 주기적으로 몰려오는 발작적인 발열) 등을 치료한다.

최근에 개똥쑥에는 플라보노이드 성분의 항암 효과가 기존 항암제보다 1,200배 높다는 연구결과가 발표되었다.

| 용법 | 전초 10g에 물 700mL를 넣고 달인 액을 반으로 나누어서 아침저녁으로 복용한다.

개똥잎 차는 말린 잎을 보리차처럼 끓여 마시고 개똥쑥 효소는 생쑥과 설탕을 1:1로 약 3개월 발효하여 쑥을 건져내고 6개월 이상 숙성시켜서 음용한다.

갯기름나물 식방풍植防風

- **학명** : *Peucedanum japonicum* Thunb.
- **과명** : 산형과
- **이명** : 개기름나물, 목단방풍
- **개화기** : 6~8월
- **채취시기** : 봄과 가을에 꽃대가 나오지 않은 것을 채취

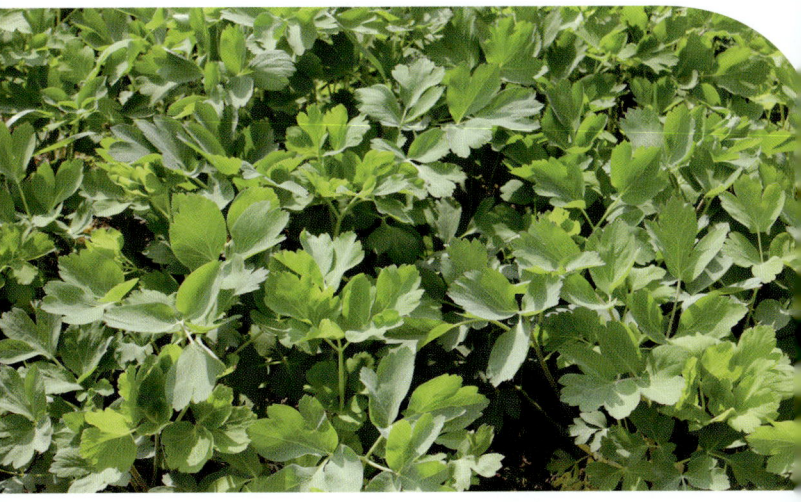

| 생육특성 | 갯기름나물은 바닷가 또는 냇물 근처에 사는 숙근성 다년생 초본이다. 지상부는 가을이 되면 시들지만 뿌리는 살아남아서 이듬해 다시 싹이 난다. 높이는 60~100cm 정도로 곧추 자라는데, 끝부분에 짧은 털이 있으며 그 밖의 부분은 넓고 평평

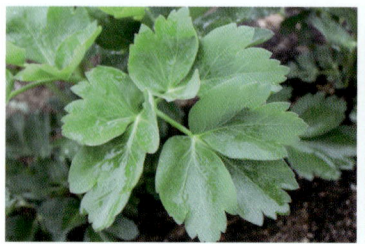
갯기름나물_잎 생김새

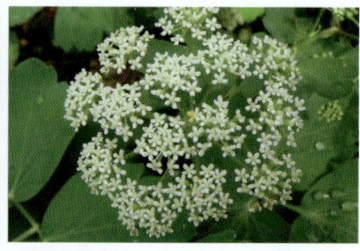
갯기름나물_꽃

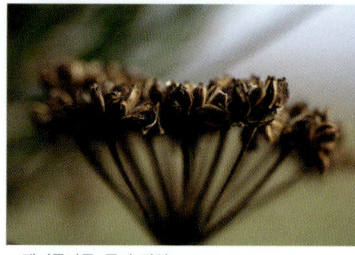
갯기름나물_종자 결실

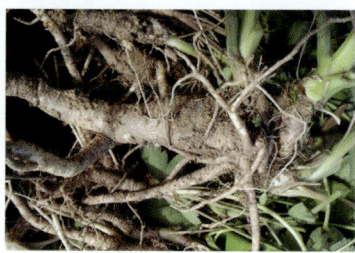
갯기름나물_뿌리 채취품

하다. 뿌리는 굵고 목질부에 섬유가 있다. 잎은 어긋나고, 잎자루는 긴데, 회녹색으로 흰 가루를 칠한 듯하고, 2~3회 깃꼴겹잎이다. 6~8월에 흰색 꽃이 가지 끝과 원줄기 끝의 복산형 화서(우산 모양의 꽃대 끝에 다시 부챗살 모양으로 갈라져 피는 꽃차례)에 달리며, 화서는 10~20개의 소산편(작은 우산 모양)으로 갈라져서 끝에 각각 20~30개의 꽃이 달린다.

| **성분** | 뿌리 50g에 정유 0.5mL 이상이 함유되어 있다. 또한 퓨신, 베르갑텐, 퍼세다롤, 움벨리페론, 아세틸안제로일켈락톤 등이 함유되어 있다.

| 사용부위 | 주로 뿌리를 이용한다. 아울러 우리나라에서는 같은 과에 속한 방풍[*Ledebouriella seseloides* (Hoffm.) H. Wolff]과 기름나물[*Peucedanum terebinthaceum*(Fisch.) Fisch. ex DC.]의 뿌리도 각각 '방풍', '석방풍'이라 하며 약용하고 있다.

| 효능과 주치 | 발한, 해열, 진통의 효능이 있어서 감기 발열, 두통, 신경통, 중풍, 안면신경마비, 습진 등에 응용할 수 있다.

| 용법 | 말린 방풍 5~10g에 물 600~700mL 정도를 붓고 200~300mL 정도로 달여 복용하거나, 물 2L를 붓고 끓기 시작하면 불을 약하게 줄여 2시간 정도 끓여서 거른 뒤 기호에 따라서 가미하여 차로 복용한다. 민간요법으로 방풍과 구릿대[백지(白芷)]를 1:1로 섞어서 가루 내어 적당량의 꿀을 섞어 콩알 크기로 환을 만들어 한 번에 20~30알씩 하루 3회, 식후 1시간 정도에 따뜻한 물과 함께 먹으면 두통을 치료하기도 한다.

| 사용상 주의사항 | 풍을 흩어지게 하고 습사를 다스리는 효능이 있으므로 몸 안의 진액(津液: 몸 안의 체액을 통틀어서 말함. 피, 임파액, 조직액, 정액, 땀, 콧물, 눈물, 침, 가래, 장액 등)이 고갈되기 때문에 진액이 부족한 상태에서 화기가 왕성한 음허화왕(陰虛火旺)의 증상, 혈이 허하여 발생된 경기 등에는 사용을 피한다.

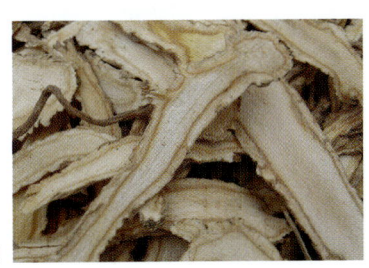

갯기름나물_약재 절편

고삼 고삼苦蔘

- **학명** : *Sophora flavescens* Aiton
- **과명** : 콩과
- **이명** : 도둑놈의지팡이, 수괴(水槐), 지괴(地槐), 토괴(土槐), 야괴(野槐)
- **개화기** : 6~8월
- **채취시기** : 봄과 가을에 채취

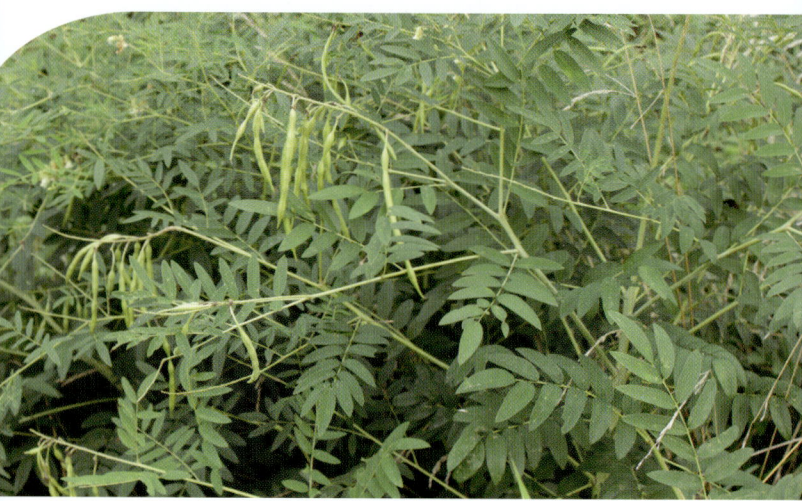

| 생육특성 | 고삼은 우리나라 전국 각지에 자라는 다년생 초본으로 높이 1m 정도로 자란다. 꽃은 연한 노란색으로 6~8월에 원줄기 끝과 가지 끝에 총상화서(모여나기 꽃차례)로 많은 꽃이 달린다. 꽃잎은 기판의 끝이 위로 구부러진다. 약재로 사용하는 뿌

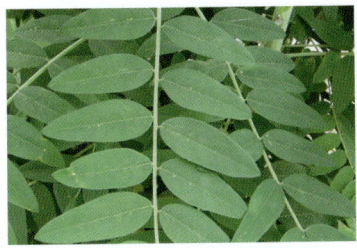
고삼_잎 생김새

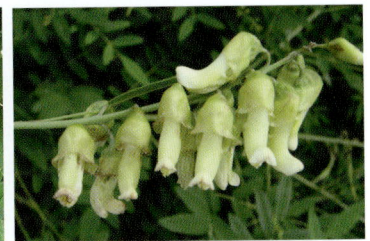
고삼_꽃

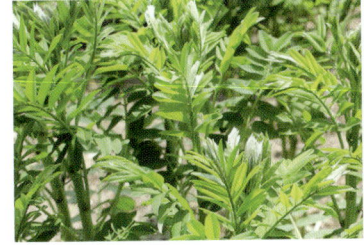
고삼_새싹

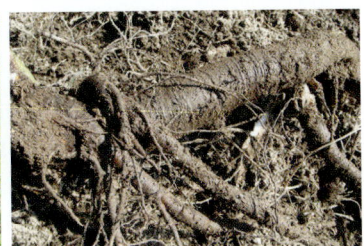
고삼_뿌리 채취품

리는 긴 원기둥형으로 하부는 갈라져 있는데, 길이 10~30cm, 지름 1~2cm이다. 뿌리의 표면은 회갈색 또는 황갈색으로 가로 주름과 세로로 긴 피공(皮孔)이 있다. 외피는 얇고 파열되어 반대로 말려 있으며 쉽게 떨어진다. 떨어진 곳은 황색을 나타내며 넓다. 질은 단단하여 절단하기 어렵고, 단면은 섬유질이다.

| 성분 | 뿌리에 알칼로이드(마트린, 옥시마트린), 트리터피노이드류(소포라플라보노이드, 소야사포닌), 플라보노이드(쿠라놀, 비오카닌), 퀴논류(쿠센퀴논)가 함유되어 있다.

| 사용부위 | 건조한 뿌리를 사용한다.

| 효능과 주치 | 열을 식히고, 습(濕)을 제거해주며, 풍을 제거하고 충(蟲)을 죽인다. 소변을 잘 나가게 하고, 혈변(血便: 대변에 피가 섞여 나오는 증상)을 치료하며, 적백 대하(帶下: 여성들의 냉)를 다스린다. 피부소양증(가려움증), 옴 등을 치료한다.

| 용법 | 말린 것으로 하루에 4~12g을 사용하는데, 건조한 고삼 5~10g에 물 600~700mL 정도를 붓고 200~300mL 정도가 될 때까지 달여 하루 2회에 나누어 복용하거나, 가루 또는 환을 만들어 복용한다. 맛이 쓰기 때문에 차로 이용하기에는 부적합하다. 고삼은 이름처럼 매우 쓴 약재이므로 사용할 때는 먼저 찹쌀의 진한 쌀뜨물에 하룻밤 동안 담그고 이튿날 아침 비린내와 수면 위에 뜨는 것이 없어질 때까지 여러 차례 깨끗한 물로 잘 헹군 뒤 잘 말린 다음 얇게 썰어서 사용한다.

| 사용상 주의사항 | 성미가 쓰고 차기 때문에 비위가 허하고 찬 경우에는 사용을 삼가고, 여로(藜蘆)와는 상반(相反: 두 가지 이상의 약재를 함께 사용할 때 약성이 나빠지거나 부작용이 심하게 나타나는 현상)작용을 하므로 함께 사용하면 안 된다.

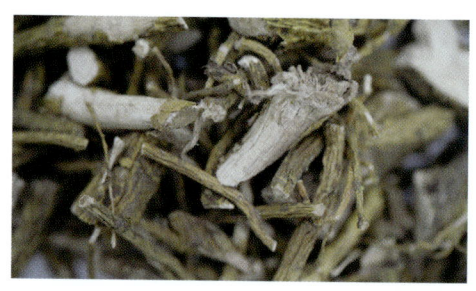

고삼_약재

구기자나무

구기자枸杞子 : 열매
지골피地骨皮 : 뿌리껍질(대한약전)

- **학명** : *Lycium chinense* Mill.
- **과명** : 가지과
- **이명** : 목기(木己), 기자(杞子), 지골자(地骨子), 혈기자(血杞子)
- **개화기** : 5월경
- **채취시기** : 여름부터 붉은색으로 익은 열매 채취, 뿌리는 수시로 채취

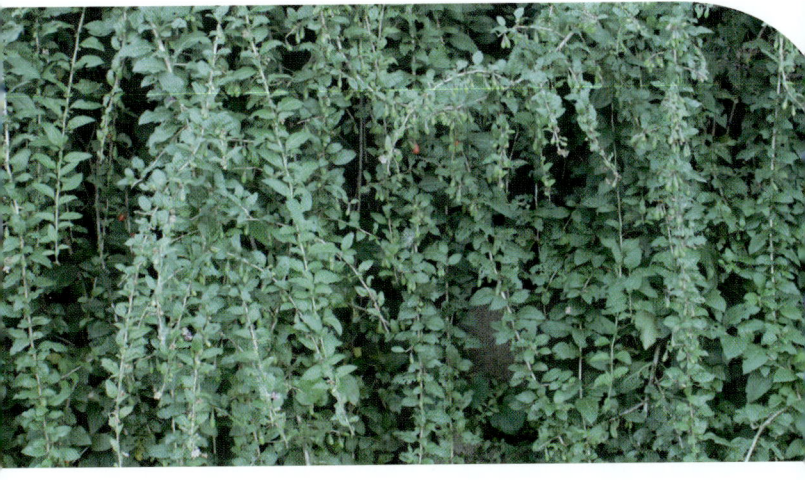

| 생육특성 | 구기자나무는 갈잎떨기나무로 줄기는 자라면서 길게 늘어진다. 줄기에 보통 짧은 가지가 변화된 가시가 있다. 잎은 홑잎이고 여러 개가 거의 모여 나며 짧은 잎꼭지가 있다. 잎몸은 긴 타원형 모양이거나 거꾸로 된 버들잎 모양이고 거치가 없

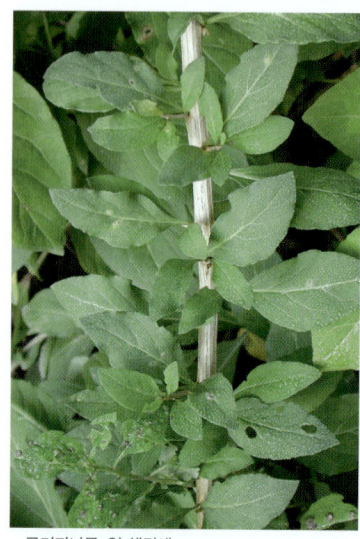
구기자나무_잎 생김새

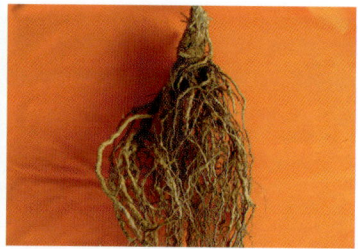
구기자나무_꽃

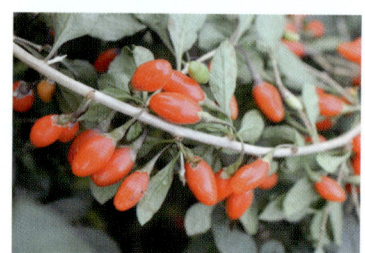
구기자나무_생열매

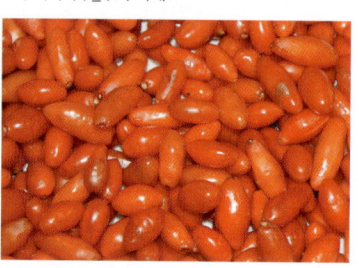
구기자나무_뿌리 약재

다. 꽃은 5월경에 피는데 연한 보라색이거나 흰색이며 꼭지가 있다. 꽃받침은 종 모양이며 윗부분이 5갈래로 갈라졌다. 꽃 갓은 종 모양이고 보라색 줄이 있으며 윗부분이 5갈래로 갈라지고 갈라진 조각이 옆으로 퍼진다. 수꽃술은 5개이며 꽃실의 밑 부분에 털이 많고 암꽃술은 1개이다. 햇볕을 좋아하며 맹아력이 있다. 열매는 무른 열매인데 타원형이며 8~10월에 붉은 색으로 익는다.

| 성분 | 열매(구기자)에는 디하이드로악티니디올라이드, 사프라날, 베타조논, 메가스티그마트리에논 등이 있으며, 열매 껍질의 색소에는 제아산틴, 뿌리껍질(지골피)에는 리시움, 아마이드, 쿠코아민 베타인, 리놀렌산 등을 함유한다.

| 사용부위 | 열매(구기자), 뿌리껍질(지골피)을 사용한다.

| 효능과 주치 | 열매에는 자신(滋腎: 신의 기를 도움), 윤폐(潤肺: 폐기운을 윤택하게 함), 보간(補肝: 간기를 보함), 익정명목(益精明目: 정수를 더하고 눈을 밝게 함)의 효능이 있고 뿌리껍질에는 청열(淸熱: 열내림), 양혈(養血: 혈을 자양함), 청폐열(淸肺熱: 폐의 열을 내림)의 효능이 있다. 혈압과 혈당을 낮추고 지방간 억제와 면역기능을 향상시켜 암을 예방한다. 오랫동안 사용하여도 독성이 없기 때문에 성인병 예방에 좋다.

| 용법 | 열매 또는 뿌리껍질 15g에 물 700mL를 붓고 다시 반으로 달인 액을 반으로 나누어서 아침 저녁으로 복용한다. 여름에 더위를 먹었을 때는 구기자와 오미자를 가루로 만들어 복용하면 좋다.

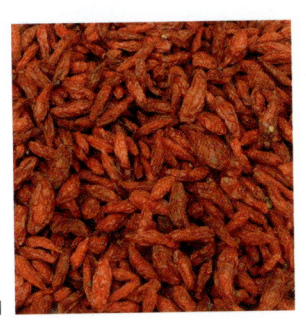

구기자나무_열매 약재

구름송편버섯 운지雲芝(민간약초)

- **학명** : *Trametes vercicolor* (L.) Lloyd
- **과명** : 구멍장이버섯과   ● **이명** : 운지버섯
- **채취 및 가공법** : 가을(8월부터 10월)에 수집하여 말린 뒤 이용

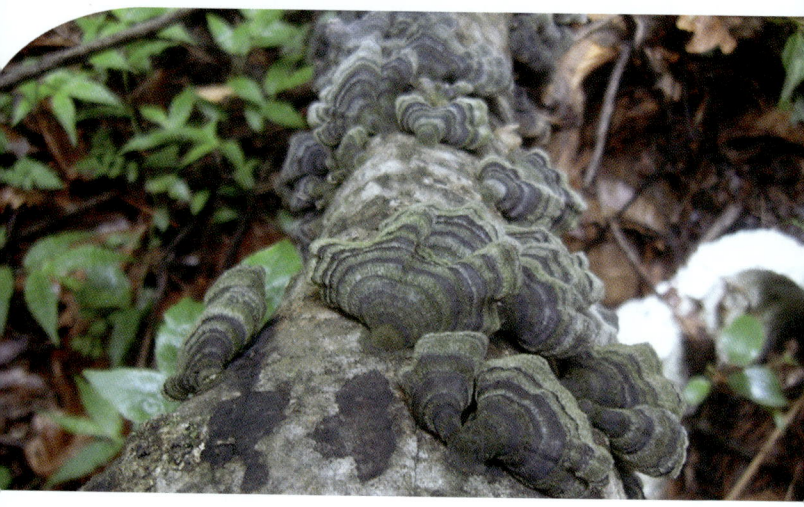

| 생육특성 | 구름송편버섯은 활엽수의 썩은 줄기나 가지 위에서 기왓장처럼 무리를 지어 자란다. 포자를 만드는 영양체인 자실체(fruit body)는 착생이거나 반착생 또는 겹으로 뭉쳐나는 것이 특징이다. 갓은 반원형으로 지름은 1~5cm, 두께는 0.1~0.3cm의

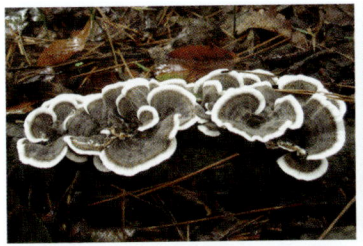
구름송편버섯_자실체 유형

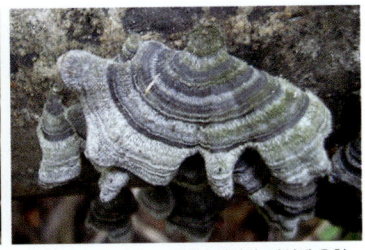
구름송편버섯_자실체 유형

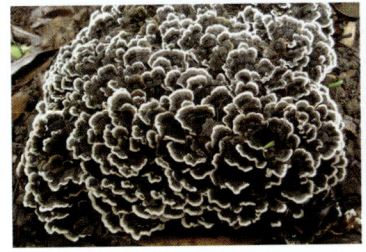
구름송편버섯_자실체 유형

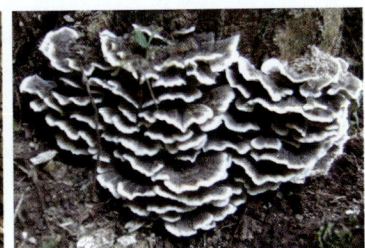
구름송편버섯_자실체 유형

크기이며 가죽질이다. 고리에는 회색, 흰색, 노란색, 갈색, 붉은색, 녹색, 검은색 등으로 무늬가 나 있다. 살은 흰색 또는 젖빛을 띤 흰색을 띠고 섬유질로 되어 있으며 가장자리는 얇고 예리하다. 두께는 대부분이 0.1cm 이하로 자실층은 흰색 또는 회색빛을 띤 흰색이다. 관공은 길이 0.1cm이며 관공구는 원형 또는 다각형이다. 포자는 원통형이나 가끔 구부러진 곳이 있고 밋밋하며 포자무늬는 흰색이다.

전 세계에 분포하며 우리나라에서는 두륜산, 발왕산, 지리산, 만덕산, 한라산 등지에서 많이 자란다.

| **성분** | 글루칸-폴리사카라이드 K, 유리아미노산, 단백다당류 등을 함유한다.

| **사용부위** | 버섯 전체(버섯의 자실체)를 사용한다.

| **효능과 주치** | 구름송편버섯은 버섯류 중에서는 항암 성분이 최초로 발견된 것으로 간암, 소화기암, 유방암, 폐암 등의 항암제로 이용되고 있다. 피를 맑게 해주며, 소화기 계통에 좋다. 위궤양, 만성간염, B형 간염, 동맥경화, 고혈압, 만성기관지염, 순환장애, 관절염 등의 치료에 사용한다. 인체의 면역력이 약할 때 구름버섯의 단백다당류가 인체의 면역증강 작용을 하여 회복을 빠르게 한다. 간세포 손상을 억제시키는 효과가 있어 만성 간질환 환자에게 사용하고 있다.

| **용법** | 말린 구름버섯 50g에 물 1L를 붓고 2~3시간 달여서 매 식후 1컵씩(150mL) 복용한다. 운지의 효능을 좋게 하려면 가급적 다른 약재의 첨가는 피한다.

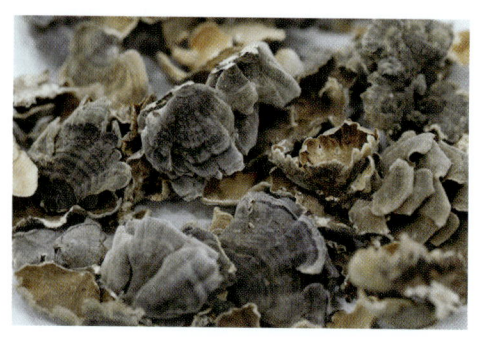

구름송편버섯_약재

구릿대 백지白芷(대한약전)

- **학명** : *Angelica dahurica* (Fisch. ex Hoffm.) Benth. & Hook. f. ex Franch. & Sav. **과명** : 산형과
- **이명** : 구리때, 백채, 방향, 두약, 택분, 삼려, 향백지 **개화기** : 6~8월
- **채취시기** : 봄에 파종한 것은 그해의 가을 9~10월, 가을에 파종한 것은 이듬해 가을 9~10월경, 잎과 줄기가 다 마른 뒤 채취

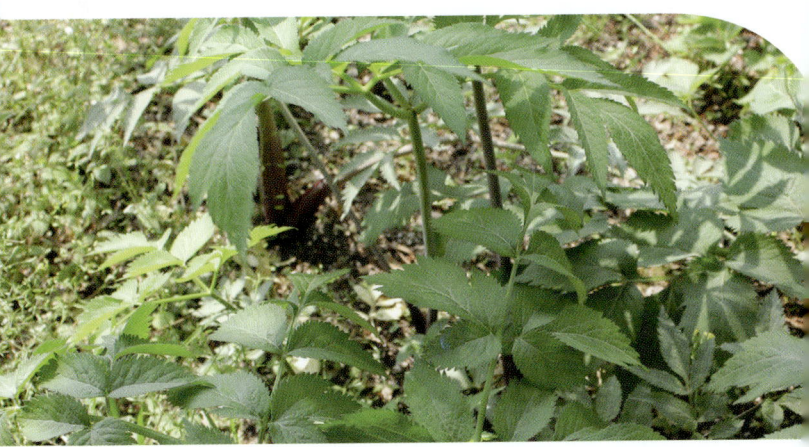

| 생육특성 | 구릿대는 전국의 산골짜기에 자생하며 농가에서 재배하기도 한다. 2~3년생 초본식물로서 1~2m 정도로 곧게 자라며, 줄기는 원기둥 모양이고 뿌리 부근은 자홍색을 나타내는데, 뿌리는 거칠고 크다. 뿌리에서 나오는 근생엽은 잎자루가 길며,

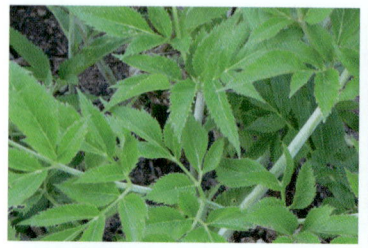
구릿대_잎 생김새

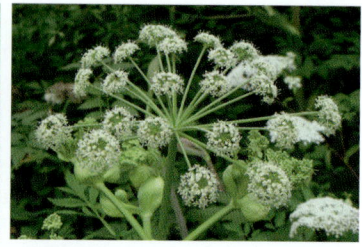
구릿대_꽃

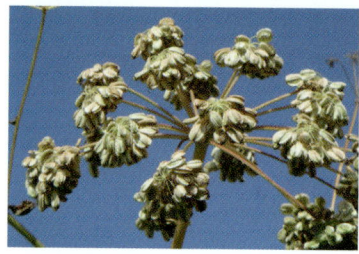
구릿대_열매

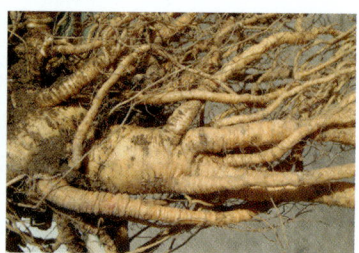
구릿대_뿌리 채취품

2~3회 깃꼴로 갈라지고 끝부분의 소엽은 다시 3개로 갈라지며 타원형으로 톱니가 있고 끝이 뾰족하다.

  6~8월에 흰색 꽃이 피는데, 꽃대 끝에서 많은 꽃이 우산 모양으로 나와서 끝마디에 꽃이 하나씩 붙는 산형화서(傘形花序)이다. 열매는 9~10월에 맺는다.

| 성분 | 비아칸젤리신, 비아칸젤리콜, 임페라토린, 옥시퍼세다닌, 마르메신, 스코폴레틴, 싼토톡신 등이 함유되어 있다.

| 사용부위 | 건조한 뿌리를 사용한다.

| **효능과 주치** | 거풍(祛風), 진통, 조습(燥濕: 몸 안의 습사(濕邪)를 제거함), 소종(消腫) 등의 효능이 있어서 두통, 편두통, 목통(目痛), 치통, 각종 신경통, 복통, 비연(鼻淵), 적백대하(赤白帶下), 대장염(大腸炎), 치루(痔漏), 옹종(癰腫) 등을 치료한다.

| **용법** | 말린 것으로 하루에 3~9g을 사용하는데 보통 말린 뿌리 5~10g에 물 600~700mL 정도를 붓고 반으로 달여서 아침저녁 2회에 나누어 복용한다. 또는 가루나 환으로 만들어 복용하기도 한다.

구릿대_약재

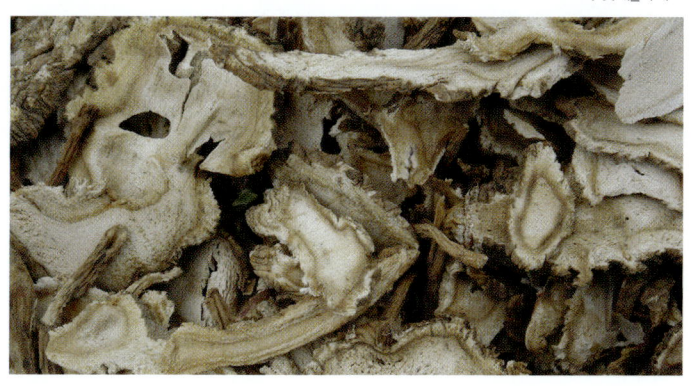

궁궁이

- **학명** : *Angelica polymorpha* Maxim.   **과명** : 산형과
- **이명** : 천궁, 개강활, 제주사약채, 백봉천궁, 토천궁   **개화기** : 8~9월
- **채취시기** : 이른 봄에 어린순을 채취하고 가을에 시든 줄기를 제거한 후 뿌리를 채취

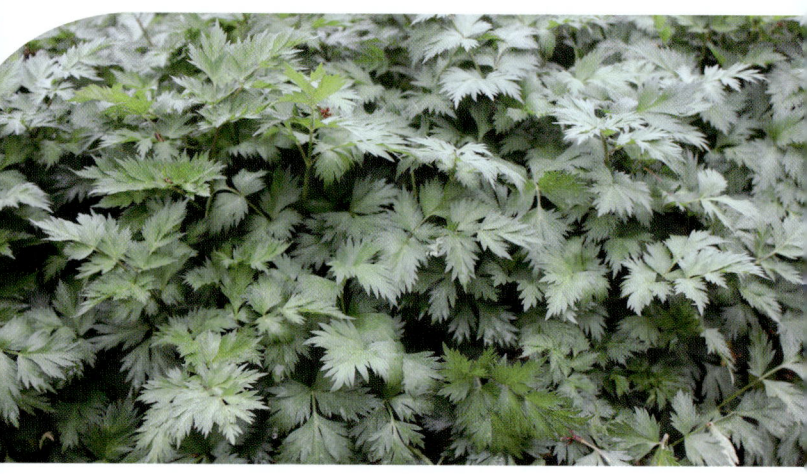

| 생육특성 | 궁궁이는 전국 각처의 밭에서 재배되는 다년생 초본으로 토천궁이라 한다. 키는 80~150cm로 줄기에 털이 없고 곧게 자란다. 잎은 당근 잎처럼 갈라졌고 끝은 뾰족하며 톱니가 있다. 8~9월에 피는 꽃은 흰색으로 겹우산모양 꽃차례에 많은 꽃

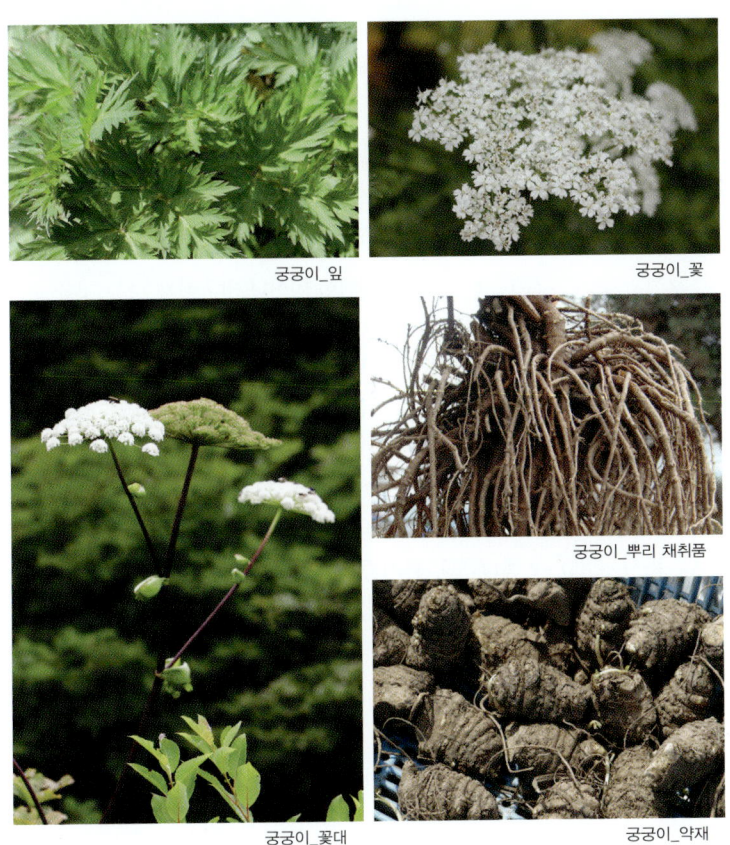

궁궁이_잎
궁궁이_꽃
궁궁이_꽃대
궁궁이_뿌리 채취품
궁궁이_약재

이 달리는데 20~40개 정도의 작은꽃들이 줄기 끝에 뭉쳐 달린다. 열매는 10~11월경에 달리고 납작하며 길이는 0.4~0.5cm다. 『대한약전』에 수재된 천궁(*Cnidium officinale* Makino)은 중국에서 우리나라에 약용재배 식물로 들어왔지만 지금은 그 씨앗이 많이 퍼져서 야산에서 자생하는 경우가 많다.

| 성분 | 크니디움산, 크니디움락톤, 네오크니딜라이드, 리구스틸라이드, 쿠마린, 만니톨 등을 함유한다.

| 사용부위 | 어린순, 뿌리를 사용한다.

| 효능과 주치 | 진통, 진경(鎭痙: 경련이 일어나거나 쥐가 나는 것을 진정시킴), 거풍(祛風: 풍사를 없애서 풍을 치료), 기혈이 잘 돌게 하는 행기(行氣), 혈액순환을 좋게 하는 활혈(活血)의 효능이 있어서 풍한두통, 편두통, 월경불순, 모든 풍병(風病), 기병(氣病), 허로증(虛勞症), 혈병(血病) 등을 치료한다.

또한 오래된 어혈(瘀血)을 풀며 피를 생기게 하고 토혈(吐血), 코피, 혈뇨 등을 멎게 한다. 궁궁이 싹을 강리(江籬)라고 부르는데 풍사(風邪), 두풍(頭風), 현기증에 사용하며 사기(邪氣), 악기(惡氣)를 물리치고 고독(蠱毒: 기생충의 감염으로 발생하는 병)을 없애며 3충(三蟲: 장충, 적충, 요충)을 죽이는 약재로 쓴다.

| 용법 | 하루 6~12g을 사용하는데 물 1L 정도를 붓고 반으로 달여서 2~3회에 나누어 복용한다. 또는 환이나 가루로 만들어 복용하기도 한다. 주요 한약재로서 여러 가지 처방에 들어간다.

| 사용상 주의사항 | 토천궁은 물에 담가서 거유(祛油: 휘발성 정유 성분을 우려냄)해야 두통을 방지할 수 있다.

까마중 용규龍葵(생약규격집)

- **학명**: *Solanum nigrum* L.
- **과명**: 가지과
- **이명**: 가마중, 강태, 깜푸라지, 먹딸기, 먹때꽐, 먹때왈, 까마종
- **개화기**: 5~7월
- **채취시기**: 4~5월경에 어린순을, 가을에 전초를 채취

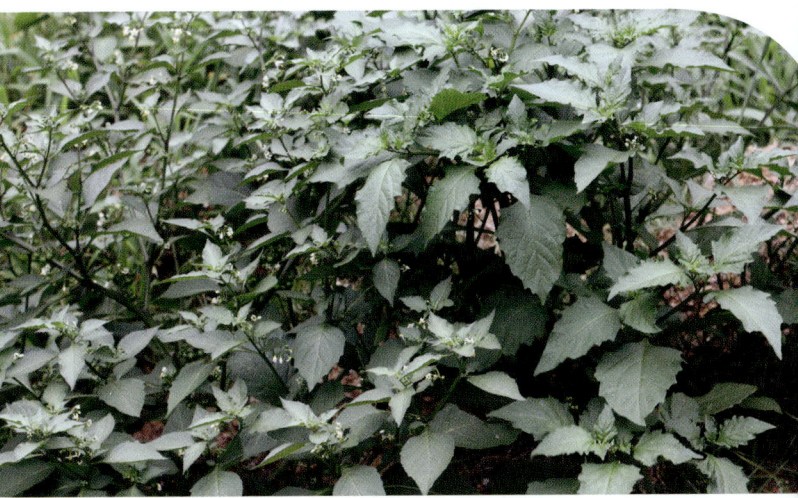

| 생육특성 | 까마중은 전국 각처의 밭이나 길가에서 자라는 1년생 초본이며, 양지와 반그늘에서 자란다. 키는 20~90cm이고, 잎은 길이가 6~10cm, 폭은 4~6cm로 달걀 모양이며 어긋난다. 5~7월에 피는 꽃은 흰색이고 지름은 약 0.6cm인데 작은꽃줄기

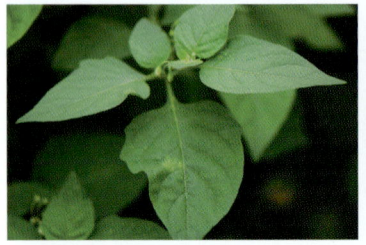
까마중_잎 생김새

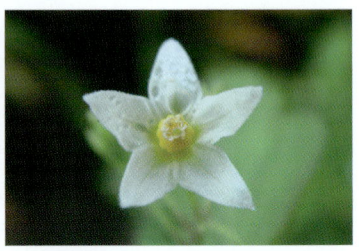
까마중_꽃

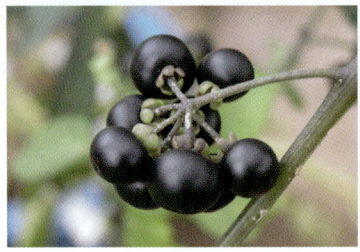
까마중_열매

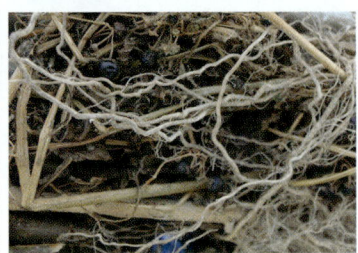
까마중_전초 채취품

가 있으며 정상부에 3~8송이가 달린다. 열매는 9~11월경에 둥글고 검게 달린다.

| 성분 | 솔라닌, 솔라소닌, 솔라마르긴, 디오스게닌, 팔미트산, 스테아르산, 올레산, 리놀렌산, 클로로겐산, 디스갈락토티고닌, 이소하이페로사이드, 이소케르세틴, 케르세틴, 사카로파인, 솔라노캡신, 솔라소닌, 토마티디놀 등을 함유하고 있다.

| 사용부위 | 열매, 전초를 사용한다.

| 효능과 주치 | ① 용규(龍葵) : 열내림, 해독, 활혈(活血), 소종(消腫)의 효능이 있으며 기혈의 순환이 나빠 피부나 근육에 국부적

으로 생기는 부스럼이나 종기인 옹종(癰腫), 화상과 같이 피부가 벌겋게 되면서 화끈거리고 열이 나는 단독(丹毒), 타박염좌(打撲捻挫), 만성 기관지염, 급성 신염을 치료한다.

② 용규근(龍葵根) : 이질, 임탁(淋濁: 임질. 소변이 자주 나오고 오줌이 탁하고 요도에서 고름처럼 탁한 것이 나오는 병증), 백대(白帶), 타박상, 옹저종독(癰疽腫毒: 피부화농증, 즉 종기로 인한 독성)을 치료한다.

③ 용규자(龍葵子) : 급성 편도선염을 치료하며 눈을 밝게 한다.

| 용법 | 하루 15~40g을 사용하는데 물 1L 정도를 붓고 반으로 달여서 하루 2~3회로 나누어 복용한다. 외용할 때는 짓찧어 환부에 바르거나 가루를 만들어 고루 바른다.

| 사용상 주의사항 | 성질이 차므로 비위가 허약한 사람은 신중하게 사용한다.

까마중_약재

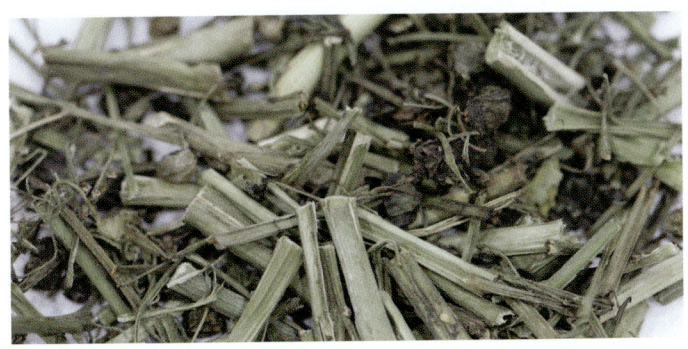

꼭두서니 천초근茜草根(생약규격집)

- **학명** : *Rubia akane* Nakai
- **과명** : 꼭두서니과
- **이명** : 꼭두선이, 가삼자리
- **개화기** : 7~8월
- **채취시기** : 이른 봄에 어린순을 채취하고, 가을에 전초를 채취

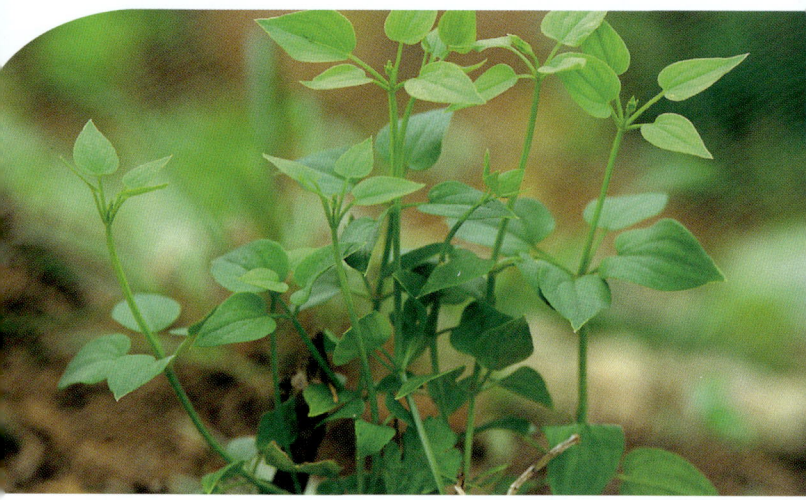

| 생육특성 | 꼭두서니는 우리나라 각처에서 자라는 다년생 덩굴식물이며, 습지를 제외한 어디서나 잘 자란다. 키는 1m 정도이고, 잎은 심장형으로 길이는 3~7cm, 폭은 1~3cm이고, 줄기를 따라 4개씩 돌아가며 달린다. 가장자리에는 잔가시가 있다.

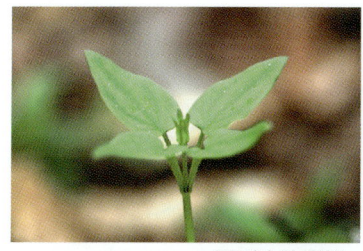
꼭두서니_잎 생김새

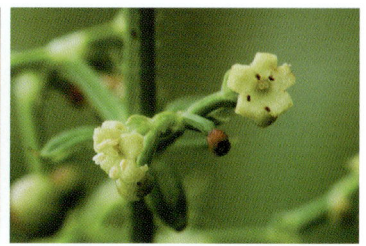
꼭두서니_꽃

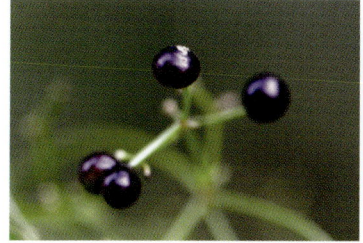
꼭두서니_열매

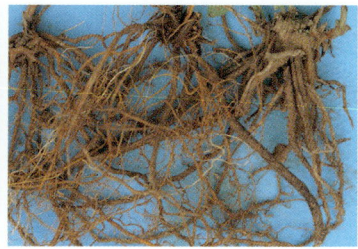
꼭두서니_뿌리 채취품

 꽃은 연한 황색으로 7~8월에 피며 지름이 0.4cm 정도이고 원줄기 끝에 작은 꽃들이 많이 달린다. 10월 경에 둥글고 검은 열매가 달린다. 줄기에는 작은 가시들이 많이 달려 있어 잘 달라붙는 습성이 있으며 예전부터 쪽과 함께 염료식물로 많이 이용되어왔다.

| 성분 | 뿌리에 푸르푸린, 문지스틴, 루베리스린산 등이 함유되어 있다.

| 사용부위 | 어린순, 전초를 사용한다.

| 효능과 주치 | 양혈(凉血: 혈분(血分)의 열사를 제거하여 피를 맑게 함), 통경(通經), 지혈(止血), 소종(消腫)의 효능이 있어서 관절염, 신경통, 월경불순, 토혈(吐血), 코피, 변혈(便血), 자궁출혈, 간염, 황달, 만성 기관지염, 종기나 부스럼 등을 치료하는 데 이용한다.

| 용법 | 하루 9~15g에 물 1L 정도를 붓고 1/3로 달여서 2~3회로 나누어 복용한다. 가루나 환으로 만들어 복용하기도 하며 술에 담가 복용하기도 한다.

| 사용상 주의사항 | 성질이 차고 쓰기 때문에 비위가 허하고 찬 사람은 신중하게 복용한다.

꼭두서니_약재

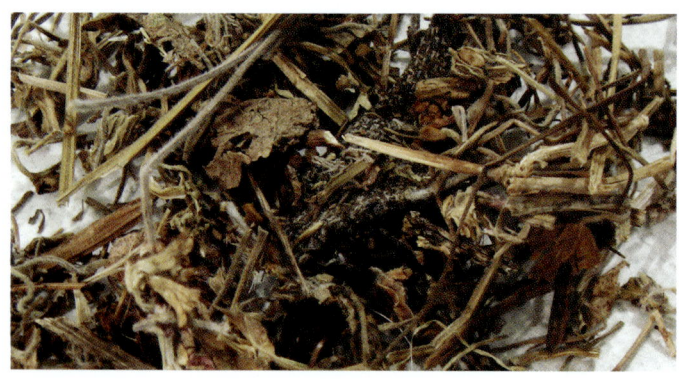

꾸지뽕나무

자목백피 柘木白皮 (민간생약)

- **학명** : *Cudrania tricuspidata* (Carr.) Bureau ex Lavallee
- **과명** : 뽕나무과　**이명** : 구지뽕나무, 굿가시나무, 활뽕나무, 자수(柘樹)
- **개화기** : 5~6월　**채취시기** : 목부·수피·근피는 연중 수시, 잎은 봄·여름, 열매는 9~10월에 채취

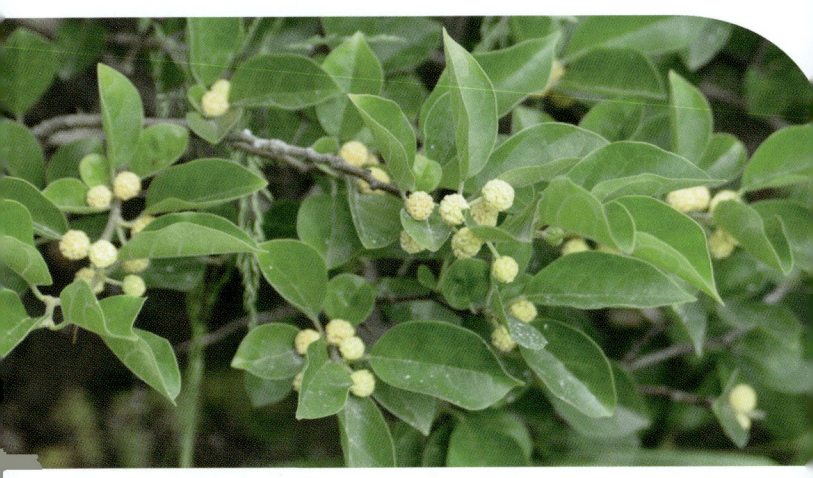

| 생육특성 | 꾸지뽕나무는 전국의 산야에 자생 또는 재배하는 낙엽활엽소교목 또는 관목이다. 뿌리는 황색이며 가지는 많이 갈라진 검은 녹갈색이며 광택이 있고 딱딱한 억센 가시가 있다. 잎은 난형 또는 도란형에 서로 어긋나며 혁질(革質)에 가깝고 밑부

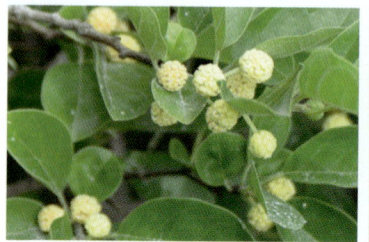
꾸지뽕나무_꽃과 잎

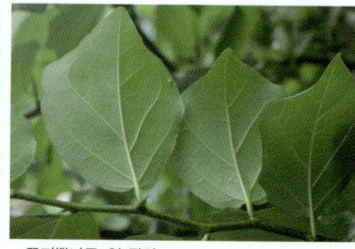
꾸지뽕나무_잎 뒷면

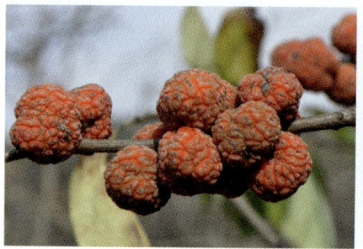
꾸지뽕나무_열매

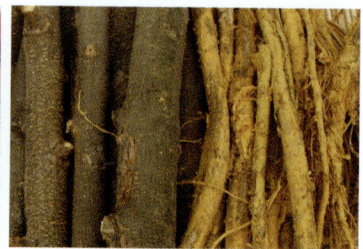
꾸지뽕나무_약재 채취품

분은 원형으로 잎끝은 뭉툭하거나 날카롭다. 잎 가장자리는 밋밋하고 2~3갈래로 나누어지며 표면은 암녹색에 털이 있으나 성장하면서 중앙의 맥에만 조금 남고 그 이외의 털은 없어진다. 꽃은 단성에 암수 딴그루로 모두 두화를 이루며 5~6월에 황색 꽃이 피고 열매는 둥글고 9~10월에 홍색으로 익는다.

| **성분** | 꾸지뽕나무에는 모린, 루틴, 캠페롤-7-글루코사이드, 즉 포풀닌, 스타키드린 및 프롤린, 글루타민산, 알기닌, 아스파라긴산 등이 함유되어 있다.

| **사용부위** | 목부, 수피와 근피, 잎, 열매를 사용한다.

| **효능과 주치** | 목부를 약용하는데 생약명은 자목(柘木)이라고 한다. 맛이 달고 약성은 따뜻하며 독성이 없어서 안심하고 사용할 수 있는 생약으로 부인의 붕중(崩中), 혈결(血結), 학질(瘧疾)을 치료한다. 외용으로는 달인 물로 씻어준다.

수피와 근피는 생약명을 자목백피(柘木白皮)라고 하여 요통, 유정, 객혈, 혈관강화, 구혈(嘔血), 타박상을 치료하며 피부질환 및 아토피 치료에도 효과적이다. 근래에는 항암작용이 있는 것으로 밝혀졌다. 나무줄기와 잎은 생약명을 자수경엽(柘樹莖葉)이라 하여 소염, 진통, 거풍, 활혈의 효능이 있고 습진, 유행성 이하선염, 폐결핵, 만성 요통, 종기, 급성관절의 염좌 등을 치료한다. 특히 잎의 추출물은 췌장암의 예방과 치료에 더 효과적이다. 열매는 생약명을 자수과실(柘樹果實)이라 하여 청열, 진통, 양혈(凉血), 타박상을 치료한다.

| **용법** | 목질부와 수피, 근피 1일량 100~150g에 물 900mL를 붓고 반량으로 달여 2~3회 매 식후 복용한다. 외용으로는 수피나 근피를 짓찧어서 환부에 도포하여 치료하고 달인 액은 환부를 씻어준다. 나무줄기와 잎 1일량 30~50g을 물 900mL에 반량으로 달여 2~3회 매 식후 복용한다. 외용으로는 잎을 짓찧어서 환부에 붙인다. 열매 1일량 30~50g을 물 900mL에 반량으로 달여 2~3회 매 식후 복용한다. 외용으로는 잘 익은 열매를 짓찧어서 환부에 붙인다.

꿀풀 하고초夏枯草(대한약전)

- **학명**: *Prunella vulgaris* var. *lilacina* Nakai ● **과명**: 꿀풀과
- **이명**: 꿀방망이, 가지골나물, 가지래기꽃, 석구(夕句), 내동(乃東)
- **개화기**: 5~7월 ● **채취시기**: 여름철에 이삭이 반쯤 말라서 홍갈색을 띨 때 채취

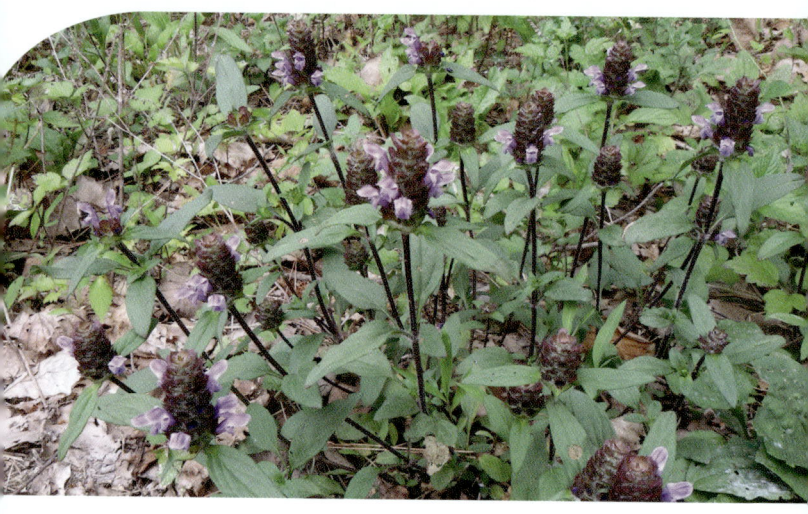

| 생육특성 | 꿀풀은 전국 각처의 산이나 들에서 자라는 다년생 초본으로 관화식물이다. 주로 산기슭이나 들의 양지바른 곳에서 뭉쳐서 핀다. 높이는 20~30cm 정도이며, 잎 길이는 2~5cm이고 긴 타원상 피침형으로 마주나며 줄기는 네모지고, 전체에 짧은

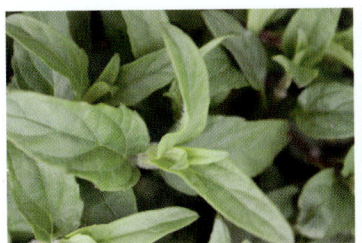
꿀풀_잎 생김새

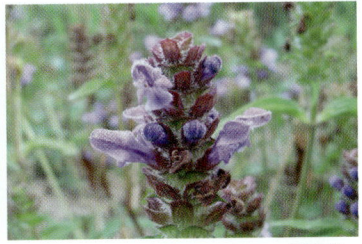
꿀풀_꽃

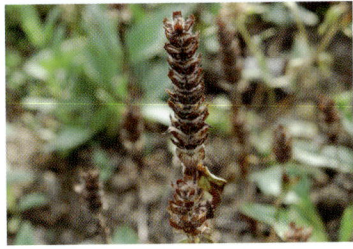
꿀풀_종자 결실

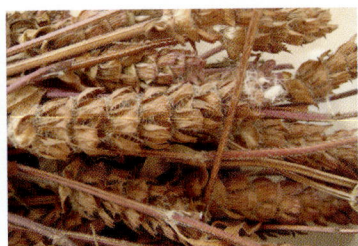
꿀풀_채취품

털이 있다. 꽃은 5~7월에 피며, 붉은색을 띤 보라색으로, 길이는 3~8cm이고 줄기 위에 꽃이 층층이 모여 달리고 앞으로 나온 꽃잎은 입술 같은 모양이다. 열매는 7~8월경에 황갈색으로 달리는데 꼬투리는 마른 채 가을에도 남아 있다. 유사종으로는 흰꿀풀, 붉은꿀풀, 두메꿀풀 등이 있다.

| 성분 | 전초에 트리터피노이드 사포닌이 함유되어 있고 그 사포게닌은 올레아놀린산이다. 화수(花穗)에는 안토시아닌인 델피니딘과 시아니딘 그리고 디-캄폴, 디펜콘, 우르솔릭산 등이 함유되어 있다.

| 사용부위 | 이삭을 잘라 건조한 것을 사용한다.

| 효능과 주치 | 청간(淸肝: 간열을 내림), 산결(散結: 맺힌 기를 흩어지게 함)의 효능이 있으며 나력(瘰癧: 림프절에 멍울이 생긴 병증), 영류(癭瘤: 혹), 유옹(乳癰: 유방의 종창), 유방암 등을 치료한다. 그 밖에도 밤에 안구에 통증이 있을 때, 두통과 어지럼증, 구안와사(口眼斜: 풍사로 인하여 눈과 입이 한쪽으로 틀어지는 증상), 근육과 뼈의 통증인 근골동통(筋骨疼痛), 폐결핵, 급성 황달형 전염성 간염, 여성들의 혈붕(血崩: 월경기가 아닌데도 갑자기 음도에서 대량의 출혈이 있는 증상), 대하 등의 치료에도 이용한다.

| 용법 | 건조한 약재를 하루 12~20g 사용하는데, 주로 간열(肝熱)을 풀어 눈을 밝게 하거나 머리를 맑게 하는 목적으로 많이 이용한다. 보통 말린 약재 15g에 700mL정도의 물을 붓고 반으로 달인 액을 아침저녁으로 2회에 나누어 복용한다. 향부자, 국화, 현삼, 박하, 황금, 포공영(蒲公英: 민들레를 말린 것) 등을 배합하는 방법으로 차로 우려내거나 달여서 마시기도 한다.

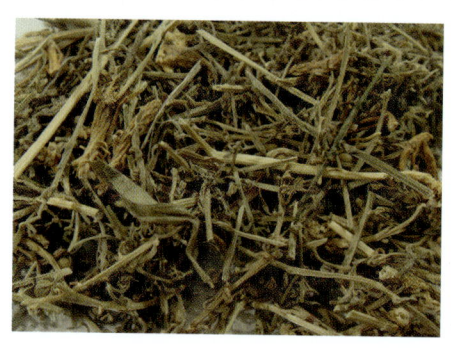

| 사용상 주의사항 |
성미가 찬 약재이므로 비위가 허약한 증에는 신중하게 사용해야 한다.

꿀풀_약재

나팔꽃 견우자牽牛子(대한약전)

- **학명** : *Pharbitis nil* (L.) Choisy
- **과명** : 메꽃과
- **이명** : 흑축(黑丑), 백축(白丑), 천가(天茄), 금령(金鈴), 흑견우(黑牽牛), 백견우(白牽牛), 초금령(草金鈴), 가군자(假君子)
- **개화기** : 7~8월
- **채취시기** : 10월에 열매가 성숙했을 때 채취

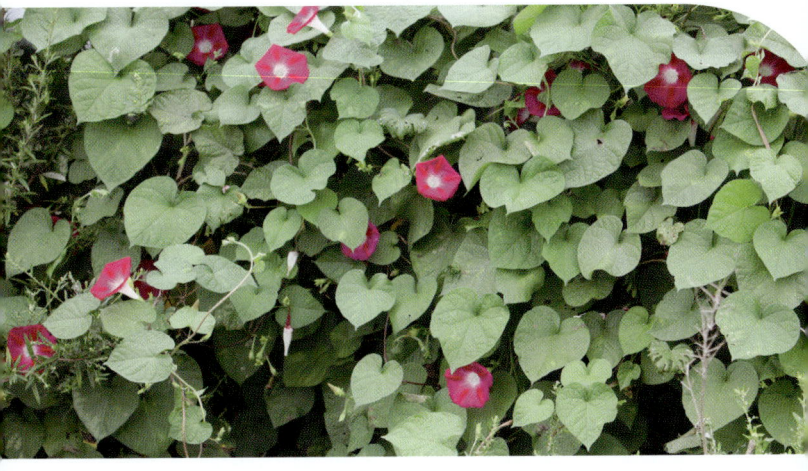

| 생육특성 | 나팔꽃은 메꽃과에 속하는 1년생 덩굴성 초본으로 식물체 전체에 털이 산포되어 있다. 왼편으로 감겨 올라가는 줄기가 2m 내외로서 잎은 어긋나며 잎자루가 길고 심장형 모양으로 3열로 갈라져 있다. 꽃은 남자색, 백색 등으로 7~8월에 개화

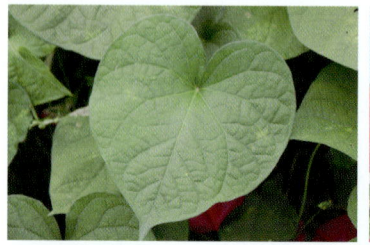
나팔꽃_잎 생김새

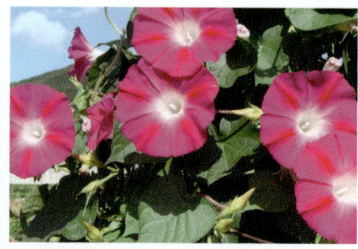
나팔꽃_꽃

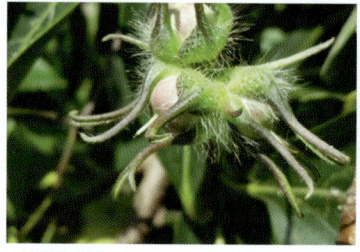
나팔꽃_열매

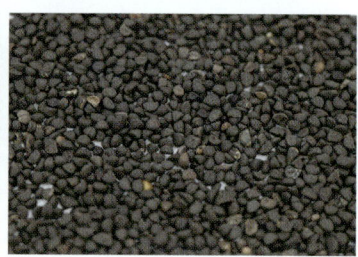
나팔꽃_씨앗

하여 10월에 열매가 성숙한다. 이 열매를 말린 것을 '견우자(牽牛子:『대한약전』)'라 하여 약용으로 쓰고 있다.

나팔꽃은 꽃잎이 흡사 나팔 모양이어서 붙인 이름으로 원산지가 열대아시아, 중국 남서부나 히말라야 산기슭이라는 설이 있으나 확실하게 알려지지 않았다. 주로 일본이나 한국, 대만 등 동남아시아에 분포되었고 우리나라에서는 농가의 초가집 울타리나 정원에서 흔히 볼 수 있는 꽃이다. 중국에서는 1천 5백 년 전 송나라 때에 이 씨앗을 약으로 써왔으며, 우리나라에는 중국에서 건너온 것으로 추측되며 오랜 세월 동안 서민들의 생활에 단단히 밀착되어 왔다.

| 성분 | 견우자의 성분은 수지 배당체로 팔비틴을 함유하였고 그 외 지방유로 올레인, 팔미틴, 스테아린이 들어 있다. 지상부의 색소는 펠라고닌, 파에오닌 등의 성분을 함유하고 있다. 미성숙 종자는 지베렐린 A_{20}, 지베렐린 A_3, 지베렐린 A_5 등을 함유하고 있다.

| 사용부위 | 열매를 사용한다.

| 효능과 주치 | 견우자는 완하약(緩下藥)으로 우수한 약효를 지니고 있으며 대소변을 이롭게 한다. 수종, 각기, 부종, 독충 교상(咬傷)에 생약즙액을 사용한다. 검게 태운 견우자로 가루를 내어 참기름에 개어 종기, 태독(胎毒)에 사용하며 전초를 달여서 복용하면 류머티즘에 유효하다. 또한 신장염에 의해 부종이 올 때 이뇨제로 쓰며 하초울열(下焦鬱熱)이나 허탈 증상에 견우자를 달여서 오래 복용하면 잘 낫고 천식 등에도 거담 진해작용이 있다.

| 용법 | 견우자는 한방에서 소아낭종(小兒囊腫)이나 소변불리(小便不利)에 '백견우산(白牽牛散: 견우자, 감초, 귤홍, 상백피, 목통 각 3.8g)'을 처방하여 복용한다.

누리장나무 취오동 臭梧桐(민간약초)

- **학명** : *Clerodendrun trichotomum* Thunb.
- **과명** : 마편초과
- **이명** : 개똥나무, 노나무, 개나무, 구릿대나무, 누기개나무, 이라리나무, 누룬나무, 깨타리, 구린내나무, 누르나무, 해주상산(海州常山)
- **개화기** : 7~8월 **채취시기** : 가지와 잎은 6~10월, 꽃은 7~8월(꽃이 피었을 때), 열매는 9~10월, 뿌리는 가을·겨울에 채취

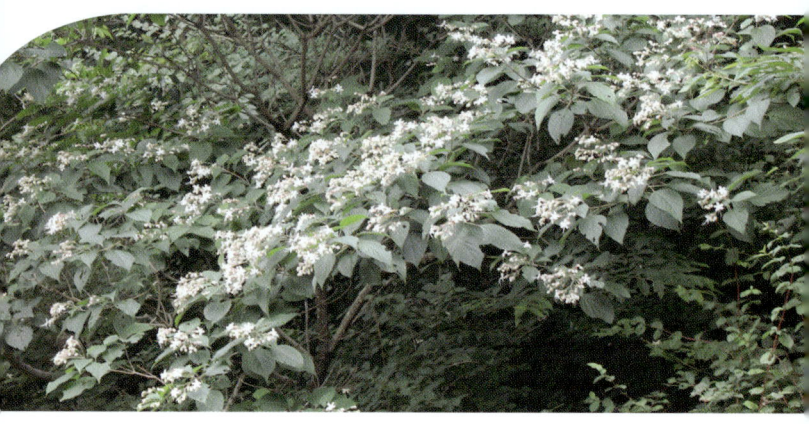

| 생육특성 | 누리장나무는 중부와 남부지방의 산기슭이나 계곡 또는 바닷가에서 자라는 낙엽활엽관목이다. 높이는 3m 이상으로 자라고 줄기는 가지가 갈라져 표면은 회백색을 띠고 있다. 잎은 난형 또는 타원형으로 마주나며 잎 끝은 뾰족하고 밑부분은

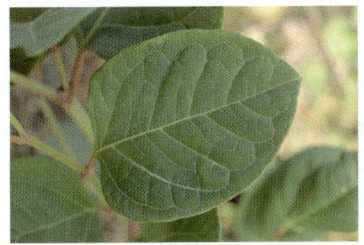
누리장나무_잎 생김새

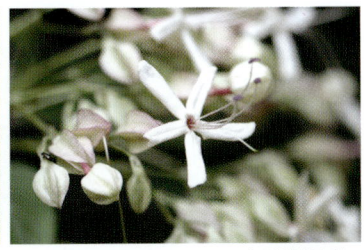
누리장나무_꽃

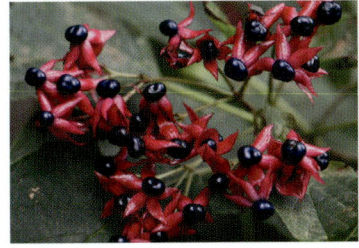
누리장나무_열매

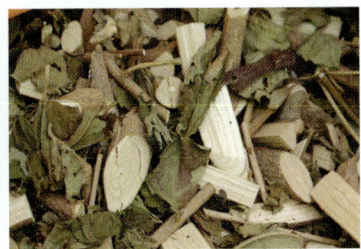
누리장나무_약재

넓은 설형에 가장자리는 밋밋하거나 파상의 톱니가 있다. 잎 표면은 녹색이고 뒷면은 담황색이다. 어린잎일 때는 양면 모두 흰색의 짧은 털로 뒤덮여 있지만 성장하면 표면은 광택이 나고 매끈해진다.

꽃은 취산꽃차례로 정생(頂生)하는데, 잎겨드랑이에서 많은 수의 꽃이 피어나면 누린내 비슷한 다소 불쾌한 냄새가 난다. 꽃은 7~8월에 백색 또는 담홍색으로 피는데, 열매는 둥글고 9~10월에 익으면 적색의 꽃받침으로 싸여 있다가 터진다. 종자는 흑색 혹은 흑남색이다.

| **성분** | 잎에는 클크레로덴드린, 메소-이노시톨, 알칼로이드가 함유되어 있다. 뿌리에는 클레로도론, 클레로돈, 클레로스테롤이 함유되어 있다.

| **사용부위** | 가지와 잎, 꽃, 열매, 뿌리를 사용한다.

| **효능과 주치** | 어린 가지와 잎은 약용하는데 생약명을 취오동(臭梧桐)이라 하여 두통, 고혈압, 거풍습, 반신불수, 말라리아, 이질, 편두통, 치창(痔瘡) 등을 치료한다. 꽃은 생약명을 취오동화(臭梧桐花)라고 하여 두통, 이질, 탈장(hernia), 산기 등을 치료한다.

열매는 생약명을 취오동자(臭梧桐子)라고 하여 천식, 거풍습을 치료한다. 뿌리는 생약명을 취오동근(臭梧桐根)이라고 하여 말라리아, 류머티즘에 의한 사지마비, 사지통증, 고혈압, 식체에 의한 복부 당김, 소아정신 불안정, 타박상 등을 치료한다.

| **용법** | 어린 가지와 잎은 1일량 30~50g을 물 900mL에 반량으로 달여 2~3회 매 식후에 복용한다.

꽃은 1일량 20~30g을 물 900mL에 반량으로 달여 2~3회 매 식후에 복용한다. 열매는 1일량 30~50g을 물 900mL에 반량으로 달여 2~3회 매 식후에 복용한다. 뿌리는 1일량 30~50g을 물 900mL에 반량으로 달여 2~3회 매 식후에 복용하거나, 100~200g을 짓찧어서 낸 즙을 술에 빚어 아침저녁 50mL씩 복용한다. 외용으로 쓸 경우는 뿌리껍질을 짓찧어서 환부에 바른다.

댕댕이덩굴 목방기木防己(생약규격집)

- **학명** : *Cocculus trilobus* (Thunb.) DC.　● **과명** : 방기과
- **이명** : 댕강넝쿨, 댕강덩굴, 끗비돗초, 토목향, 우목향, 청등자, 소갈자, 구조자, 구갈자, 해갈자, 소금갈, 한방기, 염방기　● **개화기** : 5~6월
- **채취시기** : 뿌리는 가을부터 겨울까지, 줄기와 잎은 가을에 낙엽지기 전 채취하여 건조

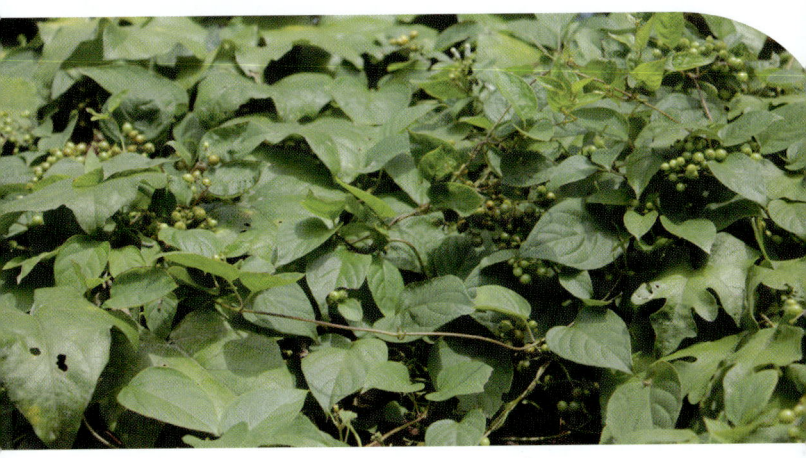

| 생육특성 | 댕댕이덩굴은 다른 물체나 나무를 감고 올라가는 낙엽활엽 덩굴식물로 줄기는 3m 정도 자란다. 댕댕이덩굴 뿌리 말린 것을 생약명으로 목방기(木防己)라 한다. 잎은 어긋나고 달걀 모양으로 윗부분이 3개로 갈라지기도 하며 잎 가장자리에는 거

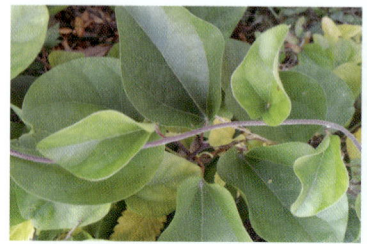
댕댕이덩굴_잎 생김새

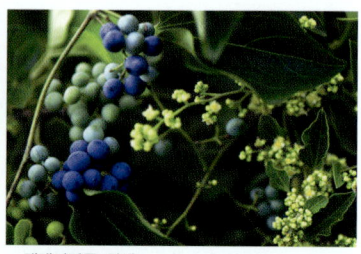
댕댕이덩굴_열매

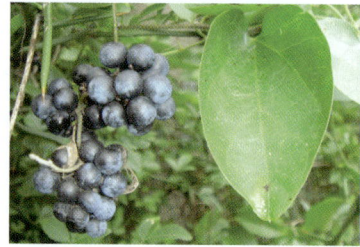
댕댕이덩굴_익은 열매

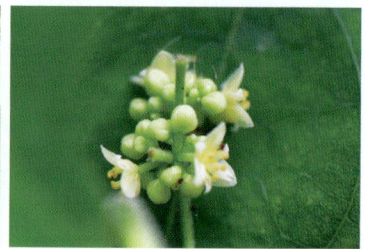
댕댕이덩굴_꽃

치가 없이 밋밋하고 줄기와 잎에 털이 있다. 잎 끝은 뾰족하고 밑은 둥글며 길이 3~12cm, 너비 2~10cm로서 3~5맥이 뚜렷하다. 꽃은 양성화로 5~6월에 황백색으로 잎겨드랑이에서 원추꽃차례를 이루어 핀다. 열매는 핵과로 지름 5~8mm의 공 모양이고 9~10월에 검게 익으며 흰 가루로 덮여있다.

황해도 이남의 들판 또는 양지바른 산기슭이나 돌 틈에서 자라며, 우리나라를 비롯해 일본, 중국, 타이완, 필리핀 등지에 분포한다.

| **성분** | 뿌리에는 트릴로빈, 이소트릴로빈, 호모트릴로빈, 트릴로

바민, 노르메니사린을 함유하고 있고, 잎과 줄기에는 코큘로리딘, 이소볼딘을 함유하고 있다.

| 사용부위 | 잎, 줄기, 뿌리를 사용한다.

| 효능과 주치 | 댕댕이덩굴은 뿌리, 덩굴줄기, 잎 등을 약용하는데 맛이 쓰고 약성은 따뜻하며 독성은 없다. 류머티스성 관절염, 신경통, 소염, 해독, 이뇨, 수종 등에 효과가 있다. 또한 중풍이나 사지마비, 구토와 토사곽란, 혈압강하 등에도 사용한다. 줄기와 잎은 청단향이라고 하는데 병의 근원이 되는 열기를 다스린다.

| 용법 | ① 일반적인 복용법 : 목방기 30g에 물 900mL을 붓고 반 정도 될 때까지 달여서 2~3회로 나누어 매 식후에 복용한다.

② 구토 : 위 방법에서 뿌리의 양을 두 배 정도로 늘린다. 토사곽란에도 효과가 있으며, 혈압을 내리는 데도 도움이 된다.

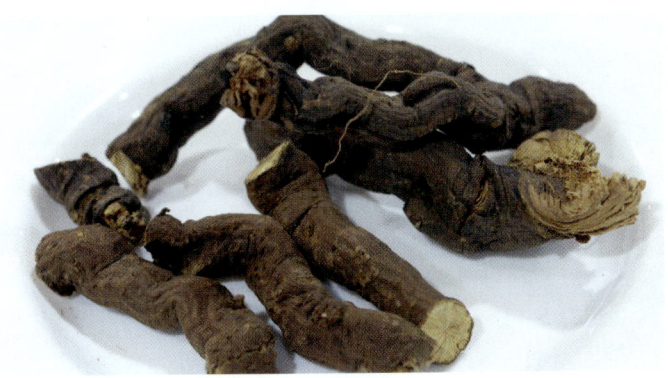

댕댕이덩굴_약재

더덕 양유羊乳
사엽삼四葉蔘(민간생약)

- **학명** : *Codonopsis lanceolata* (Siebold & Zucc.) Benth. & Hook. f. ex Trautv.   **과명** : 초롱꽃과
- **이명** : 참더덕(비추천), 노삼(奴蔘), 통유초(通乳草), 산해라(山海螺)
- **개화기** : 8~9월   **채취시기** : 가을철에 뿌리를 채취

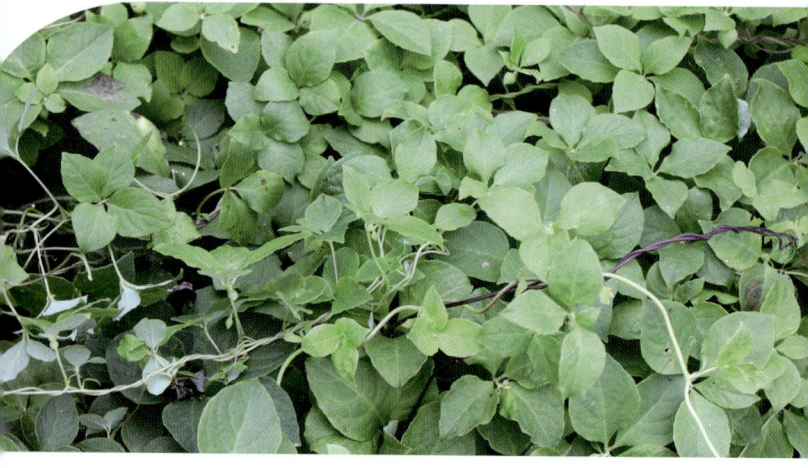

| 생육특성 | 더덕은 다년생 덩굴식물로 길이는 2m 이상 자란다. 잎은 서로 어긋나며 3~4개의 잎이 피침형 또는 장타원형으로 나고 톱니가 없다. 꽃은 8~9월에 짧은 가지 끝에서 아래쪽을 향해서 작은 종이 달린 것처럼 핀다. 꽃의 겉은 연한 녹색이고 안쪽

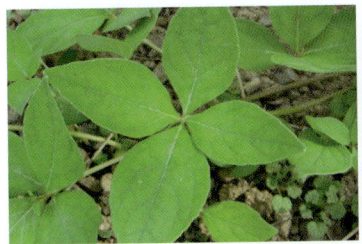
더덕_잎 생김새

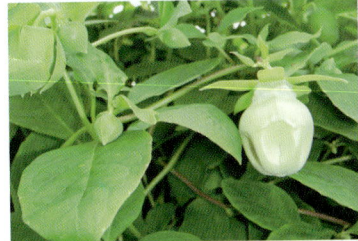
더덕_꽃봉오리

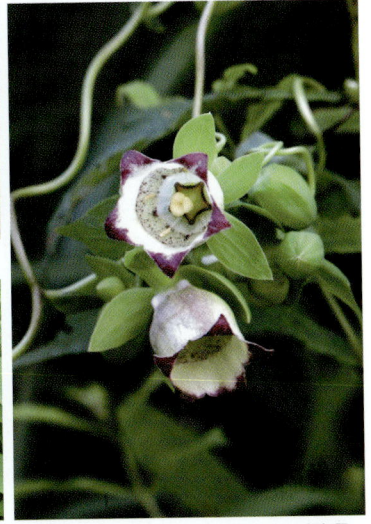
더덕_꽃

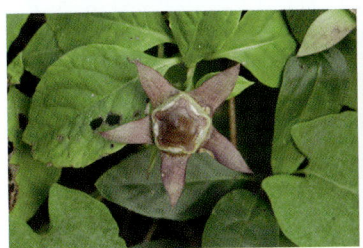
더덕_열매

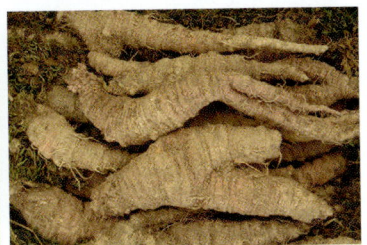
더덕_뿌리 채취품

은 자주색 반점이 있다. 열매는 삭과로 9~10월에 결실한다. 뿌리는 길이 10~20cm, 직경 1~3cm 정도로 자라며 오래될수록 껍질에 두꺼비 등처럼 더덕더덕한 혹들이 많이 달린다.

더덕은 전국 각지의 산야에 자생하며, 농가에서 많이 재배하고 있다. 실제로 우리나라의 한약재 생산현황을 조사한 자료를 보면, 사삼(沙蔘: 기원식물 잔대)의 재배 면적이 모두 이 더덕을 기반으로 하여 조사되었다. 또 다수의 약초관련 서적에는 생약명을 양유(羊乳)라고 기록하고 있으며, 식약처 생약정보시스템에는 사엽삼(四葉蔘)이라 하여 민간 생약으로 기재하고 있다.

| **성분** | 전초에 아피게닌, 루테올린, 알파스파이나스테롤, 스티그마스테롤, 올레아놀릭산, 에키노시스틱산, 아비게닉산 등이 함유되었으며, 뿌리에는 레오틴, 펜토산, 파이토데린, 사포닌 등이 함유되어 있다.

| **사용부위** | 뿌리를 건조하여 사용한다.

| **효능과 주치** | 거담, 배농(排膿), 강장(强壯), 최유(催乳: 젖이 잘 나오게 함), 해독, 소종(消腫), 생진(生津: 진액을 만들어냄) 등의 효능이 있다. 해수(咳嗽), 인후염(咽喉炎), 폐농양(肺膿瘍), 유선염(乳腺炎), 장옹(腸癰: 장에 생기는 종창), 옹종(擁腫: 악창과 부스럼), 유즙(乳汁) 부족, 사교상(蛇咬傷: 뱀에 물린 상처) 등에 이용한다.

| **용법** | 말린 약재로 하루에 12~30g 정도를 사용하는데, 보통 뿌리 30g에 물 1,200mL 정도를 붓고 1/3 정도로 달여서 아침, 저녁 2회에 나누어 복용한다. 또는 가루로 만들어 복용하기도 하고 상처 부위에 외용할 경우에는 더덕 생뿌리를 짓찧어 붙이거나 달인 물로 환처를 씻기도 한다.

또한 병 후에 몸이 허약해졌을 때는 이 약재에 숙지황, 당귀 등을 배합하고, 폐음(肺陰) 부족으로 해수가 있을 때는 이 약재에

백부근(百部根: 덩굴백부 뿌리), 자완(紫菀: 개미취 뿌리), 백합 등을 배합하여 사용한다.

출산 후 몸이 허약해진 경우나 젖이 잘 나오지 않을 때는 이 약재에 동과자(冬瓜子: 동아호박 씨), 율무, 노근(蘆根: 말린 갈대의 뿌리), 도라지, 야국(野菊: 산국), 금은화(金銀花: 인동덩굴 꽃), 생감초(生甘草) 등의 약물을 배합하여 응용한다.

독사에 물렸을 때도 응용할 수 있는데, 이 약재를 끓여서 복용하거나 또는 이 약재를 깨끗이 씻어서 짓찧어 환부에 붙이면 효과가 매우 좋다.

| 사용상 주의사항 | 여로(黎蘆)와 함께 사용하지 않는다.

〈 혼동하기 쉬운 약재 비교 〉

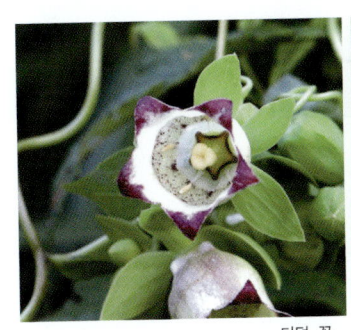
더덕_꽃

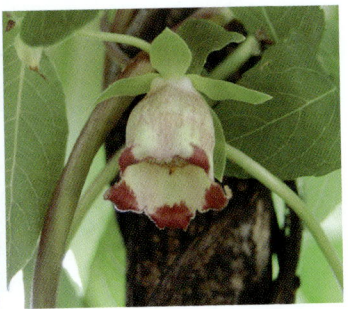
소경불알_꽃

도꼬마리 창이자蒼耳子(대한약전)

- **학명** : *Xanthium strumarium* L.　● **과명** : 국화과
- **이명** : 대꼬리, 창자(蒼子), 지매(地賣), 이당(耳璫), 창이(蒼耳), 갈기래(暍起來), 우슬자(牛蝨子)　● **개화기** : 7~8월
- **채취시기** : 열매는 8~9월, 뿌리는 가을에 채취

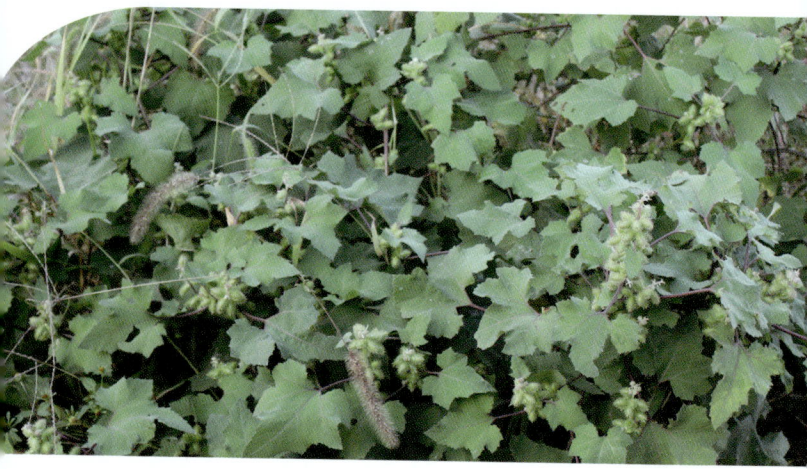

| 생육특성 | 도꼬마리는 한해살이풀로 길이는 1m 정도이다. 잎과 열매가 털로 뒤덮여 있어 옷에 잘 달라붙는다. 잎은 어긋나며 잎자루가 길고 넓은 삼각형이며 길이 5~15cm로서 흔히 3개로 갈라진다. 또한 가장자리에 결각상의 톱니가 있고 3개의 큰 맥이

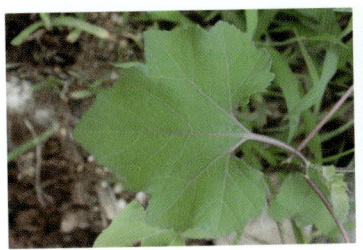
도꼬마리_잎 생김새

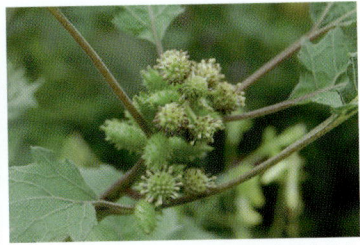
도꼬마리_꽃과 열매

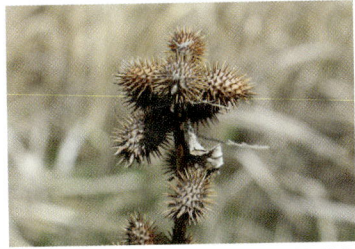
도꼬마리_익은 열매

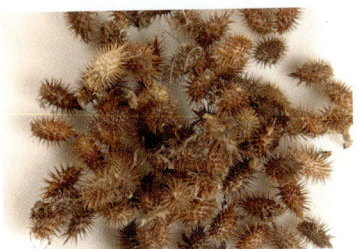
도꼬마리_약재 채취품

뚜렷하게 나타나며 양면이 거칠다. 꽃은 황색으로 7~8월에 피고 가지 끝과 원줄기 끝에 원추상으로 달린다. 수꽃은 가지 끝에, 암꽃은 수꽃 아래에 있고 두상화서이다. 총포는 갈고리 같은 돌기가 있고 타원형이며 길이 1cm 정도이고 그 속에 2개의 수과(穗果)가 들어 있다. 갈고리 같은 돌기로 다른 물체에 잘 달라붙는다.

| 성분 | 열매에는 리놀렌산, 올레산, 팔미트산, 스테아르산 등을 함유하고, 뿌리는 글리코사이드가 함유되어 있으며 물 추출물은 면역기능을 활성화한다. 그 외 크산타놀, 이소크산타놀, 크산틴, 크산투민, 크산투마놀, 크산치아존, 크산토스트루마린 등이 함

유되어 있다. 고등식물 중에서는 요오드 함량이 높은 식물이다.

| 사용부위 | 열매(창이자), 뿌리(창이근), 잎(창이)을 사용한다.

| 효능과 주치 | 뿌리는 거풍(祛風: 풍사를 제거함), 해열, 해독, 소염, 살충의 효능이 있다.

잎은 중풍, 해독, 항균, 살충, 종기를 치료하고 뿌리는 종기, 고혈압, 이질, 해독 등의 치료약으로 쓰인다. 열매는 통증, 두통, 치통, 관절염, 사지경련, 축농증, 아토피피부염을 치료한다.

| 용법 | 열매 10g에 물 700mL를 붓고 반으로 달인 액을 반으로 나누어 아침저녁으로 복용한다. 적백리의 치료에 잎의 양에 상관없이 깨끗이 씻어 으깨어질 정도로 달여서 찌꺼기를 제거하고 꿀을 넣어 센 불에다 푹 달여서 고(膏)를 만들어 한 번에 1~2숟가락을 끓인 맹물로 복용한다.

| 사용상 주의사항 | 땅에 떨어져 발아하는 싹이나 열매를 소나 돼지가 먹으면 우울증이나 근육경련이 일어나는 예가 있어 함부로 식용하는 것은 삼간다. 어린이나 임산부는 복용을 금한다.

도라지 길경桔梗(대한약전)

- **학명**: *Platycodon grandiflorum* (Jacq.) A. DC.
- **과명**: 초롱꽃과
- **이명**: 약도라지, 고경(苦梗), 고길경(苦桔梗)
- **개화기**: 7~8월
- **채취시기**: 봄과 가을에 뿌리를 채취

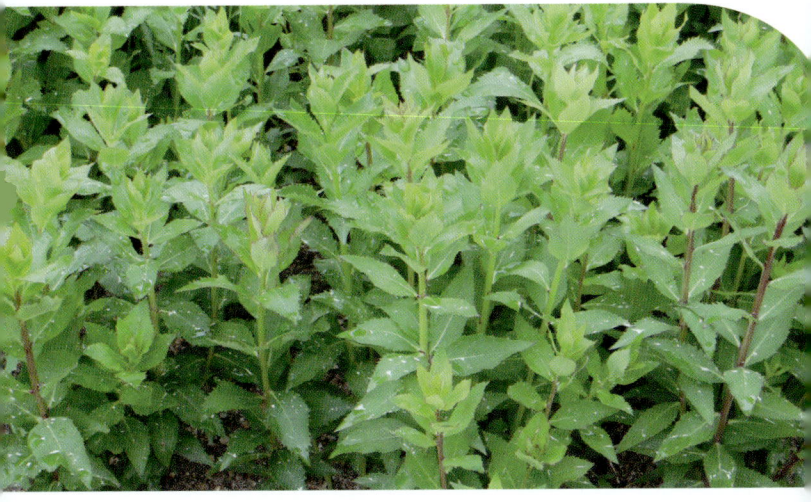

| 생육특성 | 도라지는 다년생 초본으로 전국 각지의 산야에 자생하며 전국적으로 재배된다. 높이는 40~100cm에 이르고, 잎은 마주나기, 돌려나기 또는 어긋나기도 하며 긴 달걀 모양이고 길이 4~7cm, 너비 1.5~4cm로 가장자리에 예리한 톱니가 있다. 꽃

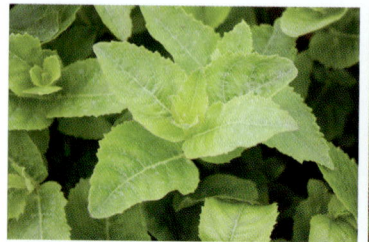
도라지_잎 생김새

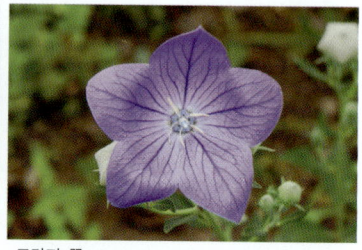
도라지_꽃

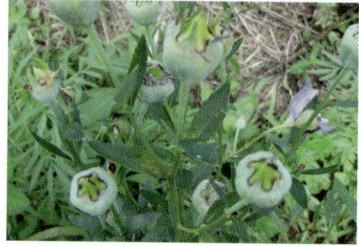
도라지_열매

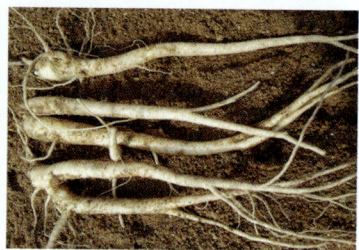
도라지_뿌리 채취품

은 보라색 또는 흰색으로 7~8월에 원줄기 끝에 1개 또는 여러 개가 위를 향해 끝이 퍼진 종 모양으로 핀다. 뿌리는 원기둥(원주)형 혹은 약간 방추형(紡錘形)으로 하부는 차츰 가늘어지는데 분지된 것도 있으며 약간 구부러져 있다. 길이는 7~20cm, 지름 1~1.5cm이다. 뿌리 표면은 백색 또는 엷은 황백색으로 껍질을 벗기지 않은 것은 표면이 황갈색 또는 회갈색이며 비틀린 세로 주름이 있고 또한 가로로 긴 구멍과 곁뿌리의 흔적이 있다. 상부에는 가로 주름이 있고, 정단(頂端)에는 짧은 뿌리줄기가 있으며 그 위에는 여러 개의 반달형 줄기흔적[莖痕]이 있다.

| **성분** | 뿌리에 당질, 철분 등이 함유되어 있으며, 약 2% 정도의 사포닌과 칼슘이 함유되어 있다. 그 밖에 이눌린, 스테롤, 베툴린, 알파스파이나스테롤, 플라티코도닌이 함유되었다. 줄기와 잎에도 사포닌 성분이 함유되었으며, 또 뿌리에는 식이섬유가 많아 변비를 예방할 수 있다.

| **사용부위** | 뿌리를 식용하거나 약용한다.

| **효능과 주치** | 폐의 기운을 이롭게 하고 인후부에 도움을 주며, 담과 농을 배출하며, 해수와 담이 많은데, 가슴이 답답하고 꽉 막힌 데, 인후부의 통증, 폐에 옹저가 있거나 농을 토하는 증상 등을 치유하는 데 유용하다.

| **용법** | 말린 것으로 하루에 4~12g을 사용하는데, 도라지는 이용방법이 매우 다양하다. 일상 식생활에서는 껍질을 벗긴 후 쌀뜨물에 담가 쓴 물을 우려내고 나물로 무쳐 먹기도 하고, 튀김이나 구이용으로 사용하기도 한다. 또한 말린 도라지를 적당량 물에 끓여서 차로 마시기도 한다. 특히 기관지염이나 가래가 많을 때 애용한다. 특히 가래를 묽게 하여 밖으로 배출하는 데 아주 요긴한 약재이다. 다만 말린 도라지를 물로 끓일 때는 쓴맛이 너무 강하므로 지나치게 많이 넣지 않도록 주의한다.

| **사용상 주의사항** | 맛이 매운 약재이므로 진액을 소모(消耗)하는 작용이 있어 음허(陰虛)로 오래된 해수, 또는 기침에 피가 나오는 해혈(咳血)이 있는 경우에는 사용할 수 없고, 위궤양이 있는 경우에는 신중하게 사용하여야 한다. 또 내복하는 경우 많은 양을 사용하면 오심구토(惡心嘔吐)를 일으킬 수 있으므로 주의한다.

마 산약山藥 (대한약전)

- **학명** : *Dioscorea batatas*
- **과명** : 마과
- **이명** : 참마, 산우(山芋), 산저(山藷), 옥연(玉延), 서약(薯藥)
- **개화기** : 6~7월
- **채취시기** : 가을에 덩이뿌리를 채취

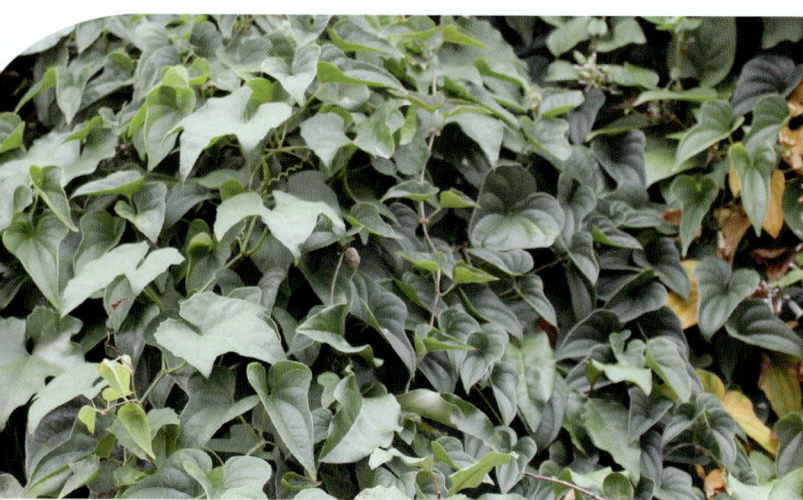

| 생육특성 | 마는 산지에 자생하기도 하나, 대부분 농가에서 재배 생산한다. 뿌리는 육질로서 길게 땅속으로 들어가고 지상부는 덩굴로 뻗는 여러해살이풀로 자줏빛이 돈다. 잎은 대생(對生: 마주나기) 또는 윤생(輪生: 돌려나기)하며 삼각형 또는 삼각상 난형

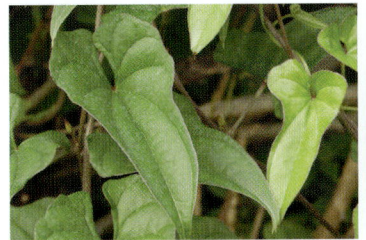
마_잎 생김새

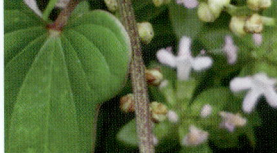
마_꽃

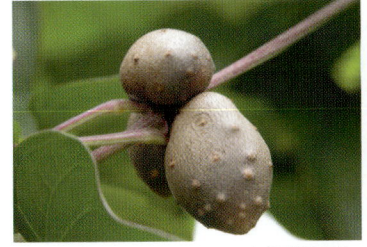
마_열매(잉여자)

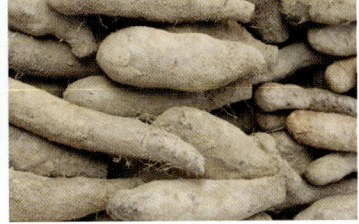
마_생뿌리

으로 끝이 뾰족하고 밑은 심장 모양이며 밑부분 양쪽이 불쑥 나오는 수도 있다. 잎자루는 길며 엽맥과 더불어 자줏빛이 돌고 엽액에 주아가 생긴다.

암수 딴그루이며 꽃은 6~7월에 피고 2가화로서 잎겨드랑이에서 수상화서가 1~3개씩 나온다. 수꽃이 달리는 화서는 곧게 서며 대가 없는 흰 꽃이 많이 달리고 6개의 수술이 있다. 암꽃이 달리는 화서는 밑으로 처지며 몇 개의 암꽃이 달리고 모두 6개의 화피열편으로 되어 있다. 삭과(蒴果: 속이 여러 칸으로 나누어지고 칸마다 씨가 들어 있는 열매)는 3개의 날개가 달려 있으며 둥근 날개가 달린 종자가 들어 있는 것을 볼 수 있다.

| 성분 | 사포닌, 아르기닌, 전분, 콜린, 뮤신, 글리코푸로테인, 아브스키신, 비타민 C가 들어 있고, 점액에는 만난과 피틴, 유리아미노산이 들어 있다.

| 사용부위 | 덩이뿌리를 사용한다.

| 효능과 주치 | 자양강장(滋養强壯), 지갈(止渴), 거담(祛痰), 지사(止瀉: 설사를 멎게 함), 도한(盜汗), 보폐(補肺)의 효능이 있다. 생즙은 숙취해소, 술은 지사작용, 차는 당뇨와 강장효과가 있다. 신체허약, 정수고갈(精髓枯渴), 유정, 야뇨증, 대하증, 신경통, 기침, 가래를 삭히는 데 쓴다. 열매는 풍차아(風車兒)라고 하여 귀울음(이명: 耳鳴)을 치료한다.

| 용법 | 늦가을과 이른 봄에 뿌리를 채취하여 그늘에 말렸다가 보드랍게 가루 내서 한 번에 3g씩 하루에 3번 식사를 하기 30분 전에 먹는다. 삶은 물로 피부가 트고 검게 된 곳을 자주 씻는다. 당뇨환자는 황기와 배합하면 좋다. 생마를 갈아서 꾸준히 먹으면 장내 숙변을 제거하고 장의 활성을 높이는 데 좋다.

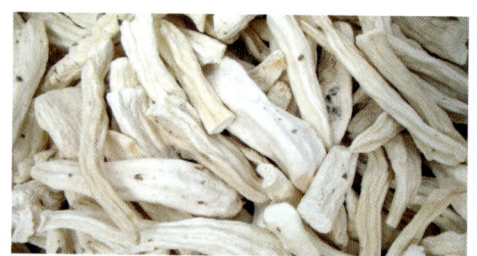

마_약재

마삭줄 <small>낙석등絡石藤(생약규격집)</small>

- **학명**: *Trachelospermum asiaticum* var. *intermedium* Nakai
- **과명**: 협죽도과 • **이명**: 마삭나무, 조선마삭나무, 왕마삭줄, 민마삭나무, 겨우사리덩굴, 왕마삭나무, 민마삭줄, 마삭덩굴, 마삭풀, 낙석(洛石), 마삭나무, 내동(耐冬), 백화등(白花藤)
- **개화기**: 5~6월
- **채취시기**: 줄기와 잎은 가을, 열매는 8~9월(열매가 덜 익었을 때)에 채취

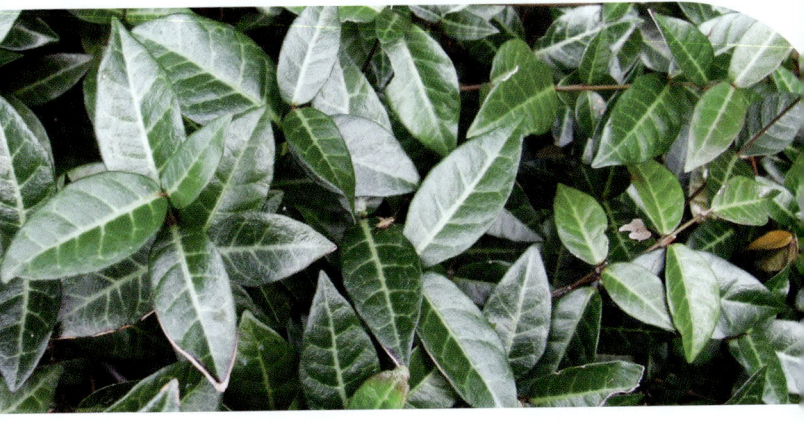

| 생육특성 | 마삭줄은 남부지방의 산지나 해안지방에서 잘 자란다. 다른 식물이나 다른 물체를 감아 올라가며 자라는 상록활엽 덩굴성 목본으로 덩굴 길이가 5m 이상이다. 잎은 타원형, 난형 또는 긴 타원형에 서로 마주나고, 잎 표면은 짙은 녹색이며 윤

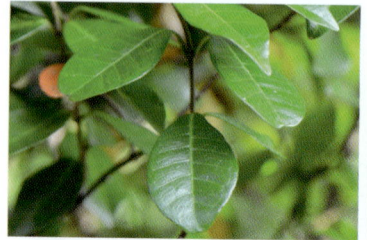
마삭줄_잎 생김새

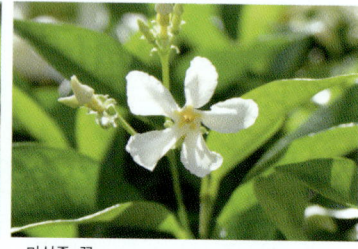
마삭줄_꽃

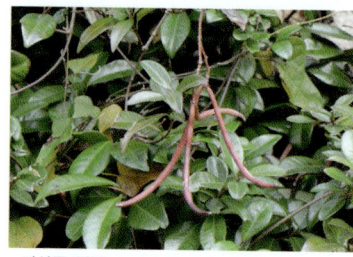
마삭줄_열매

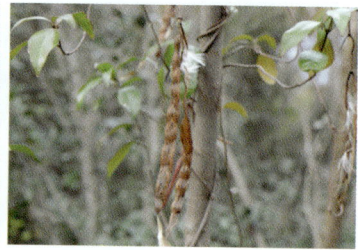
마삭줄_익은 꼬투리

채가 있고, 뒷면은 털이 있거나 없으며 잎 가장자리는 밋밋하게 톱니가 없다. 꽃은 취산꽃차례로서 줄기 끝이나 잎겨드랑이에서 5~6월에 백색으로 피어 차츰 황색으로 변한다. 열매는 꼬투리 모양으로 2개가 아래로 늘어지고 9~10월에 결실한다.

| 성분 | 줄기에는 아크티인, 마타이레시노사이드, 트라케로사이드, 담보니톨, β-시토스테롤-글루코시드, 놀트라케로사이드, 사이말로스 등을 함유하고 있다. 이 중 아크티인은 혈관 확장, 혈압강하를 일으켜 냉혈 및 온혈 동물에게서 경련이 일어난다. 또 실험동물인 쥐의 피부를 발적(發赤)시키거나 설사를 일으킨 적이 있다.

| 사용부위 | 줄기와 잎, 열매를 사용한다.

| 효능과 주치 | 줄기 또는 잎은 생약명을 낙석등(絡石藤)이라 하며 맛은 쓰고 약성은 시원하며 거풍, 지혈, 진통, 통경 등을 치료한다. 열매는 생약명을 낙석과(絡石果)라 하여 근골통을 치료한다.

| 용법 | 줄기 또는 잎 1일량 30~50g에 물 900mL을 붓고 반량으로 달여 2~3회 매 식후 복용한다. 외용으로는 분말로 하여 고루 바르거나 혹은 짓찧어 즙을 만들어 그 즙액으로 씻어낸다. 열매는 1일량 20~50g을 물 900mL에 반량으로 달여 2~3회 매 식후 복용한다.

| 사용상 주의사항 | 두충(杜沖), 목단(牧丹), 창포(菖蒲), 패모(貝母) 등과 함께 복용을 금지한다.

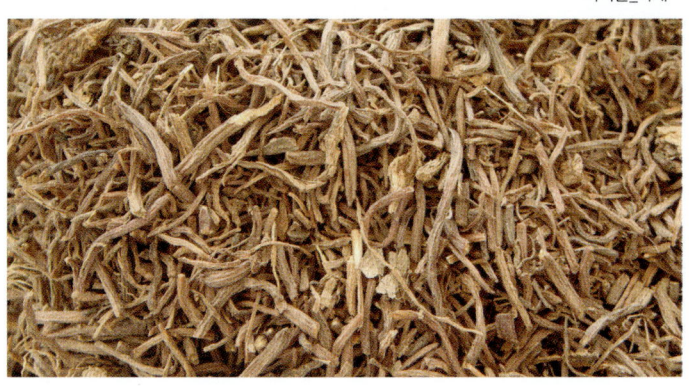

마삭줄_약재

마타리 _{패장敗醬}

- **학명**: *Patrinia scabiosaefolia* Fisch. ex Trevir.   ● **과명**: 마타리과
- **이명**: 가양취, 미역취, 가얌취, 녹사(鹿賜), 녹수(鹿首), 마초(馬草), 녹장(鹿醬)
- **개화기**: 7~8월   ● **채취시기**: 여름부터 가을에 걸쳐 채취

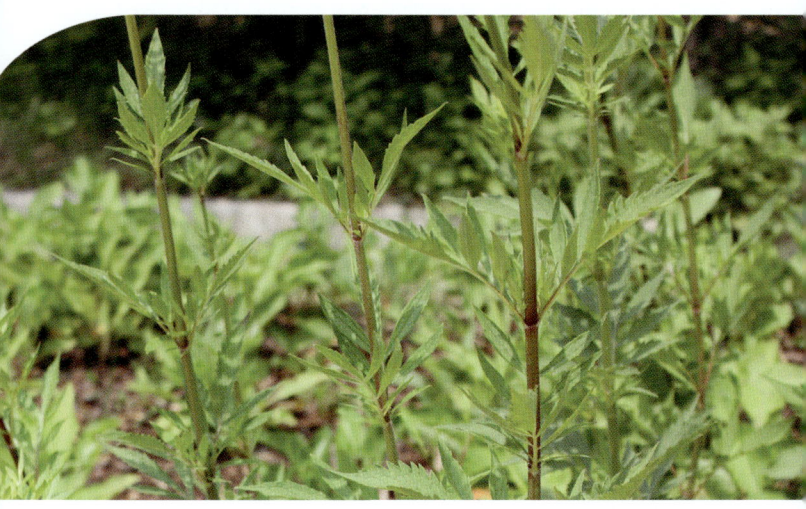

| 생육특성 | 마타리는 다년생 초본으로 우리나라 각지의 산야에 분포한다. 높이는 60~150cm 정도이며 곧게 자란다. 꽃은 노란색으로 7~8월에 피며, 열매는 타원형이다. 뿌리줄기는 원기둥꼴로 한쪽으로 구부러졌고 마디가 있으며 마디와 마디 사이는

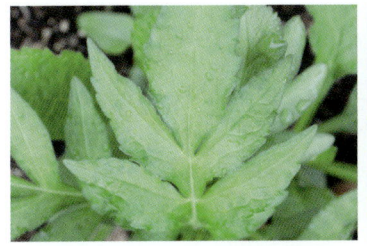
마타리_잎 생김새

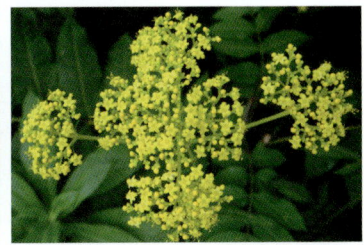
마타리_꽃

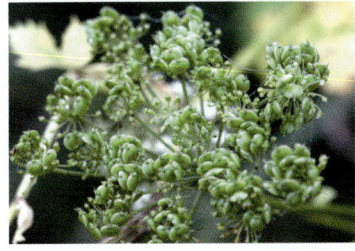
마타리_열매

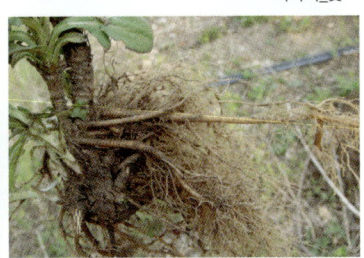
마타리_생뿌리 채취품

2cm로, 마디 위에는 가는 뿌리가 있다. 줄기는 원기둥꼴로 지름 2~8mm이고 황록색 또는 황갈색으로 마디가 뚜렷하며 엉성한 털이 있다. 질은 부서지기 쉽고, 단면의 중앙에는 부드러운 속심이 있거나 혹은 비어 있다. 잎은 마주나고 잎몸은 얇으며 쭈그러졌거나 혹은 파쇄되었고, 다 자란 잎을 펴보면 깃꼴로 깊게 쪼개졌고 거친 톱니가 있으며 녹색 또는 황갈색이다.

| 성분 | 뿌리와 줄기에 모로니사이드, 로가닌, 빌로사이드, 파트리노사이드 C와 D, 스카비오사이드 A~G 등이 함유되어 있다.

| 사용부위 | 뿌리가 달린 전초를 사용한다.

| **효능과 주치** | 열을 식히고 독을 풀어주는 청열해독(淸熱解毒), 종기를 다스리고 농을 배출하는 소종배농(消腫排膿), 어혈을 풀고 통증을 멈추게 하는 거어지통(去瘀止痛)의 효능이 있다. 또한 장옹(腸癰)과 설사, 적백대하(赤白帶下), 산후에 어혈이 완전히 제거되지 않고 남아서 심한 복통을 유발하는 산후어체복통(産後瘀滯腹痛), 눈에 핏발이 서거나 종기가 생기면서 아픈 목적종통(目赤腫痛), 옹종개선(癰腫疥癬: 종양이나 옴) 등을 치유한다.

| **용법** | 말린 것으로 하루에 8~20g 정도를 사용한다. 용도에 따라 적작약(청열소종), 율무(화농의 배설), 금은화(옹종 치료), 백두옹(설사) 등과 각각 배합하여 물을 붓고 끓여 복용하는데, 보통 약재가 충분히 잠길 정도의 물을 붓고 끓기 시작하면 불을 약하게 줄여서 약액을 1/3 정도로 달여서 복용한다. 또한 마타리는 열을 내리고 울결(鬱結: 막히고 덩어리 진 것)을 제거하며 소변을 잘 나오게 하고 부기를 가라앉히며 어혈을 없애고 농(膿)을 배출시키는 데 아주 좋은 효과가 있다. 산후에 오로(惡露)로 인하여 심한 복통이 있을 경우에는 이 약재 200g을 물 7~8L에 넣고 3~4L가 되도록 달여서 한 번에 200mL씩 하루에 3회 복용한다.

| **사용상 주의사항** | 맛이 쓰고 차서 혈액순환을 활성화시키고 어혈을 흩어지게 하는 작용이 있으므로 실열(實熱)이나 어혈(瘀血)이 없는 경우에는 신중하게 사용할 것이며, 출산 후의 과도한 출혈이나 혈허(血虛), 또는 비위가 허약한 사람이나 임산부는 사용에 신중을 기해야 한다.

매실나무 _{오매烏梅(대한약전)}

- **학명** : *Prunus mume* (Siebold) Siebold & Zucc.
- **과명** : 장미과
- **이명** : 매화나무, 매화수(梅花樹), 육판매(六瓣梅), 천지매(千枝梅)
- **개화기** : 2~3월   ● **채취시기** : 열매는 6~7월, 뿌리는 연중 수시, 잎 및 가지는 여름, 꽃봉오리는 2~3월(꽃이 피기 전), 종인은 6~7월 채취

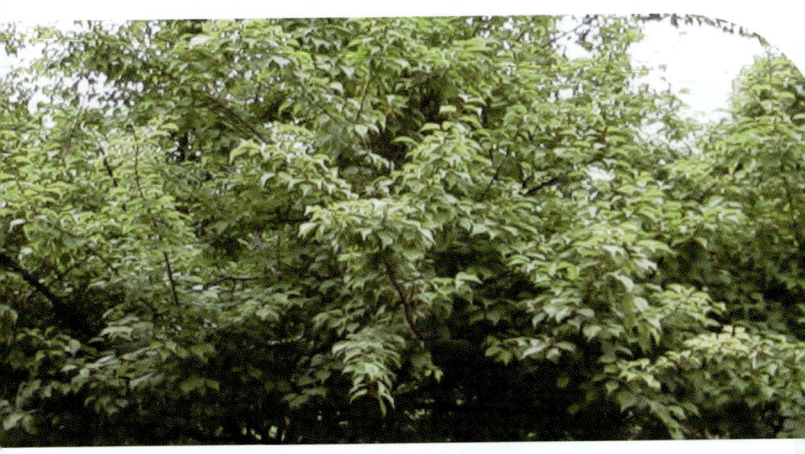

| 생육특성 | 매실나무는 남부와 중부지방에서 재배하는 낙엽활엽 교목으로 높이 5m 정도로 자란다. 수피는 담회색 또는 담녹색이며 가지가 많이 갈라진다. 잎은 서로 어긋나고 잎자루 밑부분에 선형의 턱잎(탁엽)이 2개 있으며 잎 바탕은 난형에서 장타원상 난

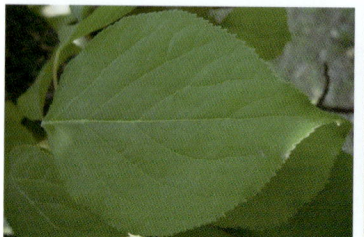
매실나무_잎 생김새

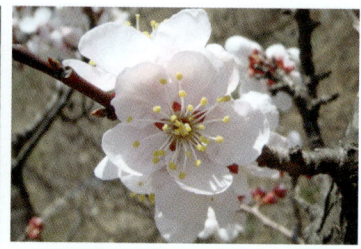
매실나무_꽃

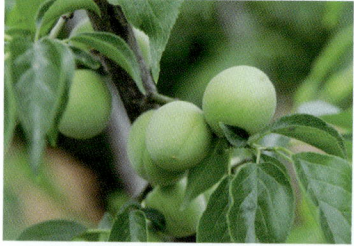
매실나무_덜 익은 열매

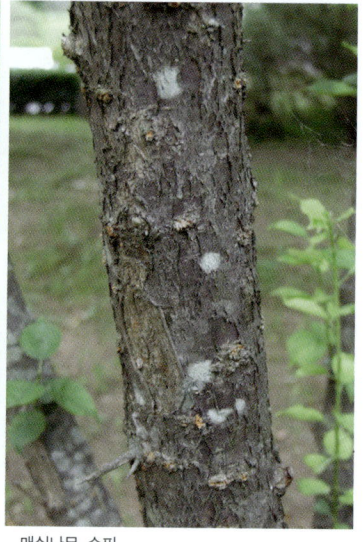
매실나무_수피

매실나무_익은 열매

형에 양면으로 잔털이 있거나 뒷면의 잎맥 위에 털이 있고 가장
자리에도 예리한 긴 톱니가 있다. 꽃은 2~3월에 백색 또는 분홍
색으로 잎보다 먼저 피고 방향성 향기가 강하며 꽃잎은 넓은 도

란형이다. 열매는 핵과로 둥글고 6~7월에 황색으로 익는다.

| **성분** | 열매에는 구연산, 사과산, 호박산, 탄수화물, 시토스테롤, 납상물질(蠟狀物質), 올레아놀릭산과 같은 물질이 함유되어 있다. 꽃봉오리에 정유가 함유되어 있으며 그중에 중요한 것은 벤즈알데하이드, 이소루게놀, 안식향산 등이다. 종자의 종인 속에는 아미그달린이 함유되어 있다.

| **사용부위** | 열매, 뿌리, 잎 및 가지, 꽃봉오리, 종인을 사용한다.

| **효능과 주치** | 미성숙한 열매[青梅]를 볏짚이나 왕겨에 그을려 검게 된 것을 생약명으로 오매(烏梅)라고 하는데 맛은 시고 약성은 따뜻하며 수렴, 지사, 이질, 항균, 항진균작용이 있고 구충, 해수, 혈변, 혈뇨, 혈붕(血崩), 복통, 구토, 식중독 등을 치료한다. 뿌리는 생약명을 매근(梅根)이라고 하여 담낭염을 치료한다.

잎이 달린 줄기와 가지는 생약명을 매경(梅莖)이라고 하여 임신의 유산 치료에 도움을 준다. 잎은 생약명을 매엽(梅葉)이라고 하여 곽란(癨亂)을 치료한다. 꽃봉오리는 생약명을 백매화(白梅花)라고 하여 식욕부진, 화담(化痰)을 치료한다.

열매 속 종인은 생약명을 매핵인(梅核仁)이라고 하며 번열, 청서(淸暑), 명목(明目), 진해거담, 서기곽란(暑氣癨亂)을 치료한다. 매실의 추출물은 항알레르기, 항응고, 혈전용해, 화상 등에 치료효과가 있다는 것이 연구결과 밝혀졌다.

| **용법** | 미성숙 열매를 가공한 오매는 1일량 10~20g을 물 900mL에 반량으로 달여 2~3회 매 식후 복용한다. 외용으로는 강한 불로 볶거나 태워서 분말로 살포하거나 조합하여 붙인다.

뿌리는 1일량 30~50g을 물 900mL에 반량으로 달여 2~3회 매 식후 복용한다. 잎이 달린 줄기와 가지(梅莖)는 1일량 20~30g을 물 900mL에 반량으로 달여 2~3회 매 식후 복용한다. 잎은 말려서 분말로 만들어 1일량 10~20g을 2~3회 매 식후 복용한다. 꽃봉오리 1일량 10~20g을 물 900mL에 반량으로 달여 2~3회 매 식후 복용한다. 열매 속 종인 1일량 10~20g을 물 900mL에 반량으로 달여 2~3회 매 식후 복용한다. 외용으로는 짓찧어서 환부에 도포한다.

매실나무_약재(오매)

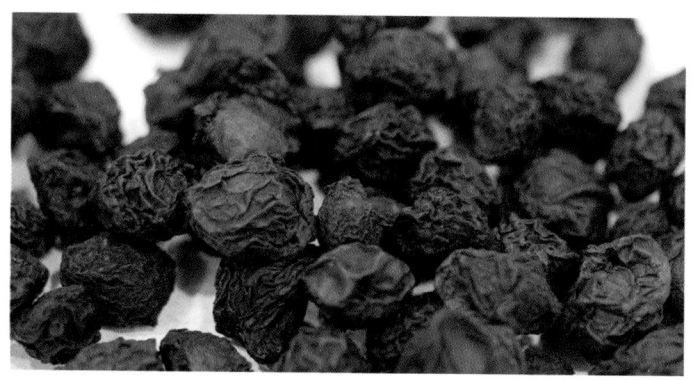

맥문동 맥문동麥門冬(대한약전)

- **학명**: *Liriope platyphylla* F. T. Wang & T. Tang　● **과명**: 백합과
- **이명**: 알꽃맥문동, 넓은잎맥문동, 맥동(麥冬), 문동(門冬)
- **개화기**: 5~7월　● **채취시기**: 봄(4월 하순~5월 초순)에 채취

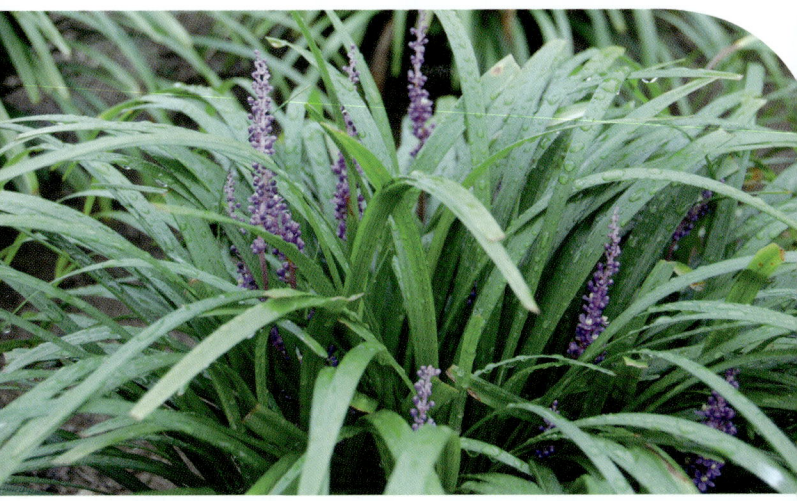

| 생육특성 | 맥문동은 우리나라 중부 이남의 산지에서 자라는 상록 다년생 초본이다. 반그늘 혹은 햇볕이 잘 들어오는 나무 아래에서 자란다. 높이는 30~50cm 정도로 자라는데 줄기는 잎과 따로 구분되지 않는다. 짙은 녹색의 잎이 밑에서 모여 나고 길이는

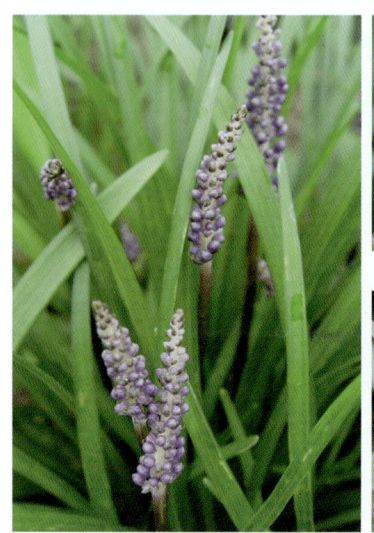

맥문동_잎과 꽃대

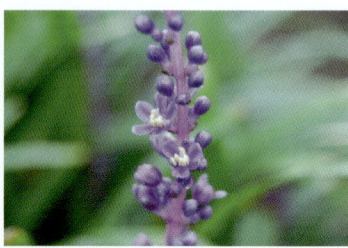

맥문동_꽃

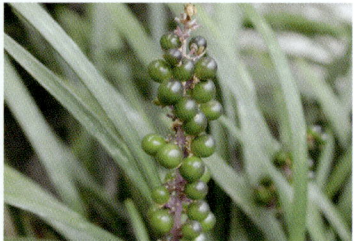

맥문동_덜 익은 열매

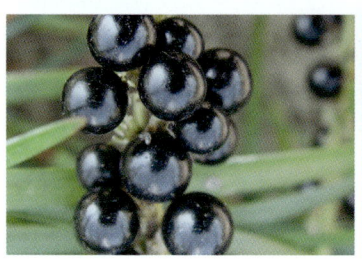

맥문동_익은 열매

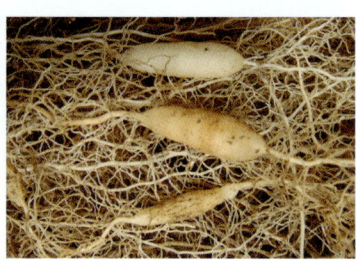

맥문동_뿌리 채취품

30~50cm, 폭은 0.8~1.2cm이며, 끝이 뾰족해지다가 둔해지기도 한다.

　꽃은 5~7월에 자줏빛으로 피는데 한 마디에 여러 송이가 피며,

꽃대는 30~50cm로 자라 맥문동의 키가 된다. 주변에 조경용으로 많이 심어져 있어 친숙한 식물인 맥문동의 열매는 10~11월에 푸른색으로 익고, 껍질이 벗겨지면 검은색 종자가 나타난다. 잎은 겨울에도 지상부에 남아 있기 때문에 쉽게 찾을 수 있으며 뿌리는 약용한다.

| 성분 | 오피오포고닌 A~D, β-시토스테롤, 스티그마스테롤 등이 함유되어 있다.

| 사용부위 | 덩이뿌리를 사용한다.

| 효능과 주치 | 음기를 자양하고 폐를 윤활하게 하는 자음윤폐(養陰潤肺), 심의 기능을 맑게 하여 번다(煩多) 증상을 제거하는 청심제번(淸心除煩), 위의 기운을 돕고 진액을 생성하는 익위생진(益胃生津) 등의 효능이 있다. 폐의 건조함으로 오는 마른기침을 다스리는 폐조건해(肺燥乾咳), 토혈(吐血), 각혈(咯血), 폐의 기운이 위축된 증상, 폐옹(肺癰), 허로번열(虛勞煩熱), 소갈(消渴), 열병으로 진액이 손상된 열병상진(熱病傷津) 증상, 인후부의 건조함과 입안이 마르는 인건구조(咽乾口燥) 증상, 변비 등을 치료한다.

| 용법 | 말린 것으로 하루에 4~16g 정도를 사용하는데 말린 약재 10g에 물 700mL 정도를 붓고 200~300mL 정도로 달여 아침저녁으로 2회에 나누어 복용한다. 말린 맥문동을 인삼, 오미자 등과 함께 달여서 여름철 땀을 많이 흘린 후의 갈증과 기력 회복에 음료수로 이용하기도 한다. 또한 위의 진액이 손상된 경우에는 이 맥문동에 사삼(沙蔘), 건지황(乾地黃), 옥죽(玉竹) 등을 배

합하여 이용한다. 보통 정신불안에 사용하는 처방에는 맥문동을 쓰고, 유정, 강장 등의 처방에는 천문동을 사용한다. 맥문동과 천문동을 배합하면 마른기침과 지나친 방사(성행위)로 인한 기침을 치료하는 데 이용된다.

| 사용상 주의사항 | 이 약재는 자이성(滋性: 매끄럽고 끈적끈적 들러붙는 성질)으로서 약하지만 달고 윤(潤: 젖은)한 성질, 약간의 찬 성질 등이 있기 때문에 비위가 허하고 찬 원인으로 인하여 설사를 하거나 풍사(風邪)나 한사(寒邪)로 인하여 기침과 천식이 유발된 경우에는 모두 피해야 한다. 또 속 뿌리(심)를 제거하지 않으면 가슴이 답답하고 체한 것 같은 증상(번다: 煩多)이 나타나므로 심을 제거(거심: 去心)하고 사용해야 한다.

맥문동_약재

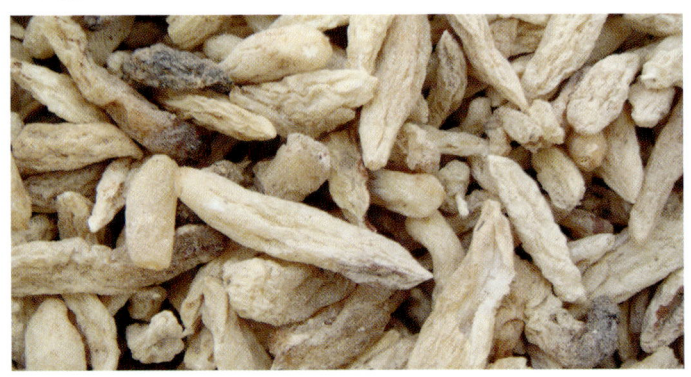

모란 목단피牧丹皮(대한약전)

- **학명** : *Paeonia suffruticosa* Andrews
- **과명** : 작약과
- **이명** : 목단(牧丹), 부귀화, 모단(牡丹)
- **개화기** : 4~5월
- **채취시기** : 근피는 가을부터 초봄(보통 4~5년생), 꽃은 4~5월 채취

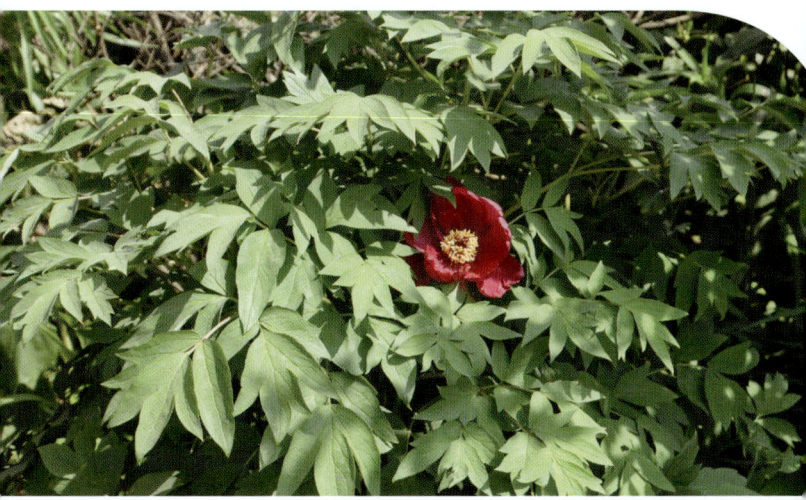

| 생육특성 | 모란은 전국의 정원이나 꽃밭에 심는 낙엽활엽관목으로 높이는 1~1.5m 정도이다. 뿌리줄기는 통통하고 가지가 많이 갈라져 굵으며 튼튼하다. 잎은 2회 3출 잎으로 서로 어긋나고 작은 잎은 난형 혹은 넓은 난형에 대개 3개로 갈라지며 표면에

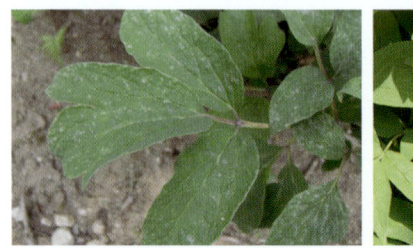

모란_잎 생김새 모란_꽃

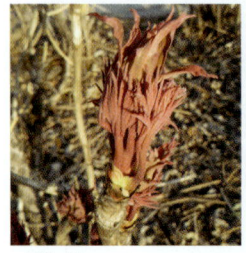
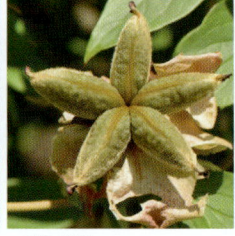
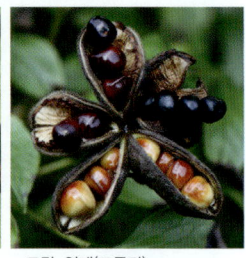

모란_싹   모란_열매   모란_열매(꼬투리)

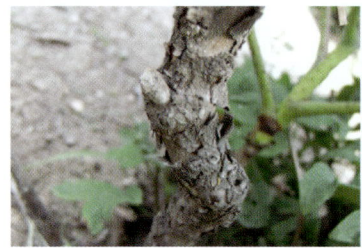
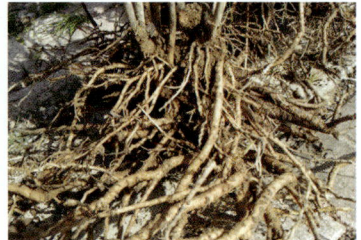

모란_수피   모란_뿌리

는 털이 없고 뒷면에는 잔털이 있다. 꽃은 양성으로 4~5월에 진홍색, 홍색, 자색, 백색 등의 꽃이 피고 열매는 2~5개의 대과(袋果)가 모여서 7~8월에 익는다.

| **성분** | 뿌리 또는 근피에는 파에오놀, 파에오노시드, 파에오니플로린이 함유되어 있고 이 외에는 정유 및 피토스테롤 등이 함유되어 있다. 꽃에는 아스트라가린이 함유되어 있다.

| **사용부위** | 근피, 꽃을 사용한다.

| **효능과 주치** | 근피는 약용하는데 생약명을 목단피(牧丹皮)라고 하며 맛은 맵고 쓰며 약성은 시원하여 진정, 최면, 진통, 고혈압, 항균, 청열, 양혈, 어혈, 지혈, 타박상, 옹양 등을 치료한다. 꽃은 생약명을 목단화(牧丹花)라고 하며 조경, 활혈의 효능이 있고 월경불순, 경행복통(徑行腹痛)을 치료한다.

| **용법** | 근피 1일량 15~30g을 물 900mL에 반량으로 달여 2~3회 매 식후 복용한다. 꽃 1일량 10~20g을 물 900mL에 반량으로 달여 2~3회 매 식후 복용한다.

| **사용상 주의사항** | 혈허한자(血虛寒者), 임산부, 월경과다자는 주의를 요한다.

모란_약재

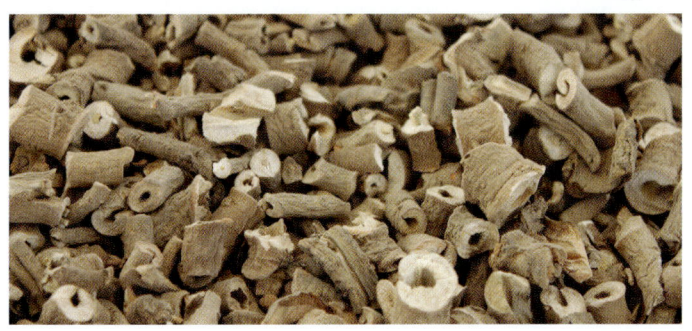

목련 신이辛夷(생약규격집)

- **학명**: *Magnolia kobus* DC.　● **과명**: 목련과
- **이명**: 생정(生庭), 목필화(木筆花), 영춘(迎春), 방목(房木)
- **개화기**: 2~3월
- **채취시기**: 꽃봉오리는 2~3월(꽃이 피기 전), 꽃은 피기 시작할 때 채취

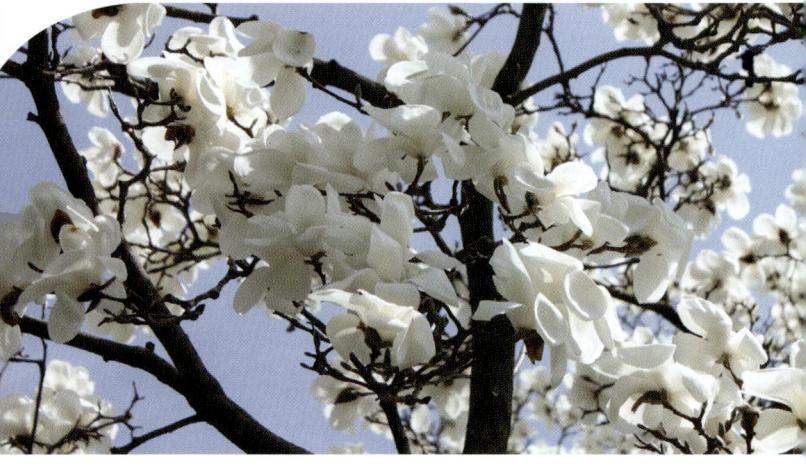

| **생육특성** | 목련은 제주도 및 남부지방에서 자생 또는 식재하는 낙엽활엽교목으로 높이 10m 전후로 자란다. 수피는 회백색으로 조밀하게 갈라지며 작은 가지는 녹색이다. 잎은 거꿀달걀형, 타원형으로 중맥 기부에 백색 털이 있고, 뒷면은 회녹색이며, 가장

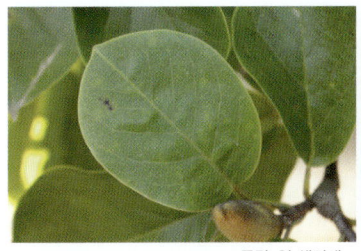
목련_잎 생김새

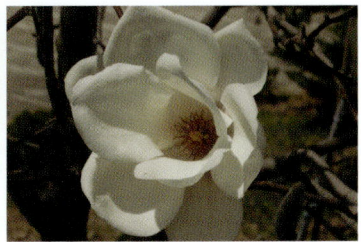
목련_꽃

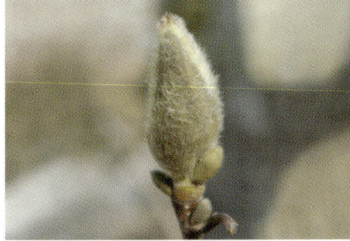
목련_꽃봉오리

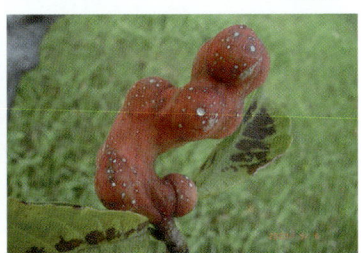
목련_덜 익은 열매

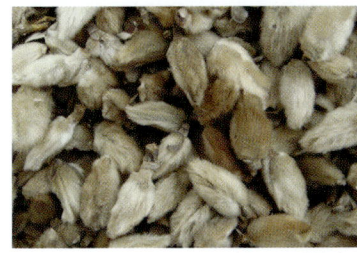
목련_약재(신이)

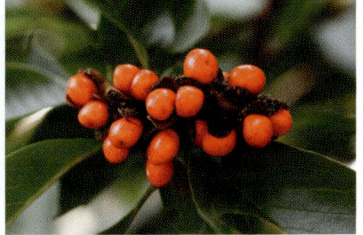
목련_열매(씨앗)

자리는 파상이고, 잎자루에는 백색 털이 있다. 꽃은 2~3월에 백색으로 잎보다 먼저 피고, 열매의 골돌과는 원추형으로 9~10월에 결실한다.

| **성분** | 꽃봉오리에는 정유가 함유되어 있으며 그 속에는 시트랄, 오이게놀, 1,8-시네올이 함유되어 있다. 뿌리에는 마그노플로린이 함유되어 있고, 잎과 열매에는 페오니딘의 배당체가 함유되어 있으며, 꽃에는 마그놀롤, 호노키올 등이 함유되어 있다.

| **사용부위** | 꽃봉오리, 꽃을 사용한다.

| **효능과 주치** | 꽃봉오리는 약용하는데 생약명을 신이(辛夷)라고 하여 고혈압, 항진균, 거풍, 두통, 축농증, 비염, 비색(鼻塞: 코막힘), 치통, 소담(消痰) 등을 치료한다. 꽃은 생약명을 옥란화(玉蘭花)라고 하여 생리통, 불임증에 꽃 피기 시작할 때 채취하여 치료한다. 목련의 추출물은 퇴행성 중추신경계질환 증상의 개선, 무방부 화장료, 골질환의 예방 및 치료, 췌장암, 천식 등을 치료한다는 연구결과도 보고되었다.

| **용법** | 꽃봉오리(신이)는 1일량 20~30g에 물 900mL을 붓고 반량으로 달여 2~3회로 나누어 매 식후 복용한다. 외용으로는 분말로 만들어 코 안에 넣거나 살포한다. 꽃이 피기 시작할 때 채취한 꽃은 1일량 15~30g에 물 900mL을 붓고 반량으로 달여 2~3회 매 식전 복용한다.

| **사용상 주의사항** | 창포(菖蒲), 황련(黃連), 석고(石膏) 등은 목련 꽃봉오리와 배합금기이다.

묏대추나무 산조인 酸棗仁(대한약전)

- **학명** : *Zizyphus jujuba* Mill.   **과명** : 갈매나무과
- **이명** : 산대추나무, 메대추, 산대추, 살매나무, 멧대추나무, 조인(棗仁)
- **개화기** : 5~6월   **채취시기** : 열매와 종자는 9~10월(열매가 익었을 때), 뿌리와 근피는 가을에서 봄, 가시는 여름에서 겨울까지 채취

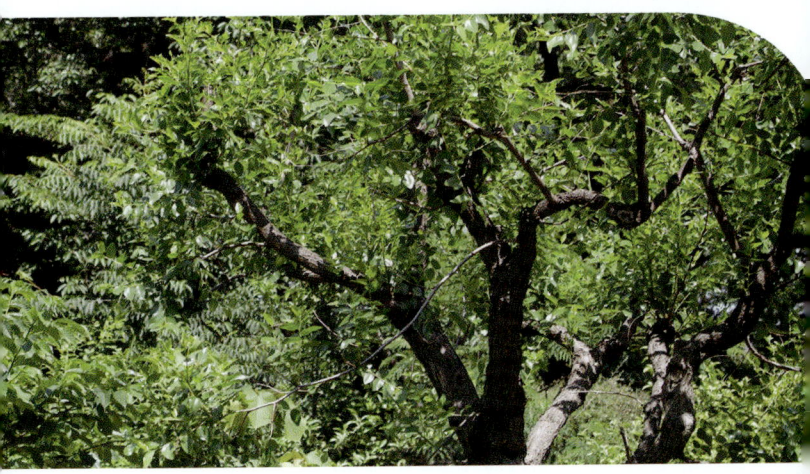

| 생육특성 | 묏대추나무는 전국의 산비탈 양지나 인가 근처에 자생 또는 재배하는 낙엽활엽관목 또는 소교목으로 높이 1~3m 정도이다. 묵은 가지는 갈색이고, 햇가지는 녹색으로 가지 중간에는 가시가 있다. 잎은 난형에 서로 어긋나고 잎자루는 매우 짧으

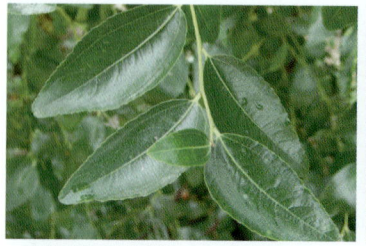
묏대추나무_잎 생김새

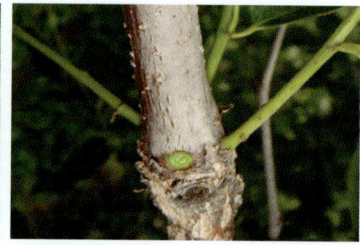
묏대추나무_수피

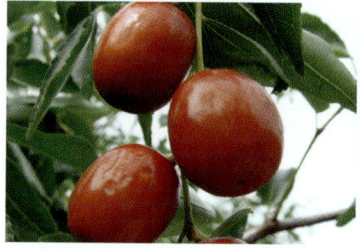
묏대추나무_열매

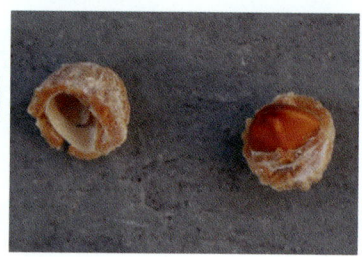
묏대추나무_열매 절단품

며 윤채가 나고 잎 모양은 타원형 또는 계란모양 피침형으로 가장자리에 둔한 톱니가 있다. 꽃은 잎겨드랑이에 2~3개씩 모여 나는데 5~6월에 황록색의 꽃이 핀다. 열매는 핵과로 타원형 혹은 구형에 9~10월에 적갈색 또는 암갈색으로 익으며 과육이 적고 신맛이 있다.

| 성분 | 열매에 다량의 지방질과 단백질, 두종의 스테롤을 함유한다. 베툴린산과 베툴린의 트리테르페노이드가 보고된 바 있고 주주보사이드라는 사포닌이 들어 있으며 이것의 과수분해물이 주주보게닌이다. 벌써 오래전에 우리나라에서의 보고에는 싸이

크로펩타이드 알칼로이드로서 산조이닌, n-메틸아시밀로빈, 카아베린 등이 밝혀졌다. 잎에는 루틴, 베르베린, 프로토핀, 세릴알코올, 비타민 C 및 사과산, 주석산 등이 함유되어 있다.

| 사용부위 | 열매, 종자, 뿌리 및 근피, 가시를 사용한다.

| 효능과 주치 | 열매의 생약명은 산조실(酸棗實)이며 과육은 적지만 식용하며 자양강장, 피로해소제로 사용한다. 열매의 딱딱한 씨 속에 들어 있는 종인은 약용하는데 생약명은 산조인(酸棗仁: 『대한약전』)이며 진정, 최면, 진통, 강온작용이 있고 혈압강하, 항경련, 안신, 불안, 초조, 수렴, 번갈, 허한을 치료한다. 산조인은 잠이 많이 올 때는 생것을 복용하고 불안, 초조, 불면에는 열을 가해 볶아서 사용해야 한다. 산조인의 추출물은 성장호르몬 분비 촉진, 우울증의 치료에도 사용할 수 있다는 연구결과도 있다. 뿌리 및 뿌리껍질은 생약명이 산조근피(酸棗根皮)이며 혈변, 화상, 고혈압, 유정, 임탁(淋濁), 백대(白帶), 출혈을 치료한다. 가시는 생약명이 극침(棘針)이며 보신, 보정, 종기, 진통, 옹종, 심복통, 혈뇨, 음위, 정력감퇴, 발기불능, 유정, 요통을 치료한다.

| 용법 | 열매는 1일량 20~30개를 2~3회 매 식후 복용한다. 종인은 1일량 20~50g에 물 900mL을 붓고 반으로 달여 2~3회 매 식후 복용한다. 뿌리 및 뿌리껍질은 1일량 50~100g에 물 900mL을 붓고 반량으로 달여 2~3회 매 식후 복용한다. 외용으로는 열탕으로 달인 액을 열을 가해 줄여서 환부에 바른다. 가시는 1일량 10~20g에 물 900mL을 붓고 반량으로 달여 2~3회 매 식후 복용한다. 외용으로는 달인 액을 환부에 바른다.

물푸레나무 _{진피秦皮(생약규격집)}

- **학명** : *Fraxinus rhynchophylla* Hance
- **과명** : 물푸레나무과
- **이명** : 쉬청나무, 떡물푸레나무, 광능물푸레나무, 민물푸레나무, 고력백랍수(苦白蠟樹), 대엽백사수(大葉白樹)
- **개화기** : 5~6월
- **채취시기** : 봄, 가을에 수피를 채취

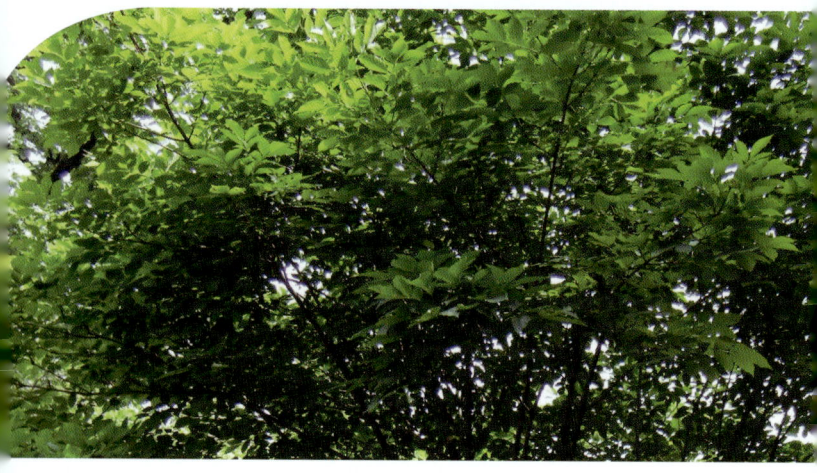

| 생육특성 | 물푸레나무는 전국의 산기슭, 골짜기, 개울가에 자생하는 낙엽활엽교목으로 높이는 10m 전후이다. 보통 관목상이고 수피는 회갈색이다. 잎은 기수 우상복엽에 서로 마주나고 작은 잎은 보통 5개인데 3개 또는 7개인 것도 있다. 작은 잎의 잎자루

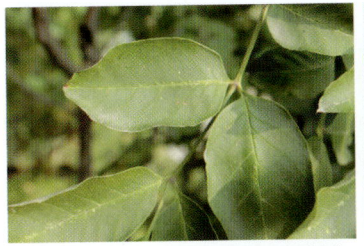
물푸레나무_잎 생김새

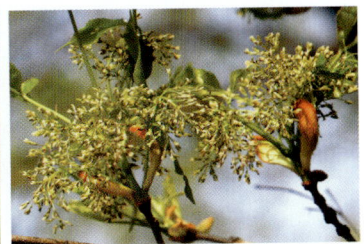
물푸레나무_꽃

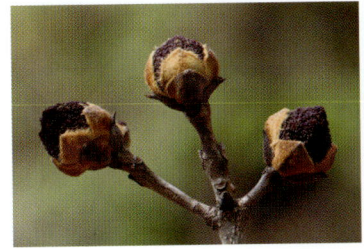
물푸레나무_꽃봉오리

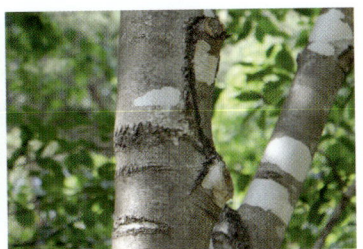
물푸레나무_수피

는 짧고 잎은 난형이며 끝에 달린 1개가 가장 크며 밑 부분에 있는 한 쌍은 작고 잎 가장자리에는 얕은 톱니가 있다. 꽃은 원추꽃차례로 5~6월에 연한 백록색으로 잎과 함께 피거나 잎보다 조금 늦게 핀다. 열매는 시과(翅果)로 긴 거꿀 피침형이고 9~10월에 익는다.

| **성분** | 수피에는 애스쿨린, 애스쿨레틴 등이 함유되어 있으며, 리그난 화합물과 쿠마린화합물은 c-AMP포스포디에스테라제에 대한 억제 작용이 있다.

| **사용부위** | 수피를 사용한다.

| **효능과 주치** | 수피는 약용하는데 생약명은 진피(秦皮)라고 하며 맛이 쓰고 약성은 차며 청열, 천식, 기침, 가래, 명목, 항균, 세균성 이질, 장염, 백대하, 만성 기관지염, 목적종통(目赤腫痛), 눈물 분비과다증 등을 치료한다. 최근에 물푸레나무의 추출물에서 피부 미백작용이 있다는 것이 밝혀졌다.

| **용법** | 수피는 1일량 20~30g에 물 900mL을 붓고 반량으로 달여 2~3회 매 식후 복용한다. 외용으로는 달인 액으로 환부를 씻어준다.

| **사용상 주의사항** | 대극과 산수유는 함께 사용할 수 없다.

물푸레나무_약재

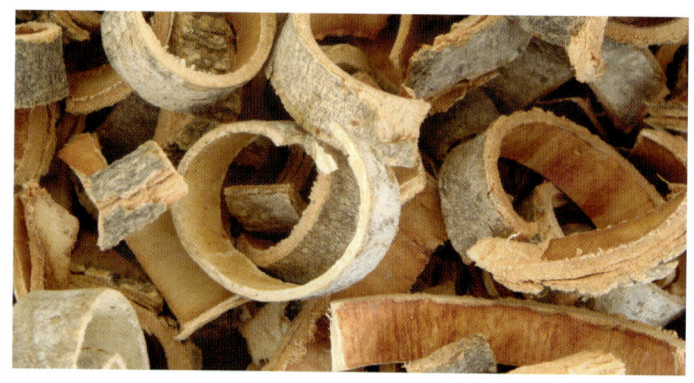

박새 여로藜蘆(생약규격집)

- **학명** : *Veratrum oxysepalum* Turcz.
- **과명** : 백합과
- **이명** : 묏박새, 넓은잎박새, 꽃박새
- **개화기** : 6~7월
- **채취시기** : 이른 봄에 채취

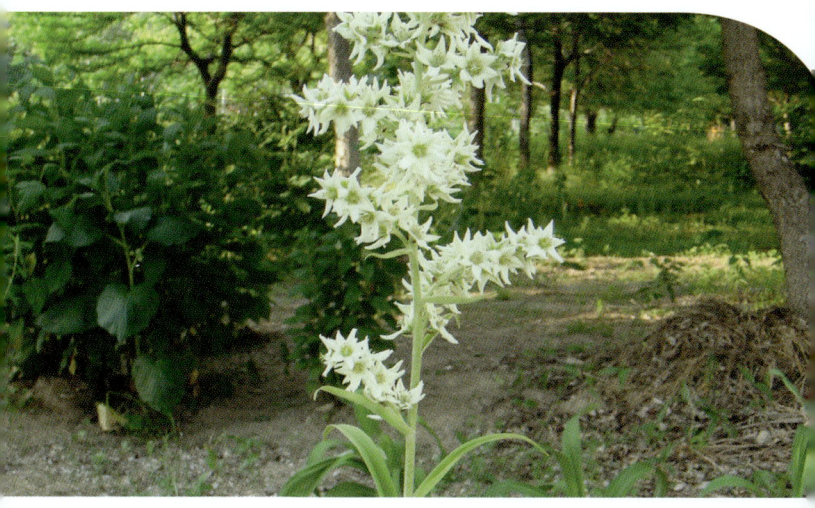

| 생육특성 | 박새는 우리나라 각처의 깊은 산지에서 자라는 다년생 초본이다. 반그늘이고 습기가 많은 곳에서 주로 자란다. 키는 1.5m가량이며, 잎은 타원형으로 가장자리에 털이 많이 나 있고, 길이는 20cm가량 혹은 12cm가량이다. 잎맥이 많으며 주름

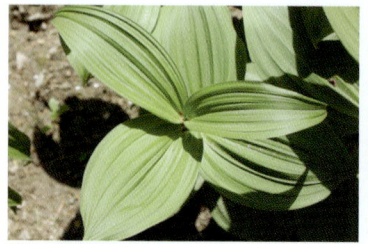
박새_잎 생김새

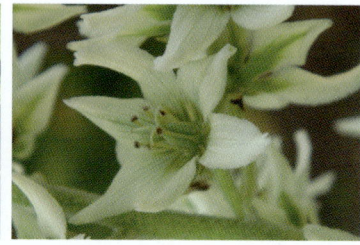
박새_꽃

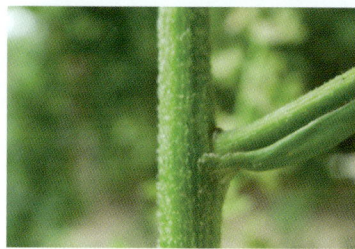
박새_줄기

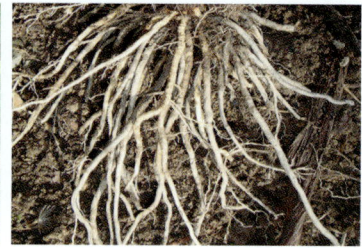
박새_뿌리 채취품

이 져 있고, 뒷면에 짧은 털이 있다. 6~7월에 피는 꽃은 안쪽은 연한 황백색, 뒤쪽은 황록색으로 지름이 2.5cm가량이다. 열매는 9~10월경에 달리고 타원형이며 길이는 2cm 정도이고 윗부분이 3개로 갈라진다. 『생약규격집』에는 여로의 기원식물로 '참여로(*Veratrum nigrum* var. *ussuriense* Lose. f.) 또는 기타 동속식물'로 수재되어 있다.

| 성분 | 뿌리에 저빈, 슈도저빈, 루비저빈, 콜히친, 저메린, 베라트로일지가데닌 등의 알칼로이드와 β-시토스테롤을 함유한다.

| 사용부위 | 뿌리와 뿌리줄기를 사용한다.

| 효능과 주치 | 풍담(風痰: 풍증을 일으키는 담병 또는 풍으로 생기는 담병)을 토하게 하고, 충독(蟲毒: 벌레에 의한 독)을 제거하는 효능이 있어서 가래가 목에 낀 듯하고 목구멍이 붓고 아픈 인후염, 간질, 오래된 학질, 황달, 피부질환을 치료하며 작물보호제(살충제)의 원료로도 이용된다.

| 용법 | 하루 0.3~0.6g을 환 또는 가루로 하여 복용한다. 피부질환에는 가루로 빻은 것을 기름에 개어 환부에 바른다. 민간에서는 진통제로 이가 아픈 데 박새 뿌리를 넣어 사용하는 경우가 있으나 독성이 있어 위험하다.

| 사용상 주의사항 | 독성이 있으므로 신중하게 사용해야 한다.

박새_약재

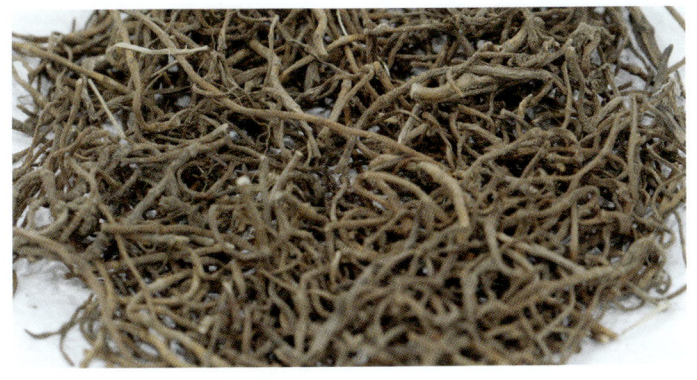

박하 박하薄荷(대한약전)

- **학명** : *Mentha piperascens* (Malinv.) Holmes
- **이명** : 털박하, 재배종박하, 소박하(蘇薄荷)
- **과명** : 꿀풀과
- **개화기** : 7~9월
- **채취시기** : 여름과 가을에 잎이 무성하고 꽃이 세 둘레 정도 피었을 때 채취

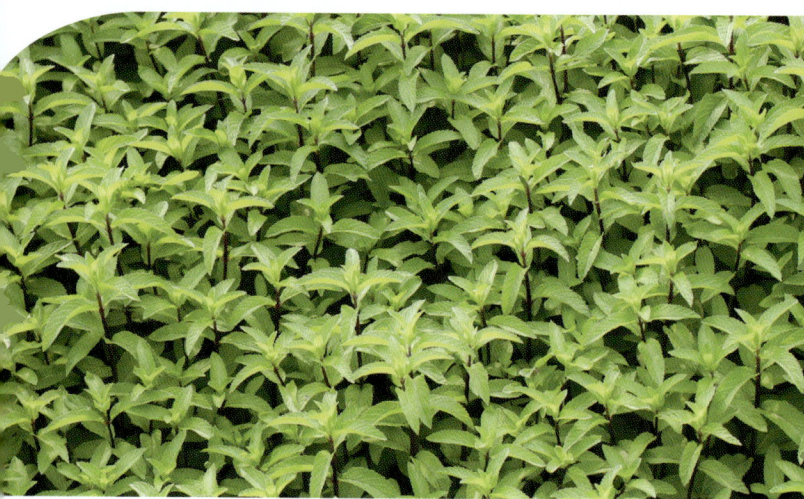

| 생육특성 | 박하는 다년생 초본으로 전국 각지의 습지나 냇가에 자라며, 재배도 한다. 높이는 50cm 정도로 자라며, 줄기는 곧게 서고 가지가 갈라진다. 줄기의 표면은 자갈색 또는 담녹색으로, 네모지고 무성한 털이 있으며 마디 사이의 길이는 2~5cm이다.

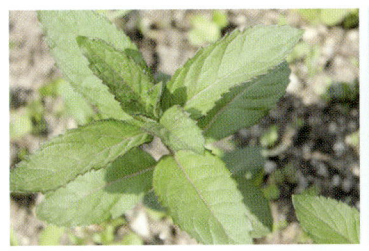
박하_잎 생김새

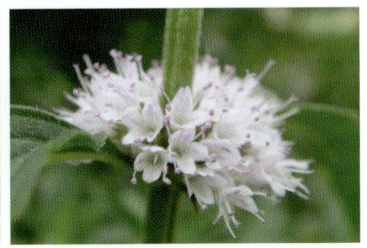
박하_꽃

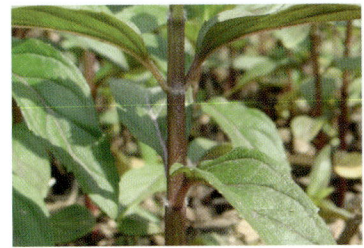
박하_줄기

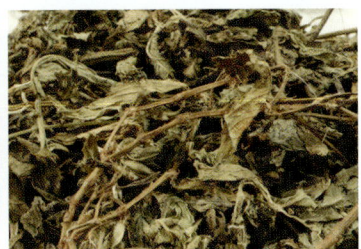
박하_채취품

단면은 흰색으로 속은 비어 있다. 잎은 마주나고 짧은 잎자루가 있으며 쭈그러져 말려 있다. 긴 타원형의 잎은 끝이 뾰족하고 가장자리에 톱니가 있으며 줄기에 마주나는데 길이 2~7cm, 너비 1~3cm이다. 잎은 양면에 유점과 털이 있으며 가장자리에 톱니가 있다. 꽃은 7~9월에 연보라색으로 피는데 윗부분과 가지의 잎겨드랑이에 모여 달려서 층을 이룬다. 뿌리는 땅속줄기를 뻗어 번식한다.

| 성분 | 잎과 줄기에 정유 성분이 1% 내외로 함유되어 있는데 주성분은 멘톨로서 70~90%에 달한다. 그 외에 멘톤, 캠펜, 리모넨, 이소멘톤, 피페리톤, 풀리겐 등이 함유되어 있다.

| 사용부위 | 지상부 전초를 건조한 것을 사용한다.

| 효능과 주치 | 풍열을 잘 흩어지게 하고, 머리와 눈을 맑게 하며, 투진(透疹: 열꽃이 잘 피어나게 하는 것)하는 효능이 있어서 풍열감기를 치료하고, 두통, 목적(目赤: 눈이 충혈 되는것), 후비(喉痺: 목구멍의 통증), 구창(口瘡: 입안의 종창), 풍진(風疹: 풍사를 받아서 생긴 발진성 전염병의 하나), 마진(痲疹: 어린이의 급성 발진성 전염병의 하나, 홍역), 흉협창민(胸脇脹悶) 등을 다스린다.

| 용법 | 건조한 약재로 하루 1.5~9g를 사용할 수 있는데 보통 전초 10g에 700mL 정도의 물을 부어 200~300mL 정도로 달여 아침저녁으로 2회에 나누어 복용한다. 민간요법으로는 감기, 구내염, 결막염, 위경련 치료 등을 위해 박하를 물에 달여서 먹는다.

| 사용상 주의사항 | 맛이 맵고 발산작용과 소간(疏肝: 간에 울체된 기운을 풀어주는 작용) 작용을 하므로 표허(表虛: 외부를 보존하는 양기가 쇠약하여 나타나는 증후)로 인한 자한(自汗)과 음허혈조(陰虛血燥: 음기가 허하여 혈이 부족한 증상), 간양항성(肝陽亢盛: 간의 양기가 지나치게 충만한 증상) 등의 병증에는 맞지 않다. 유즙 분비가 줄어드는 부작용이 있기 때문에 수유 시 사용하면 안 된다.

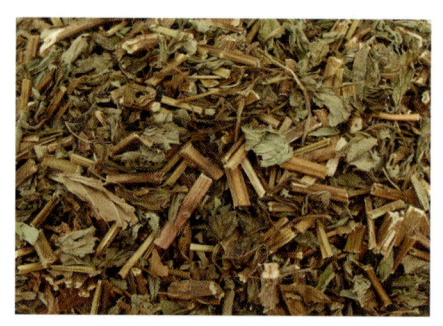

박하_ 약재

반하 반하¥夏(대한약전)

- **학명** : *Pinellia ternate* (Thunb.) Breitenb.
- **과명** : 천남성과
- **이명** : 끼무릇
- **개화기** : 5~7월
- **채취시기** : 가을에 알뿌리(구근)를 채취

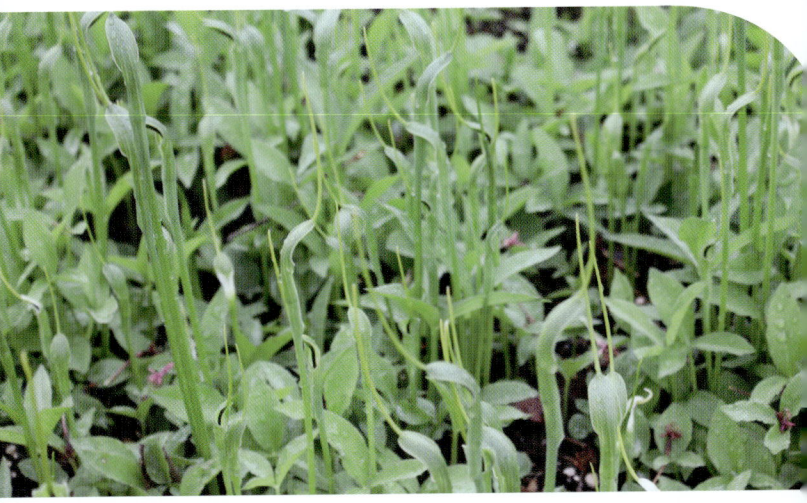

| 생육특성 | 반하는 우리나라 각처의 밭에서 나는 다년생 초본이다. 풀이 많고 물 빠짐이 좋은 반음지 혹은 양지에서 잘 자란다. 키는 20~40cm이고, 잎은 작은 잎이 3개이고 길이는 3~12cm, 폭은 1~5cm이며 가장자리는 밋밋한 긴 타원형이고, 잎몸은 길

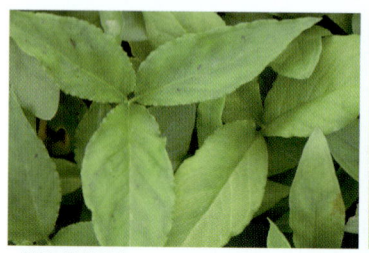
반하_잎 생김새

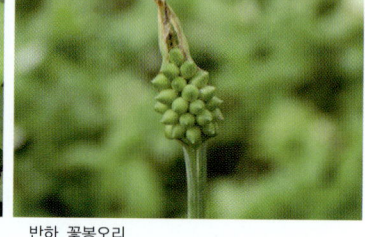
반하_꽃봉오리

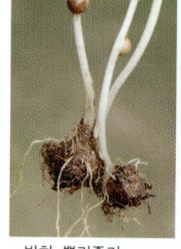
반하_뿌리줄기

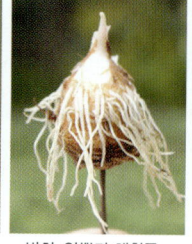
반하_알뿌리 채취품

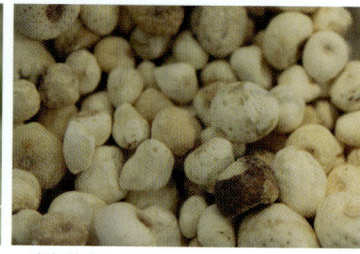
반하_약재

이가 10~20cm이고 밑부분 안쪽에 1개의 눈이 달리며 끝에 달릴 수도 있다. 뿌리는 땅속에 지름 1cm의 구근이 있고 1~2개의 잎이 나온다. 꽃은 5~7월에 피며 녹색이고 길이는 6~7cm이며 통부는 길이가 1.5~2cm이다. 꽃줄기 밑 부분에 암꽃이 달리고 윗부분에는 1cm 정도의 수꽃이 달리는데 수꽃은 대가 없는 꽃밥만으로 이루어져 있고 연한 황백색이다. 열매는 8~10월경에 맺는데 색깔은 녹색이고 크기는 작다. 덩이줄기는 약용으로 사용한다.

| **성분** | 정유, 소량의 지방, 전분, 점액질, 아스파라긴산, 글루타

민, 캠페스테롤, 콜린, 니코틴, 다우코스테롤, 피넬리아, 렉틴, 베타시토스테롤 등이 함유되어 있다.

| **사용부위** | 구근을 사용한다.

| **효능과 주치** | 토하는 것을 가라앉히고 기침을 멎게 하며 담을 없애는 효능이 있다. 또한 습사(濕邪: 습이 병을 일으키는 나쁜 기가 됨)를 다스리는 조습(燥濕), 결린 것을 낫게 하고 맺힌 것은 흩어지게 하는 소비산결(消痺散結), 종기를 삭이는 소종(消腫) 등의 효능이 있어서 오심, 구토, 반위(反胃: 음식물을 소화시켜 아래로 내리지 못하고 위로 올리는 증상으로 위암 등의 병증이 있을 때 나타남), 여러 가지 기침병, 담다불리(痰多不利: 가래가 많고 이를 뱉어내지 못하는 증세), 가슴이 두근거리면서 불안해하는 심계(心悸), 급성위염, 어지럼증(현기증), 구안와사(입과 눈이 한쪽으로 비뚤어진 증상), 반신불수, 간질, 경련, 부스럼이나 종기 등을 다스린다.

| **용법** | 하루 4~10g을 사용하는데, 물 1L 정도를 붓고 반으로 달여서 2~3회에 나누어 복용한다. 보통 처방에 따라서 조제하여 약제로 이용한다.

| **사용상 주의사항** | 독성이 있으므로 반드시 정해진 방법에 따라 포제를 하여야 하는데, 쪼개서 혀끝에 댔을 때 톡 쏘는 마설감(麻舌感)이 없을 때까지 물에 담가 독성을 제거하여 사용한다. 또는 생강 달인 물이나 백반을 녹인 물에 담가 끓인 후 혀끝에 대어 마설감이 없도록 포제한 다음 사용하며, 사용할 때는 전문가의 지도를 받아야 한다.

배초향 곽향藿香(생약규격집)

- **학명**: *Agastache rugosa* (Fisch. & Mey.) Kuntze
- **이명**: 방앳잎, 토곽향(土藿香), 두루자향(兜婁姿香)
- **채취시기**: 6~7월에 꽃을 포함한 지상부 전초를 채취
- **과명**: 꿀풀과
- **개화기**: 7~9월

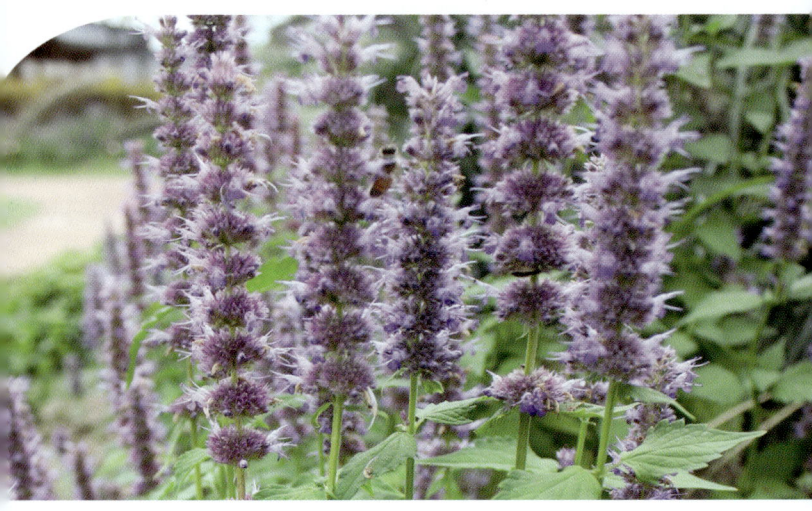

| 생육특성 | 배초향은 전국 각지의 산야에 자라는 다년생 초본이다. 토양에 부엽이 풍부한 양지 혹은 반그늘에서 자란다. 높이는 40~100cm 정도로 자라고 줄기 윗부분에서 가지가 갈라지며 네모져 있다. 줄기 표면은 황록색 또는 회황색으로 잔털이 적

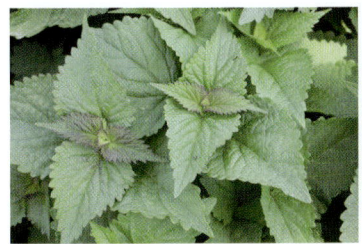
배초향_잎 생김새

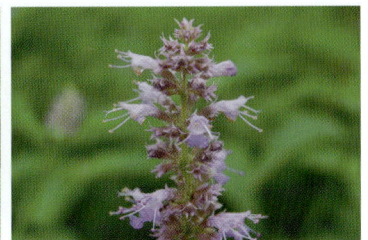
배초향_꽃

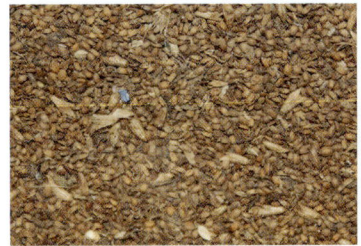
배초향_씨앗

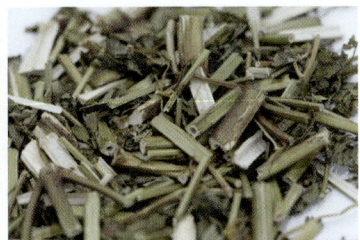
배초향_약재

거나 혹은 없으며, 단면은 속이 비어 있다. 비슷한 이름으로 꿀풀과의 다년생 초본 광곽향[廣藿香, *Pogostemon cablin* (Blanco.) Benth.]이 있으나 식물 기원이 전혀 다르고, 꽃이 매우 드물게 핀다. 광곽향은 원형 또는 사각형에 가까운 원형으로 절단면의 중앙에는 흰색의 부드러운 속심이 있다. 잎은 길이가 5~10cm, 너비는 3~7cm로 끝이 뾰족하고 심장형이다. 꽃은 7~9월에 가지 끝에 원통형 꽃이삭에 자주색 입술 모양의 꽃이 촘촘하게 모여서 달린다. 열매는 10~11월에 달리며 짙은 갈색으로 변한 씨방에 종자가 미세한 형태로 많이 들어 있다.

| **성분** | 지상부 전초에 정유 성분이 함유되어 있는데, 주성분은 메틸카비콜이고, 그 밖에도 아네톨, 아니스알데하이드, d-리모넨, d-피넨, 세스쿠이테르펜, α-피넨, β-피넨, α-리모넨, 옥사논, p-시몰, 리날로올 등이고, 플라보노이드로 아카세틴, 틸리아닌, 리나린, 아가스타코시드가 분리되었다.

| **사용부위** | 꽃을 포함한 지상부 전초를 건조한 것을 사용한다.

| **효능과 주치** | 방향화습(芳香化濕)약으로 건위(健胃), 구풍, 소화, 열내림, 식체, 두통, 구토나 설사 등에 사용한다. 중초를 조화롭게 하며 표사(表邪: 허약해진 체표를 통하여 들어온 열사, 한사, 풍사 등이 몸 안에서 없어지지도 않고, 밖으로 배출되지도 못하면서 체표 아래 머물러 오한을 느끼게 하는 증상)를 흩어지게 하고 더위 먹은 것을 풀어준다.

| **용법** | 말린 것으로 하루에 6~12g을 사용하는데, 보통 말린 약재 10g에 물 700mL 정도를 붓고 200~300mL 정도로 달여 아침저녁으로 2회에 나누어 복용한다. 환 또는 가루를 만들어 복용하기도 한다. 민간요법으로 옴이나 버짐 치료에는 곽향 달인 물에 환부를 30분간 담근다. 또 입안에서 구취가 날 때는 곽향 달인 물로 양치를 하면 좋다. 그 밖에도 복부팽만, 식욕부진, 구토, 설사, 설태가 두텁게 끼는 증상 등에 이용한다.

| **사용상 주의사항** | 진한 향과 따뜻하고 매운 성질 때문에 자칫 음기를 손상하고 기를 소모할 우려가 있기 때문에 혈허(血虛) 또는 무습(無濕)의 경우이거나 음허(陰虛)인 경우에는 피한다.

백선 <small>백선피白鮮皮(대한약전)</small>

- **학명**: *Dictamnus dasycarpus* Turcz.
- **과명**: 운향과
- **이명**: 자래초, 검화, 백전, 백양(白羊), 지양선(地羊鮮)
- **개화기**: 5~6월
- **채취시기**: 봄과 가을에 채취

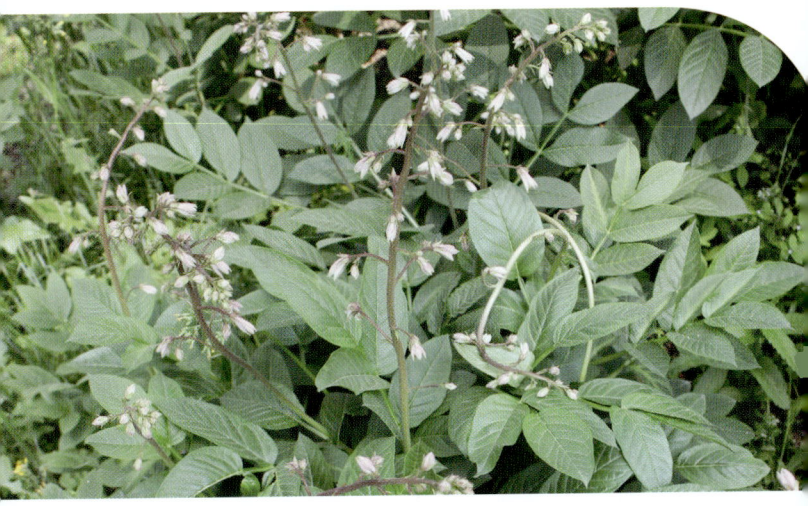

| 생육특성 | 백선은 숙근성 다년생 초본으로 제주도를 제외한 전국의 산기슭에 자란다. 높이는 90cm가량 자라며, 줄기는 크고 곧추서며, 뿌리는 굵다. 잎은 어긋나고 줄기의 중앙부에 모여난다. 꽃은 흰색 또는 엷은 분홍색으로 지름이 2.5cm가량이며 5~6

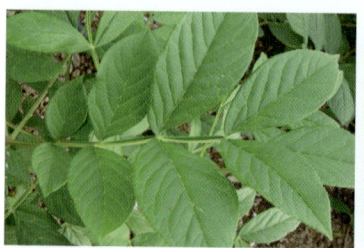
백선_잎 생김새

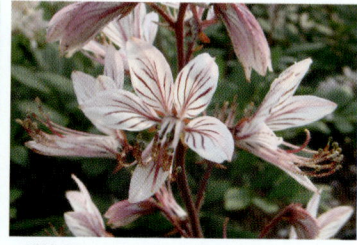
백선_꽃

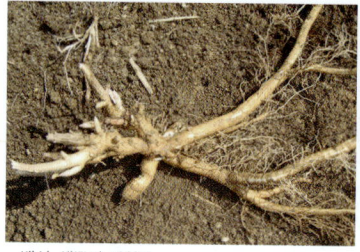
백선_생뿌리 채취품

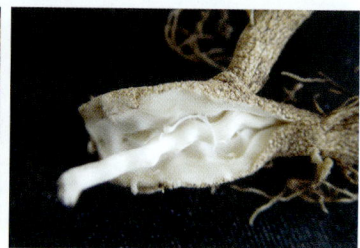
백선_약재

월에 원줄기 끝에 총상화서로 달린다. 뿌리의 심을 빼낸 약재는 안으로 말려 들어간 통 모양으로 길이 5~15cm, 지름 1~2cm, 두께 0.2~0.5cm이다. 바깥 표면은 회백색 또는 담회황색으로 가는 세로 주름과 가는 뿌리의 흔적이 있으며, 돌기된 과립상(顆粒狀)의 작은 점이 있다. 안쪽 표면은 유백색으로 가는 세로 주름이 있다. 질은 부스러지기 쉽고, 절단할 때 분말이 일어나며, 단면은 평탄하지 않고 약간 층을 이룬 조각 모양이다.

| 성분 | 뿌리에 알칼로이드가 있는데 뿌리껍질에 딕탐닌(딕타민), 스킴미아닌(β-파가린), 트리고넬린, 콜린, 딕탐노락톤(리모닌, 오바

쿨락톤), 프락시넬론, 딕탐놀리드, 오바쿠논, 사포닌, 캄페스테롤, 시토스테롤, 정유 등이 함유되어 있다. 잎과 줄기, 열매에는 프소랄렌, 쌴토톡신이 있다.

| 사용부위 | 뿌리껍질을 건조한 것을 사용한다.

| 효능과 주치 | 열을 내리고 습사를 다스리며, 풍사를 제거하고 해독하며, 습열창독을 치료한다. 또한 습진, 풍진 등을 다스린다.

| 용법 | 말린 뿌리껍질로 하루에 6~12g 정도를 사용하는데 보통 말린 약재 10g에 물 700mL 정도를 붓고 200~300mL 정도로 달여 아침저녁으로 2회에 나누어 복용한다. 전초 달임약은 무좀치료에 효과가 있다.

| 사용상 주의사항 | 성미가 쓰고 차면서 아래로 내리는 성질이 있어 하초(下焦: 신장, 방광, 자궁 등 생식과 배설을 담당하는 장부)가 허하고 찬 경우에는 사용을 피한다.

백선_약재(거심 제거)

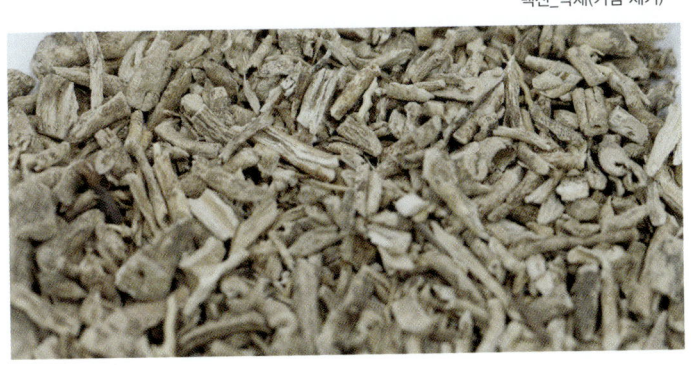

백작약 작약芍藥(대한약전)

- **학명** : *Paeonia japonica* (Makino) Miyabe & Takeda
- **과명** : 작약과
- **이명** : 산작약, 작약, 금작약
- **개화기** : 5~6월
- **채취시기** : 이른 봄 또는 늦가을에 뿌리를 채취

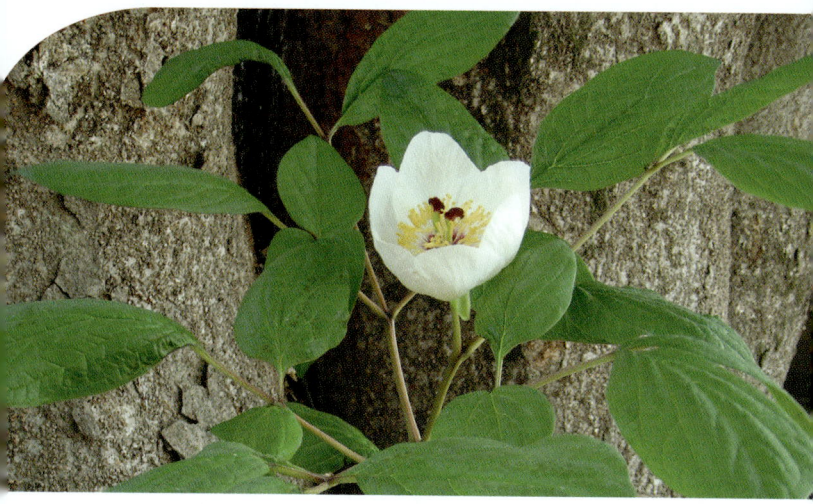

| 생육특성 | 백작약은 숙근성 다년생 초본으로 높이는 40~50cm 정도로 자란다. 뿌리가 방추형으로 굵고 자르면 붉은빛이 돈다. 잎은 3~4개가 어긋나고 잎자루가 긴 편이다. 뿌리나 땅속줄기에서 돋아나온 뿌리 쪽 잎은 1~2회로 날개깃 모양으로 갈라지며

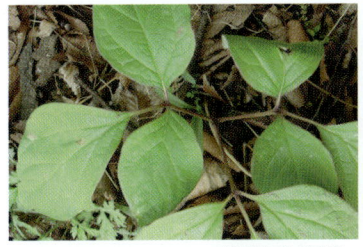
백작약_잎 생김새

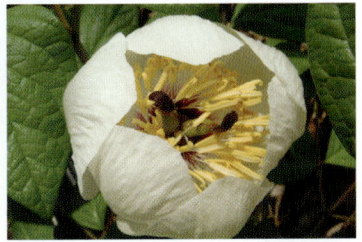
백작약_꽃

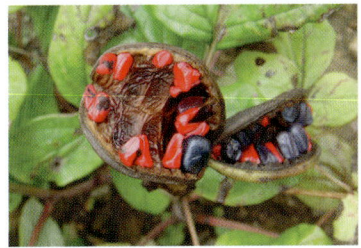
백작약_열매(꼬투리)

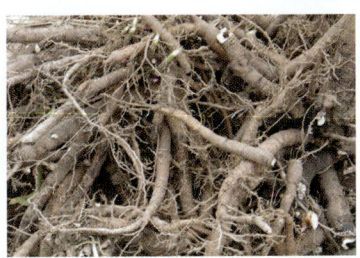
백작약_뿌리 채취품

윗부분의 잎은 3개로 깊게 갈라지기도 한다. 백작약 꽃은 6월에 흰색으로 피며 원줄기 끝에 큰 꽃이 1개씩 달린다. 꽃잎은 5~7개로서 거꿀 달걀 모양이고 길이는 2~3cm이다. 백작약은 양지 쪽 토심이 깊고 배수가 잘되는 곳에 잘 자란다. 꽃이 아름다워 관화식물로 이용되며 약용으로 재배되기도 한다. 숲 속 나무 그늘, 부식질이 많은 사질양토에서 잘 자란다.

백작약의 이명이 산작약이기 때문에 보통 두 식물을 혼동하는 경우가 있다. 백작약과 산작약(*Paeonia obovata* Maxim.)은 둘 다 한국 특산식물이라는 공통점이 있으며, 생김새와 특징도 거의 비슷하고 생약명도 '작약'으로 동일하다. 다만, 백작약은 꽃이 흰색이고 산작약(이명: 민산작약)은 꽃이 붉은색이라는 차이점이 있다. 또한 붉은색이나 흰색으로 꽃이 피는 작약(*Paeonia lactiflora* Pall.)은 이명인 '적작약'으로 더 많이 불리는데 식약처 생약정보시스템에는 민간생약으로 수재하고 있으며 현재 농가에서 재배하는 작약은 대부분 이 식물을 기원으로 한다. 작약, 백작약, 산작약의 뿌리는 모두 생약명이 '작약'이며 한방에서 비슷한 효능을 발휘한다. 뿌리를 약재로 가공하는 방법에 따라서 백작약과 적작약으로 구분하여 유통되고 있다.

| 성분 | 파에오니플로린, 파에오닌, 파에오놀, 안식향산, 아스파라긴산, 정유, 타닌 등이 있다.

| 사용부위 | 뿌리, 꽃, 종실을 사용한다.

| 효능과 주치 | 백작약은 중추신경 억제작용이 있어서 진정과 진통에 효과가 있다. 두통이나 복통의 치료약재로 사용된다. 위장과 평활근의 억제작용과 위산분비 억제작용을 하여 위통이나 위경련에도 효과가 있으며, 원기회복이나 피로회복에도 좋다. 이 밖에 월경불순이나 조혈, 해열 등에도 효과가 있다. 최근의 임상보고에 의하면 습관성 변비, 위궤양과 십이지장궤양에 유효하였고, 넓적다리뼈 아래 끝 장딴지 근육이 수축하거나 떨리는 비장근 경련을 완화시키는 것으로 밝혀졌다.

| 용법 | ① 일반적인 복용법: 말린 백작약 뿌리 20g에 600mL의 물을 붓고 반으로 될 때까지 약한 불로 달여서 아침저녁 식후에 1컵씩(150mL) 복용한다. 가루로 만들어서 복용해도 된다. 복통,

위통, 두통, 월경불순, 허약체질, 조혈, 해열 등에도 효과가 있다.

② 두통과 복통: 말린 백작약 뿌리 30g에 물 900mL를 붓고 달여서 하루에 3회, 한 번에 1컵(150mL)씩 공복에 마신다. 감초 10g과 물 100mL를 더 넣으면 복통에 아주 좋은 효과를 나타낸다.

③ 위경련, 신경통: 물 600mL에 말린 백작약 뿌리를 감초나 당귀와 함께 각 20g씩 넣고 반으로 될 때까지 약한 불로 달여서 아침저녁 식후에 1컵(150mL)씩 복용하거나 가루로 내어 물과 함께 복용한다.

④ 환약 만들기: 백작약, 숙지황, 황기, 당귀, 육계, 감초, 건강 각각 70g을 꿀과 함께 혼합하여 전량 1kg이 될 정도로 쌍화환을 만들어 한 번에 10g씩 매 식후 하루 3번 먹는다. 이는 보혈강장의 효능이 있어 원기회복이나 피로회복에 효과적이다.

백작약_약재

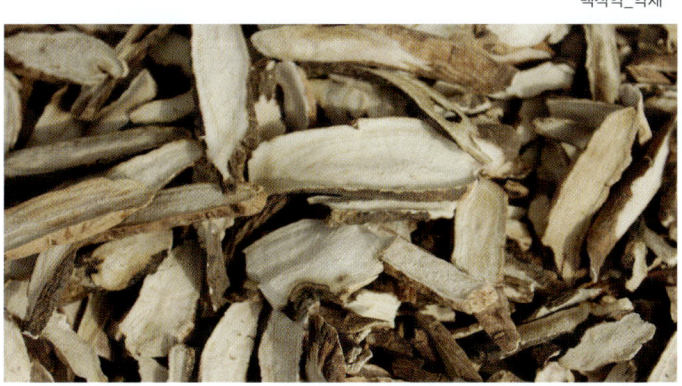

벌개미취 ^(민간약초)

- **학명** : *Aster koraiensis* Nakai
- **과명** : 국화과
- **이명** : 고려쑥부쟁이
- **개화기** : 6~10월
- **채취시기** : 이른 봄에 새순을 채취

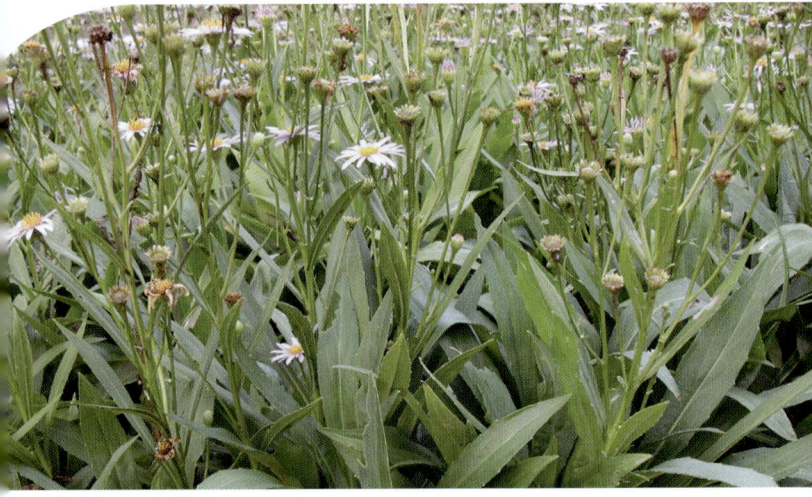

| 생육특성 | 벌개미취는 경기도 이남의 산이나 들에서 자라는 다년생 초본이다. 햇볕이 잘 들고 물기가 많은 곳에서 자라며, 키는 50~60cm이다. 피침형 잎이 어긋나며 앞으로 길게 나 있고 끝은 뾰족하다. 잎 길이는 12~19cm, 폭은 1.5~3cm가량이며 잎 가장

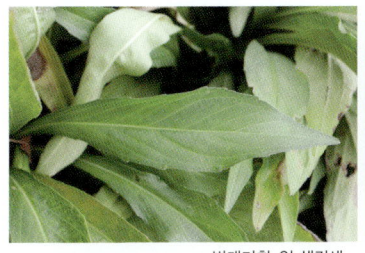
벌개미취_잎 생김새

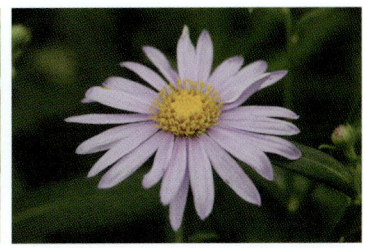
벌개미취_꽃

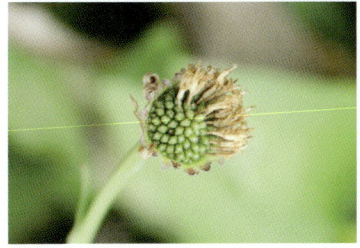
벌개미취_열매

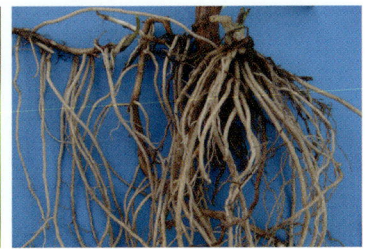
벌개미취_뿌리 채취품

자리에 작은 톱니가 있고 위쪽으로 올라가면서 잎이 작아진다. 6~10월에 피는 꽃은 연한 자주색과 연한 보라색으로 줄기나 가지 끝에 1개씩 달린다. 열매는 11월에 꽃이 시든 잎을 붙이고 결실되며 길이는 0.4cm, 폭은 0.1cm 정도로 타원형이고 털이 없다.

| 성분 | 쉬노논, 에피프리에델리놀, 프리에델린, 에스테르사포닌, 케르세틴, 라크노필롤, 라크노필롤아세테이트, 아테톨, 정유를 함유한다.

| 사용부위 | 새순, 전초를 사용한다.

| 효능과 주치 | 열을 내리는 해열 및 기침을 멎게 하는 진해, 이뇨의 효능이 있어서 기침을 멈추게 하고 해수를 다스리며, 이뇨와 보익하는 데 이용한다.

| 용법 | 하루 5~10g을 사용하는데 물 1L 정도를 붓고 달여서 2~3회에 나누어 복용한다.

| 사용상 주의사항 | 사용상 특별한 주의사항은 없다.

벌개미취_약재

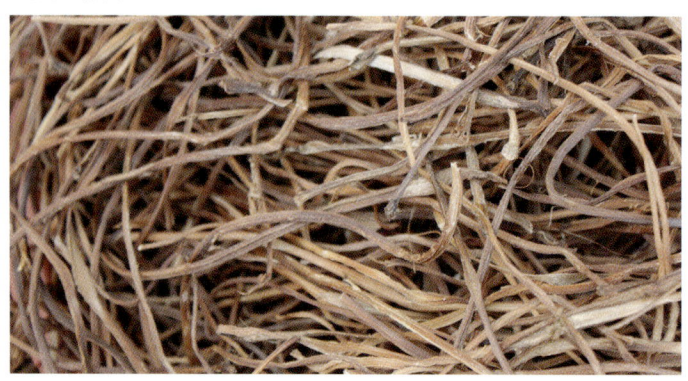

범부채 사간射干(생약규격집)

- **학명**: *Belamcanda chinensis* (L.) DC.
- **과명**: 붓꽃과
- **이명**: 사간
- **개화기**: 7~8월
- **채취시기**: 봄과 가을에 뿌리를 포함한 전초를 채취

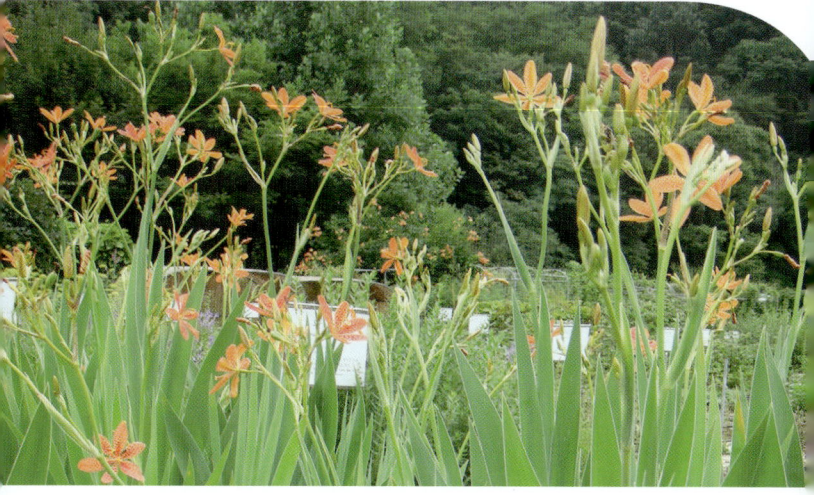

| 생육특성 | 범부채는 중부지방 이남의 섬과 해안을 중심으로 자라는 다년생 초본이다. 물 빠짐이 좋은 양지 혹은 반그늘의 풀숲에서 자란다. 키는 50~100cm이고, 잎은 녹색 바탕에 약간 분백색이 있으며 길이는 30~50cm, 폭은 2~4cm로 끝이 뾰족하고 부

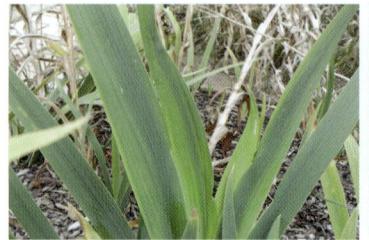
범부채_잎 생김새

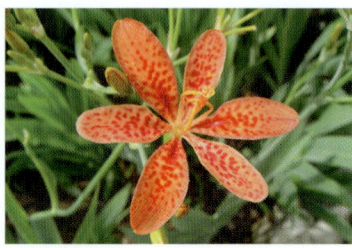
범부채_꽃

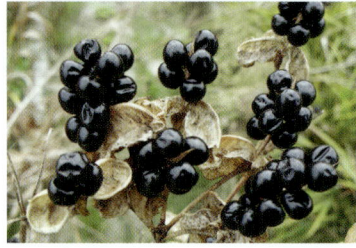
범부채_종자 결실

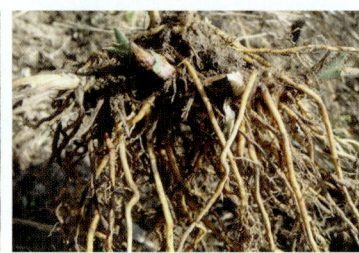
범부채_생뿌리 채취품

챗살 모양으로 퍼진다. 꽃은 7~8월에 피며 황적색 바탕에 반점이 있고 원줄기 끝과 가지 끝이 1~2회 갈라져 한군데에 몇 개의 꽃이 달린다. 열매는 9~10월경에 달리는데 타원형이고 길이는 3cm 정도이다. 종자는 포도송이처럼 달리고 검은 윤기가 난다.

| 성분 | 근경에는 이소플라보노이드 배당체인 벨람칸딘, 이리딘, 텍토리딘 등이 있다. 꽃과 잎에는 만기페린, 아포시닌, 벨람칸달, 디아세틸벨람칸달, 디메틸텍토리게닌, 이리게닌, 이리스플로렌틴, 이리스토코리게닌 A~B, 이소이리도게르마날, 메틸이리솔리돈, 셰가논 등을 함유한다.

| 사용부위 | 뿌리를 사용한다.

| 효능과 주치 | 담을 제거하는 거담, 기침을 멎게 하는 진해, 염증을 제거하는 소염, 화기를 내리게 하는 강화 등의 효능이 있어서 해수, 인후종통, 편도선염, 결핵성 림프샘염 등을 치료하는 데 이용한다.

| 용법 | 하루 3~6g을 사용하는데, 물 1L 정도를 붓고 달여서 2~3회에 나누어 복용한다. 외용할 때는 가루를 내어 목 안에 흡입시키거나 고루 바른다.

| 사용상 주의사항 | 열을 내리고 독성을 풀어주는 작용이 강하므로 실열(實熱)이 없거나 비기능이 허한 변당(便糖: 변당설사의 줄임말. 대변이 묽고 횟수가 많은 증상)의 경우, 임신부는 사용해서는 안 된다.

범부채_약재

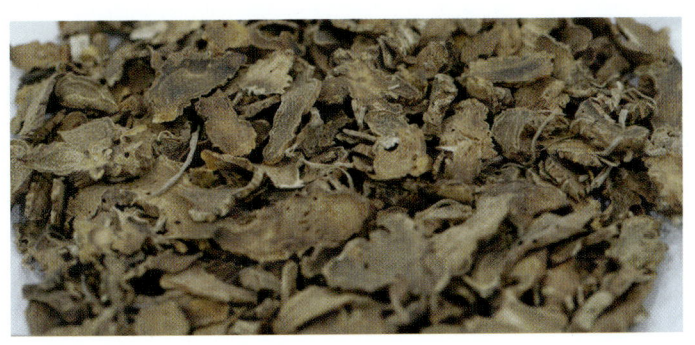

복분자딸기 _{복분자覆盆子(대한약전)}

- **학명** : *Rubus coreanus* Miq. ● **과명** : 장미과
- **이명** : 곰딸, 곰의딸, 복분자딸, 복분자, 교맥포자(蕎麥抛子), 조선현구자(朝鮮懸鉤子), 호수묘(胡須苗), 삽전포(揷田泡) ● **개화기** : 5~6월
- **채취시기** : 열매는 7~8월(열매가 익기 전), 뿌리는 연중 수시, 줄기와 잎은 봄~가을 채취

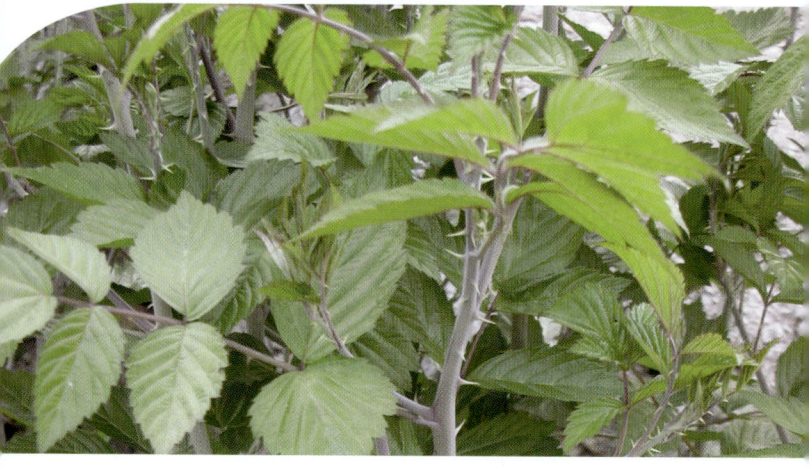

| 생육특성 | 복분자딸기는 남부와 중부지방의 산기슭과 계곡의 양지에 자생 또는 재배하는 낙엽활엽관목으로 높이 3m 전후로 자란다. 줄기는 곧게 서지만 덩굴처럼 휘어져 땅에 닿으면 뿌리를 내리며 적갈색에 백분(白粉)으로 덮여 있고 갈고리 모양의 가

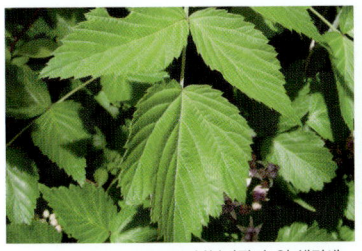
복분자딸기_잎 생김새

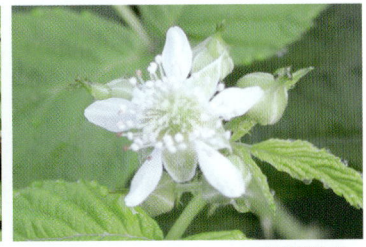
복분자딸기_꽃

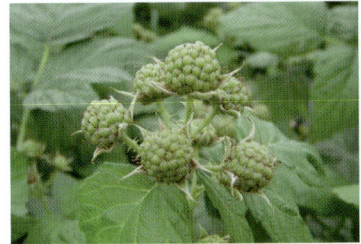
복분자딸기_덜 익은 열매

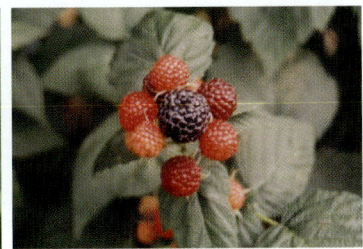
복분자딸기_열매

시가 있다. 잎은 기수 우상복엽이 어긋나고 잎자루가 있으며 작은 잎은 3~7개인데 5개가 많다. 가지 끝 쪽에서 붙어 있는 작은 잎이 비교적 크고 난형으로 잎 끝은 날카로우며 가장자리에는 크고 날카로운 톱니가 불규칙하게 나 있다. 꽃은 산방꽃차례가 가지 끝 쪽이나 잎겨드랑이에 달려 5~6월에 담홍색의 꽃이 피고 열매는 취합과로 작은 난형인데 7~8월에 적색으로 익지만 나중에 흑색이 된다.

| **성분** | 열매에는 필수아미노산과 비타민 B_2, 비타민 E, 주석산, 구연산, 트리테르페노이드 글리코시드, 카본산 및 소량의 비타

민 C, 당류가 함유되어 있다. 뿌리 및 줄기와 잎에는 플라보노이드 배당체가 함유되어 있다.

| 사용부위 | 열매, 뿌리, 줄기와 잎을 사용한다.

| 효능과 주치 | 미성숙 열매는 약용하는데 생약명을 복분자(覆盆子)라 하며 맛은 달고 시며 약성은 평범하여 독성이 없으므로 보간(補肝), 보신(補腎), 정력감퇴, 명목(明目), 양위, 유정 등을 치료한다. 뿌리는 생약명을 복분자근(覆盆子根)이라 하여 지혈, 활혈, 토혈, 월경불순, 타박상 등을 치료한다.

줄기와 잎은 생약명을 복분자경엽(覆盆子莖葉)이라고 하여 명목, 지누(止淚), 다누(多淚), 습기수렴(濕氣收斂), 치통, 염창(臁瘡: 소퇴부에 발생하는 궤양) 등을 치료한다. 복분자 추출물은 골다공증, 기억력 개선, 비뇨기 기능 개선, 우울증, 치매 등의 예방 및 치료 효과도 인정되고 있다.

| 용법 | 열매 1일량 30~50g에 물 900mL을 붓고 반량으로 달여 2~3회 매 식후 복용한다. 또 열매로 술을 담그거나 산제(散劑), 환제(丸劑), 고제(膏劑)로 하여 사용한다. 뿌리는 1일량 20~30g에 물 900mL을 붓고 반량으로 달여 2~3회 매 식후 복용한다. 또 술에 담가 복용한다. 외용으로는 뿌리를 짓찧어서 붙인다. 줄기와 잎은 짓찧어서 즙을 내어 살균 후 점안하거나 달인 액을 점안한다. 또는 분말로 만들어 환부에 살포한다.

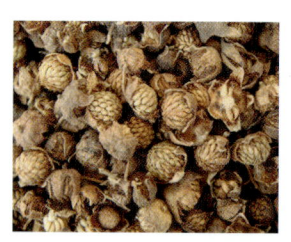

복분자딸기_약재

부들 포황蒲黃(생약규격집)

- **학명** : *Typha orientalis* C. Presl
- **과명** : 부들과
- **이명** : 향포(香蒲), 포화(蒲花), 감통(甘痛)
- **개화기** : 6~7월
- **채취시기** : 꽃이 피어날 때 윗부분의 수꽃 이삭을 따서 꽃가루를 채취하고, 전초는 수시로 채취

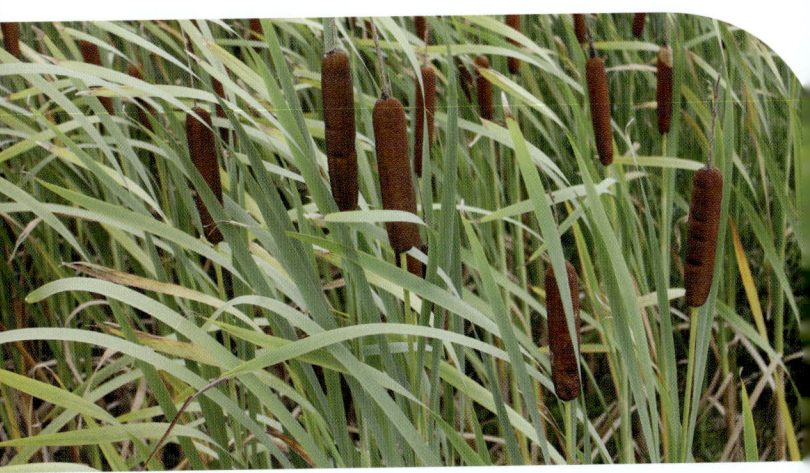

| 생육특성 | 부들은 다년생 초본으로 우리나라 중부와 남부지방에 분포하고 있다. 꽃은 암수한그루이고 6~7월에 핀다. 원주 모양의 이삭 꽃차례를 이루며 윗부분에 수꽃, 아랫부분에 암꽃이 달린다. 꽃은 작고 다수이며 포는 없거나 일찍 떨어진다. 암꽃에

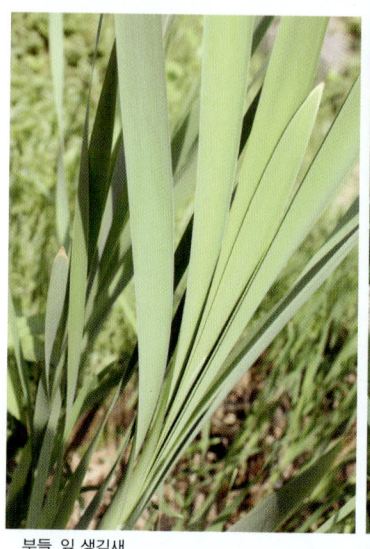
부들_잎 생김새

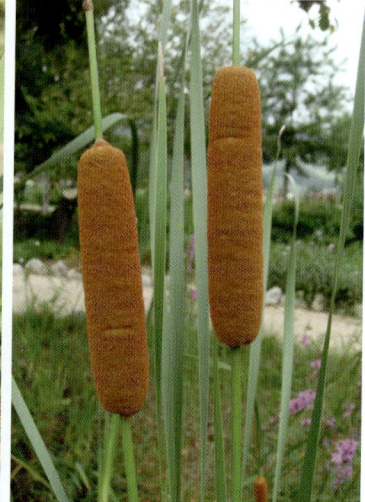
부들_꽃

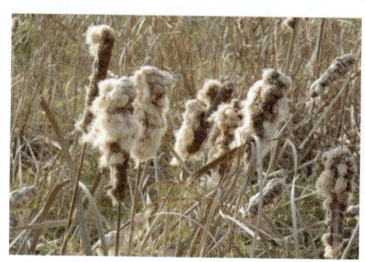
부들_종자 결실

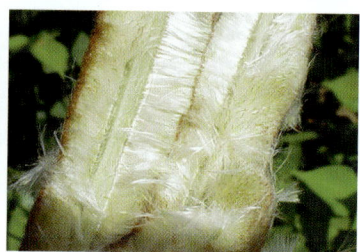
부들_열매 절단면

긴 꽃자루가 있고 수꽃은 수술만 2~3개이다. 개화기에 수시로 채취하여 말리는데 꽃가루는 황색의 분말이다. 가벼워 물에 넣으면 수면에 뜨는데, 손으로 비비면 매끄러운 느낌이 있으며 손가락에 잘 달라붙는다. 현미경으로 보면 4개의 꽃가루 입자[花粉粒]가 정사각형이나 사다리꼴로 결합되어 있고 지름 35~40μm 정도이다. 애기부들(*T. angustifolia* L.) 및 동속근연식물의 꽃가루도 같은 약재로 사용한다.

| 성분 | 꽃가루에 이소람네틴, β-시토스테롤, α-티파스테롤, 팔미트산, 스테아르산, 정유 등이 함유되어 있다.

| 사용부위 | 꽃가루를 채취하여 건조한 것을 사용한다.

| 효능과 주치 | 출혈을 멈추게 하고, 혈을 잘 통하게 하며 어혈을 제거한다. 토혈(吐血)과 육혈(衄血: 코피), 각혈, 붕루(崩漏), 외상출혈 등을 치료하고, 여성들의 폐경이나 월경이 잘 나가지 않을 때, 위를 찌르는 듯한 복통 등을 치료하는 데 이용한다. 짓찧어서 외부 환처에 바르기도 한다.

| 용법 | 꽃가루 또는 전초를 말린 것으로 하루에 6~12g 정도 사용하는데, 10g에 물 700mL 정도를 부어 끓기 시작하면 불을 약하게 줄여서 200~300mL 정도로 달여 아침저녁으로 2회에 나누어 복용한다.

| 사용상 주의사항 | 자궁의 수축작용이 있으므로 임신부는 사용에 신중을 기한다.

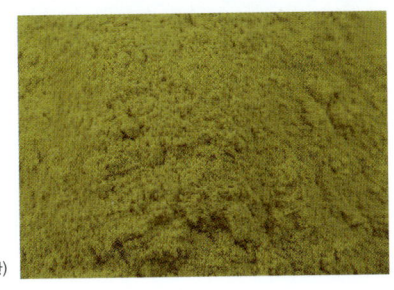

부들_약재(포황)

부처손 _{권백 卷柏(생약규격집)}

- **학명**: *Selaginella involvens* (Sw.) Spring　● **과명**: 부처손과
- **이명**: 두턴부처손, 만년초, 불수초, 장생초, 바위손, 지지백, 풀푸시
- **개화기**: 포자번식 함　● **채취시기**: 봄가을에 전초를 채취

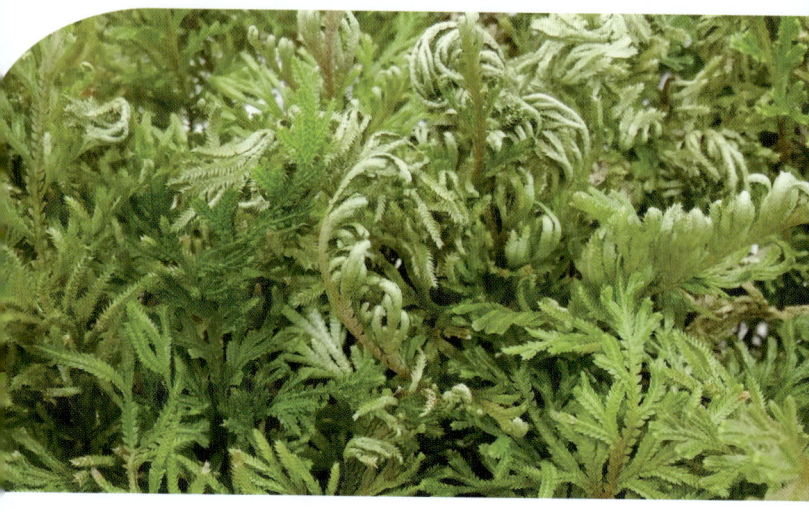

| 생육특성 |　부처손은 여러해살이풀로 담근체(擔根體: 땅속줄기나 뿌리가 달리는 가지)와 뿌리가 엉켜 줄기처럼 만들어진 끝에서 높이 15~40cm 정도로 자란다. 원줄기의 잎은 드문드문 달리며 밑에서는 서로 비슷하지만 위에서는 2가지의 형태로 된다. 일년생

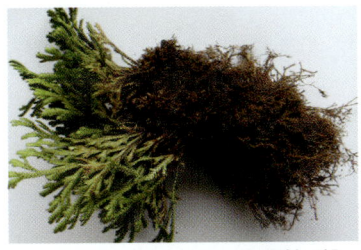
부처손_전초

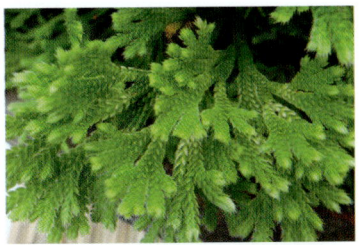
부처손_잎 생김새

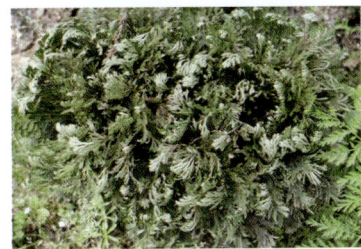
부처손_지상부

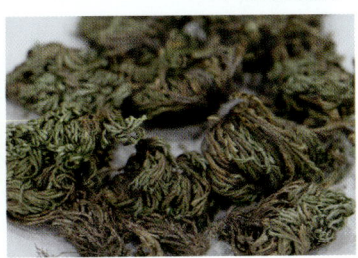
부처손_약재

가지는 잎이 밀생하고, 잎은 앞면이 녹색이고 뒷면은 백록색을 띤다. 잎은 4줄로 배열되어 있는데, 끝이 실처럼 길며 그 가장자리에는 작은 톱니가 있다. 포자낭 이삭은 잔가지 끝에 1개씩 달리며, 포자는 큰 것과 작은 것, 2종류가 있다. 건조할 때는 가지가 수축되어 공처럼 되었다가 습기가 있으면 다시 활짝 펴진다.

| 성분 | 아멘토플라본, 아피게닌, 히노끼플라본, 이소크립토메린, 타닌, 트리할로스가 함유되어 있다.

| 사용부위 | 전초(잎, 줄기, 뿌리, 담근체)를 사용한다.

| 효능과 주치 | 부처손은 각종 암에 효과가 크며, 암으로 인한 출

혈을 방지하거나 치료하는 데에도 사용된다. 또한 지혈에 탁월한 효능이 있으며, 특히 방사선 요법에 민감한 환자에게는 부작용을 막아주기도 한다. 이 밖에도 간질병, 음부가 가려울 때, 식욕부진 등에도 쓰인다. 식물체가 독특해 관상용으로 가꾸기도 한다.

| 용법 | ① 일반적인 복용법 : 물 900mL에 말린 부처손 전초 30g을 넣고 450mL로 될 때까지 달여서 매 식후 1컵(150mL)씩 복용하면 혈뇨, 혈변, 토혈 치료에도 효과가 있다.

② 각종 암 : 물 1.8L에 말린 부처손 전초 50~100g을 넣고 반으로 될 때까지 달여서 매 식후 1컵(150mL)씩 복용한다. 암으로 인한 출혈에도 효과가 있다.

③ 음부가 가려울 때 : 말린 부처손 달인 물로 하루 3회씩 5일 정도 목욕을 하거나 음부를 씻으면 효과가 있다.

④ 자궁출혈 : 부처손 전초 20g과 쑥 20g을 약간 검은빛으로 볶은 다음, 물 500mL에 넣어 300mL 정도로 달이고 그 물에 아교 20g을 타서 하루 2회 1컵(150mL)씩 아침저녁에 마신다.

⑤ 간질병 : 말린 부처손 30g과 세신 10g, 물푸레나무 껍질 10g, 말린 영란(은방울꽃) 10g을 물 900mL에 넣고 반으로 될 때까지 약한 불에 달인 액을 매 식후 1컵(150mL)씩 복용한다.

⑥ 식욕부진 : 말린 부처손 가루 10g과 마타리 뿌리 가루 10g을 매 식후 물과 함께 복용한다. 소화불량과 황달 치료에도 효과가 있다.

불로초 영지靈芝(생약규격집)

- **학명** : *Ganoderma lucidum* (Curtis) P. Karst.
- **과명** : 불로초과
- **이명** : 불로초, 만연버섯, 영지초, 지초
- **채취시기** : 가을에 채취하여 햇볕에 건조

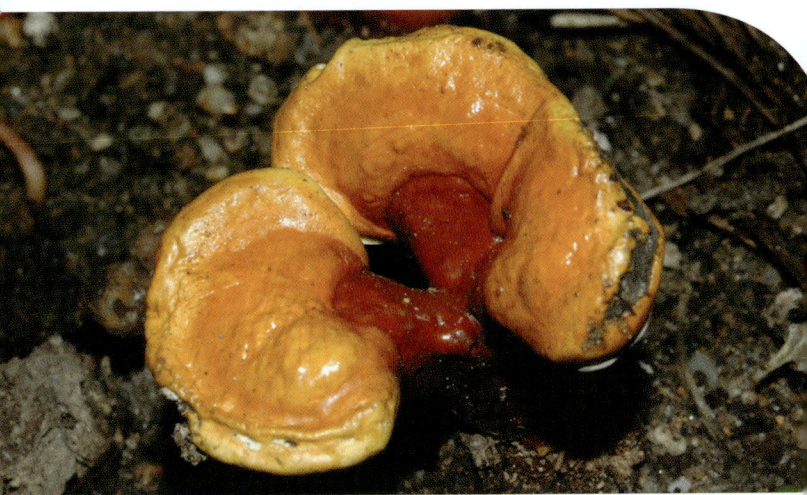

| 생육특성 | 불로초라는 식물명으로 불리는 영지는 활엽수의 고사목과 그루터기에 자라는데 우리나라와 일본, 중국 등 북반구 온대 이북에 분포한다. 『신농본초경』에 따르면 영지버섯 종류는 자지, 적지, 청지, 황지, 백지, 흑지 등 6종이 있다고 기록되어 있

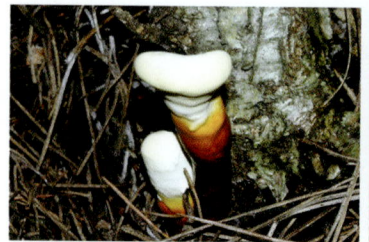
불로초_자실체

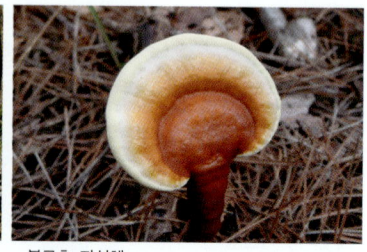
불로초_자실체

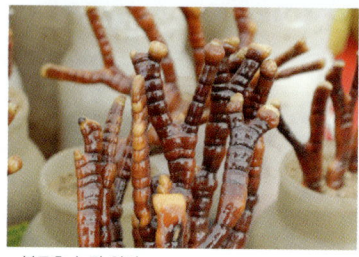
불로초_녹각 영지

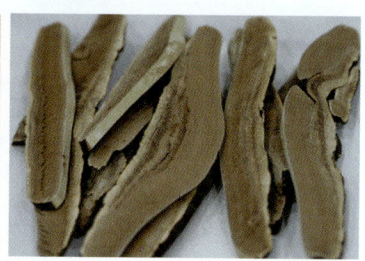
불로초_약재 영지

으나 현대에는 자지와 적지, 이 두 종류가 많다. 영지는 버섯 대와 갓 즉 버섯 자실체의 표면에 광택이 있는 1년생 버섯으로, 윤문이 있는 원형이나 때에 따라 타원형도 있다. 앞면은 처음엔 황백색을 띠지만 성장하면서 먼저 자란 부분부터 적갈색 내지 자갈색으로 변한다. 뒷면은 황백색을 띠고 관공이 무수히 나 있다. 버섯 대는 갓의 표면과 같은 색으로 약간 굴곡이 생긴다. 큰 것은 갓의 주름이 30cm, 길이가 20cm를 넘는 것도 있다. 채취는 가을에 한다. 영지는 다른 식용버섯과 달리 죽은 후에도 썩지 않고 광택이 유지되는 것이 특징이다. 영지는 도토리가 열리는 상수리나무, 졸참나무, 떡갈나무, 굴참나무, 신갈나무, 갈참나무의 썩은 그루터기에 잘 자라며 살구나무, 복숭아나무와 같은 유실수 등에도 자란다.

| 성분 | 아미노산, 아르기닌, 트립토판, 아스파라긴산, 글리신, 알라닌, 트레오닌, 세린, 사포닌, 폴리사카라이드계, 글루코스, 자일로스, 아라비노오스, 트리테피노이드 등을 함유한다.

| 사용부위 | 버섯 전체(버섯의 자실체)를 사용한다.

| 효능과 주치 | 영지의 성분에는 중추신경계, 순환계, 간장 보호, 면역 증강 외에 여러 가지 효능이 있다. 영지 침출액 5g을 생쥐의 복강에 주사하면 중추신경 억제작용이 일어나 근육이완이 생기고 수면 시간의 연장을 가져온다. 또한 침출액을 8일간 쥐에게 투여하면 손상된 간과 간장의 해독 기능 손상을 경감시키고 혈청 GPT(Glutamic-pyruvic transaminase)를 저하시키며 간세포의 재생을 촉진시킨다. 이 밖에 관상동맥의 혈류량을 증가시키고 급성 심근 무산소증에 대한 보호작용이 있다는 연구·보고가 있다.

| 용법 | 영지 적당량을 썰어 약탕기나 주전자에 넣고 물은 영지 100g에 1L 정도의 비율로 은근한 불에서 달인다. 쓴맛이 강해 마시기 힘든 경우 대추 또는 감초를 넣어 달여도 된다. 영지를 분말로 만들어 꿀에 재워두고 먹어도 좋다. 첫 번째 달인 영지 차는 다른 용기에 옮기고 재탕을 끓인다. 이때는 물 양을 조금 줄여 800mL로 하고 약한 불로 달인다. 재탕한 것은 처음 달인 물과 섞어 두고 삼탕은 물을 600mL 넣고 달여 초탕, 재탕과 함께 섞어 마시는 것이 효과적인 음용법이다. 합탕한 영지액은 냉장 보관하고 매 공복에 하루 2~3회 1컵(150mL)씩 복용한다.

비수리 야관문夜關門(分流草藥性-中)

- **학명** : *Lespedeza cuneata* G.Don
- **과명** : 콩과
- **이명** : 철소파(鐵掃把), 철선팔초(鐵線八草), 야계초(野鷄草), 삼엽초(三葉草)
- **개화기** : 8~9월
- **채취시기** : 8~9월(꽃이 피었을 때) 채취

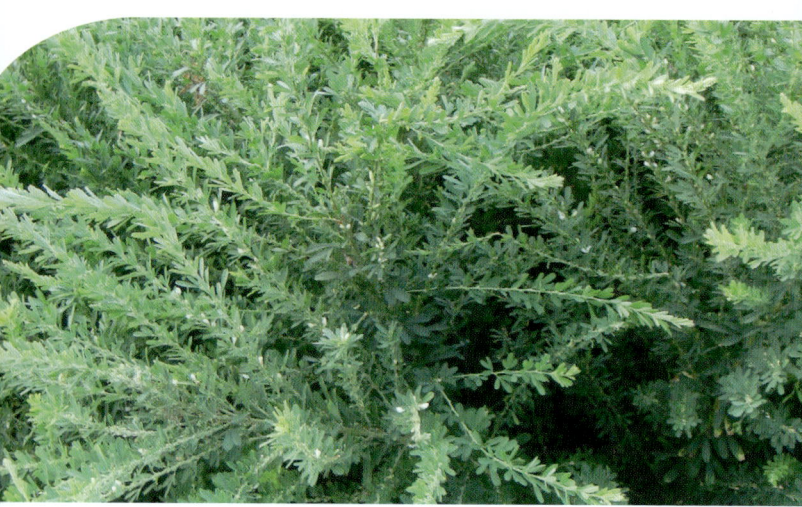

| 생육특성 | 비수리는 전국의 산야, 산기슭, 도로변 등에 자생하거나 재배하는 여러해살이풀 혹은 낙엽활엽반관목으로 전체에 섬모가 있다. 줄기는 곧게 자라며 위쪽은 가지가 많이 갈라지고 높이는 1m 전후이다. 잎은 서로 어긋나고 3출엽이며 작은 잎은

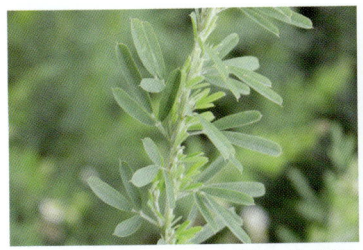
비수리_잎 생김새

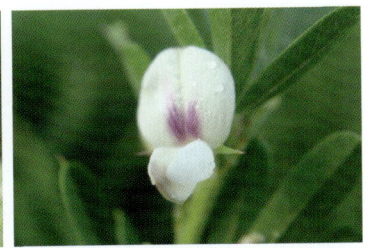
비수리_꽃

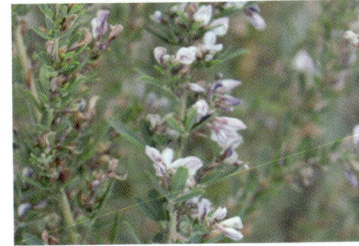
비수리_꽃과 열매

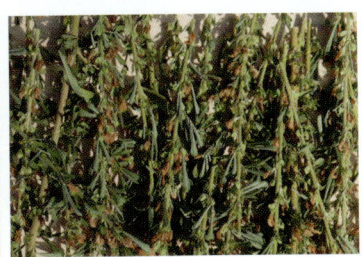
비수리_채취품

선상 거꿀피침형으로 표면에는 털이 없고 뒷면에는 잔털이 있다. 꽃은 8~9월에 백색으로 피는데 자색의 반점줄이 있고 꽃받침 잎은 선상 피침형이며 밑부분까지 갈라져 있고 각 열편은 1개의 맥과 견모(絹毛)가 있다. 열매는 협과로 넓은 난형이며 10~11월에 결실한다.

| 성분 | 피니톨, 플라보노이드, 페놀, 타닌 및 β-시토스테롤을 함유하고 플라보노이드에서는 케르세틴, 캠페롤, 비텍신, 오리엔틴 등이 분리된다.

| 사용부위 | 뿌리를 포함한 전목을 사용한다.

| **효능과 주치** | 뿌리를 포함한 전목은 생약명을 야관문(夜關門)이라 하는데, 이는 '밤에 문이 열린다'는 뜻으로 정력작용에 좋다는 것을 강조한 듯하다. 정력작용 외에 간장과 신장을 도와주고 폐음(肺陰)을 보익(補益)하며 종기, 유정, 유뇨(遺尿), 백대(白帶), 위통, 하리, 타박상, 시력감퇴, 목적(目赤), 결막염, 급성 유선염(乳腺炎) 등을 치료한다. 비수리의 추출물은 항산화작용, 세포손상보호, 피부노화방지 등의 효과가 있다.

| **용법** | 전목 1일량 50~100g을 물 900mL에 반량으로 달여 2~3회 매 식후 복용한다.

비수리_약재

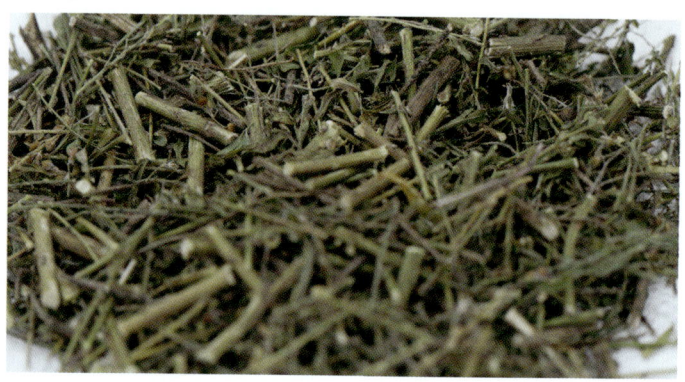

비파나무 <small>비파엽 枇杷葉 (대한약전)</small>

- **학명** : *Eriobotrya japonica* (Thunb.) Lindl.
- **과명** : 장미과 **이명** : 비파 **개화기** : 10~11월
- **채취시기** : 열매는 6~7월, 잎은 연중 수시, 꽃은 10~11월에 채취

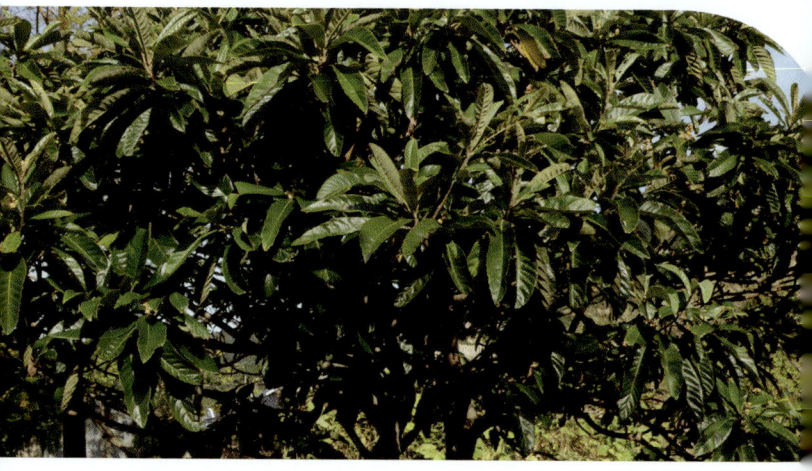

| 생육특성 | 비파나무는 제주도 및 남부지방에서 과수 또는 관상용으로 재배하는 상록활엽소교목으로 높이는 10m 내외로 자란다. 굵고 튼튼한 작은 가지는 많이 갈라지고 연한 갈색의 섬모로 덮여 있다. 잎은 서로 어긋나고 혁질의 장타원형 또는 거꿀피침

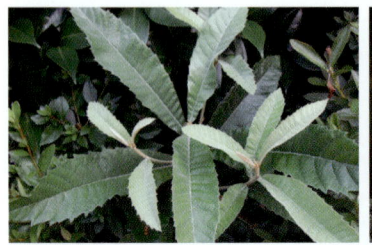
비파나무_잎 생김새

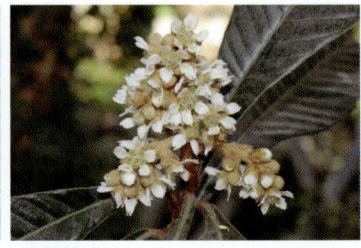
비파나무_꽃

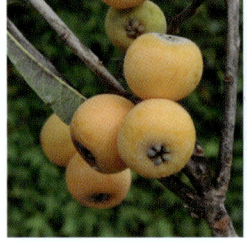
비파나무_열매

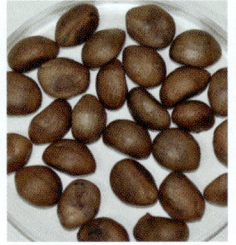
비파나무_종인

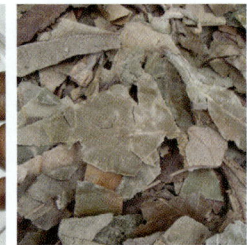
비파나무_말린 잎

형에 잎끝이 짧고 뾰족하다. 잎 가장자리에는 톱니가 있고 윗면은 짙은 녹색에 광택이 있으며 밑면은 연한 갈색의 섬모가 밀생해 있다. 꽃은 원추꽃차례로 수십 개가 한데 모여서 10~11월에 황백색의 꽃이 핀다. 열매는 액상의 이과로 구형 또는 타원형에 가깝고 다음해 6~7월에 황색 혹은 등황색으로 익는다.

| **성분** | 열매에는 수분, 질소, 탄수화물이 함유되어 있는데, 그중에서 환원당이 70% 이상을 차지하며 이 밖에 펜토산과 조섬유가 차지한다. 과육에는 지방, 당류, 단백질, 셀룰로스, 펙틴, 타닌, 회분 중에는 나트륨, 칼륨, 철분, 인 등이 함유되고 비타민 B, 비

타민 C도 함유되어 있다. 그리고 크립토잔틴, β-카로틴 등의 색소를 함유하고 열매의 즙에는 포도당, 과당, 서당, 사과산이 함유되어 있다.

잎에는 정유가 함유되어 있으며 주성분은 네롤리돌 및 파네솔이다. 그 외에는 α-피넨, β-피넨, 캄펜, 밀센, 파라-시멘, 리날룰, α-이란겐, α-팔네센, β-파네센, 캄퍼, 네롤, 게라니올, α-카디놀, 에레몰, 리날룰옥사이드가 있다. 또 아미그달린, 우르솔산, 올레아놀릭산, 주석산, 사과산, 타닌, 비타민 B, 비타민 C, 솔비톨 등이 함유되어 있다. 꽃은 정유와 올리고사카라이드당을 함유한다.

| 사용부위 | 열매, 잎, 꽃을 사용한다.

| 효능과 주치 | 열매는 약용하는데 생약명을 비파(枇杷)라고 하며 맛이 달고 시며 약성은 시원하고 독성이 없다. 열매는 자양강장 작용을 비롯하여 지갈(止渴), 윤폐(潤肺), 하기(下氣), 해수, 토혈, 비혈, 조갈(燥渴), 구토를 치료한다. 잎은 생약명을 비파엽(枇杷葉)이라고 하여 건위, 청폐(淸肺), 강기(降氣), 화담(化痰), 진해, 거담, 비출혈, 구토 등을 치료한다. 꽃은 생약명을 비파화(枇杷花)라고 하여 감기, 해수, 혈담(血痰)을 치료한다.

| 용법 | 열매는 1일량 10~15개를 생것으로 2~3회 매 식후 복용한다. 또는 10~15개에 물 900mL를 붓고 반량으로 달여 2~3회 매 식후 복용한다. 잎은 1일량 20~30g에 물 900mL을 붓고 반량으로 달여 2~3회 매 식후 복용한다. 꽃은 1일량 20~30g에 물 900mL을 붓고 반량으로 달여 2~3회 매 식후 복용한다.

사철쑥 인진호茵蔯蒿(생약규격집)

- **학명** : *Artemisia capillaris* Thunb. **과명** : 국화과
- **이명** : 마선(馬先), 면인진(綿茵蔯), 인진호(茵蔯蒿), 인진(因塵)
- **개화기** : 8~9월 **채취시기** : 5~6월경 채취

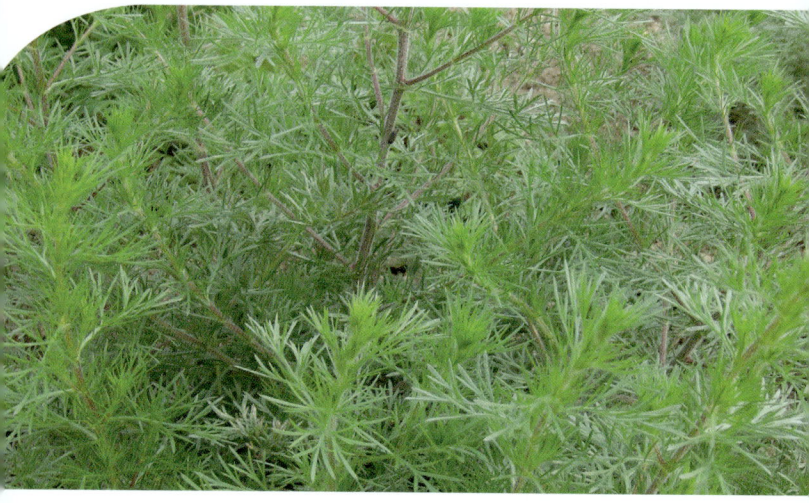

| 생육특성 | 사철쑥은 국화과에 속하는 다년생 초본으로 줄기 높이는 30~60cm이다. 잎은 2회 우상(羽狀: 깃모양)으로 깊게 갈라졌고 갈라진 잎은 선형(線形)에 끝이 날카롭고 털 모양으로 되어 있다. 경엽은 어긋나게 호생(互生)하고 잎자루가 없으며 털이 없

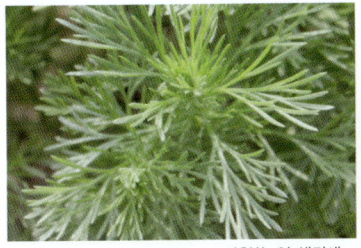
사철쑥_잎 생김새

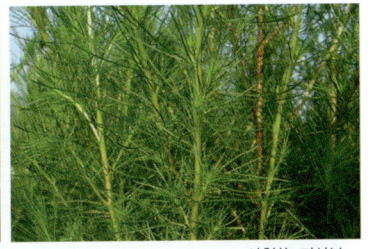
사철쑥_지상부

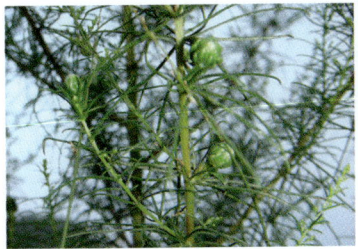
사철쑥_꽃봉오리

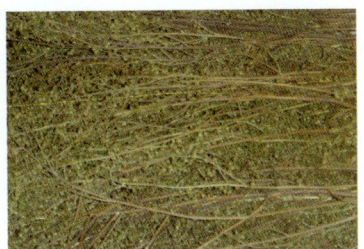
사철쑥_채취품

다. 꽃은 총상화서로 황색의 꽃이 8~9월에 핀다. 사철쑥은 중국, 일본, 한국 등지에 분포하며 우리나라에서는 전국의 산야에서 자생하고 약용으로도 많이 재배하고 있다. 사철쑥은 애탕쑥이라고도 부르며 한방명으로는 인진호 또는 인진쑥으로 전초를 채집하여 말려서 약용으로 쓴다.

| 성분 | 성분은 정유로서 주성분이 캐필린, 캐필렌, 캐필론, 캐필라린 등을 함유하고 있으며 담즙 분비 촉진제로 디메칠에세큘레친이 많이 함유되어 있다.

| 사용부위 | 가는 잎줄기[눈경엽(嫩莖葉)]를 사용한다.

| **효능과 주치** | 사철쑥은 담즙 분비를 항진 촉진시킴으로써 장관 내의 소화를 도와준다. 건위이담제로서 해열, 이뇨작용을 겸하여 복수부종, 방광부종 등의 이뇨제로 응용하고 있다. 주성분인 캐필린은 피부병원성 사상균의 발육을 억제하므로 연기를 피워서 뜸질을 계속하면 잘 낫는다. 디메칠에세큘레친은 실험에 의해 황달을 치료하는 특효약으로 인정받고 있다. 황달은 담관이 염증으로 인하여 폐쇄되어 담즙이 십이지장으로 진입하지 못하고 혈중(血中)으로 들어가 생긴 병으로, 사철쑥은 담관의 종창(腫脹), 폐쇄된 것을 소염, 소종하여 담즙을 통과시킴으로써 황달을 치료한다.

| **용법** | 한방에서는 황달의 제 증상에 '인진오령산(茵蔯五苓散)'(인진 20g, 택사5g, 적복령, 백출, 저령 각 3.8g, 육계 2g)을 처방하여 복용한다. 가정에서는 말린 사철쑥 20g에 물 900mL를 붓고 400~500mL로 달여서 수시로 마시면 좋다.

사철쑥_약재

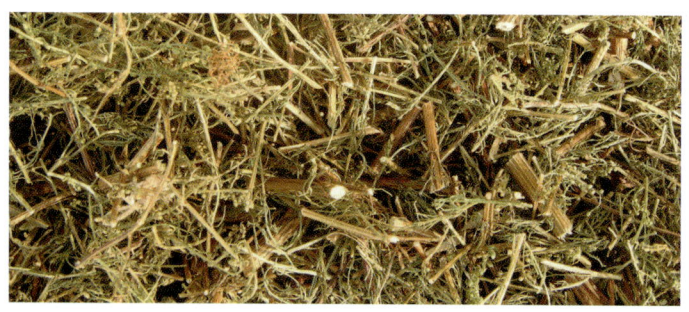

산사나무 산사山樝(대한약전)

- **학명** : *Crataegus pinnatifida* Bunge.
- **과명** : 장미과
- **이명** : 아가위나무, 아그배나무, 찔구배나무, 질배나무, 동배, 애광나무, 산사, 양구자(羊仇子)
- **개화기** : 4~5월
- **채취시기** : 열매는 가을(열매가 익었을 때), 뿌리는 봄·겨울, 목재는 연중 수시 채취

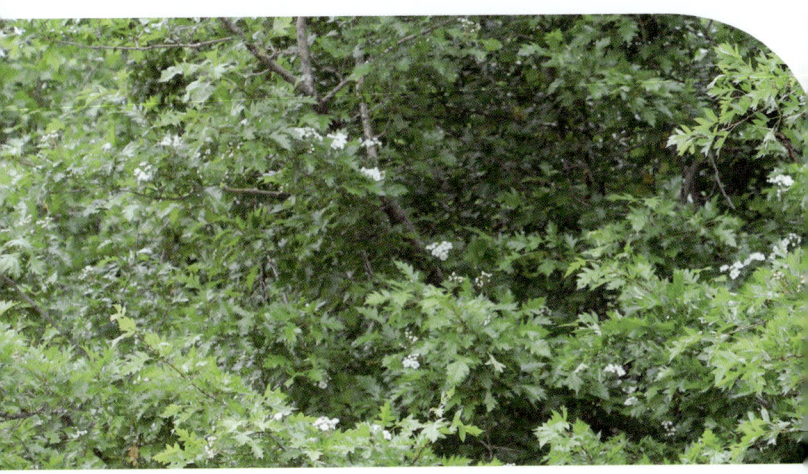

| 생육특성 | 산사나무는 전국 각지의 산야, 촌락 부근에 자생 또는 심어 가꾸는 낙엽활엽교목이다. 높이는 6m 정도이며 가지에 털이 없고 가시가 나 있다. 잎은 넓은 난형 또는 삼각상 난형으로 서로 어긋나고 새 날개깃처럼 깊게 갈라지며 가장자리에는

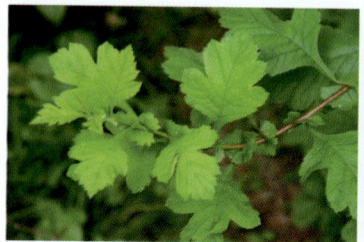
산사나무_잎 생김새

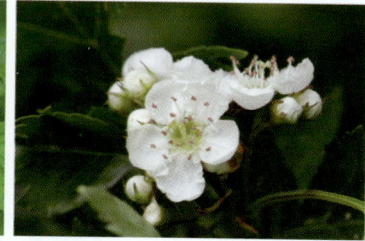
산사나무_꽃

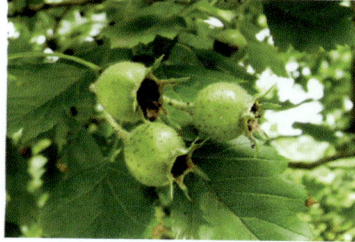
산사나무_덜 익은 열매

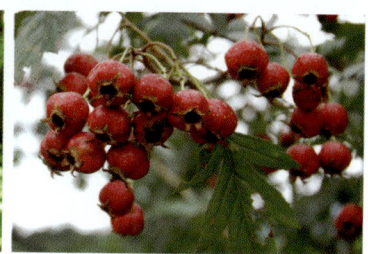
산사나무_열매

불규칙한 톱니가 있다. 꽃은 산방꽃차례로 10~12개가 모여서 4~5월에 백색 꽃이 피고, 열매는 이과(梨果)로 둥글며 백색 반점이 있고 9~10월에 붉게 익는다.

| 성분 | 열매에는 하이페로시드, 케르세틴, 안토시아니딘, 올레아놀릭산, 당류, 산류 등이 함유되어 있고 비타민 C가 많이 들어 있다. 그 외 타닌, 하이페린, 클로로겐산, 아세틸콜린, 지방유, 시토스테롤, 주석산, 사과산 등도 함유되어 있다. 종자에는 아미그달린, 하이페린, 지방유가 함유되어 있고, 수피 및 뿌리, 목재에는 애스쿨린이 함유되어 있다.

| 사용부위 | 열매, 뿌리, 목재를 사용한다.

| 효능과 주치 | 열매는 약용하는데 생약명을 산사(山楂:『대한약전』)라고 하며 맛은 시고 달며 약성은 조금 따뜻하므로 혈압강하작용과 항균작용이 있다. 식적(食積)을 소거(消去)하고 어혈을 풀어주며, 조충(條蟲: 촌충)을 구제해주는 효능이 있다. 건위, 육고기 적체(肉積), 소화불량, 식욕부진, 담음(痰飮), 하리, 장풍(腸風), 요통(腰痛), 선기(仙氣) 등을 치료한다. 뿌리는 생약명을 산사근(山査根)이라고 하여 소적(消積), 거풍(祛風), 지혈, 식적(食積), 이질, 관절염, 객혈을 치료한다. 목재는 생약명을 산사목(山査木)이라고 하여 심한 설사, 두풍(頭風), 가려움증을 치료한다. 산사 추출물은 최근에 지질 관련 대사성질환과 건망증 및 뇌질환 치료에 유용한 약학조성물이라는 연구결과를 발표한 바 있다.

| 용법 | 열매는 1일량 20~30g에 물 900mL을 붓고 반량으로 달여 2~3회 매 식후 복용한다. 외용으로는 열매 달인 액으로 씻거나 짓찧어서 붙인다. 뿌리는 1일량 30~50g에 물 900mL을 붓고 반량으로 달여 2~3회 매 식후 복용한다. 목재는 1일량 50~60g에 물 900mL을 붓고 반량으로 달여 2~3회 매 식후 복용한다.

| 사용상 주의사항 | 비위가 허약한 사람은 복용에 주의한다. 많이 복용하거나 오래 복용하면 치아가 손상될 수 있으니 주의한다.

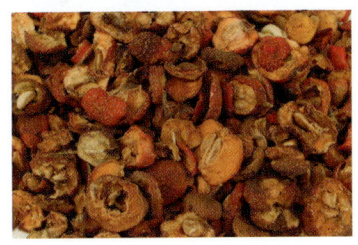

산사나무_약재

산수유 산수유 山茱萸 (대한약전)

- **학명** : *Cornus officinalis* Siebold & Zucc.
- **과명** : 층층나무과
- **이명** : 산수유나무, 산시유나무, 실조아(實棗兒), 촉산조(蜀酸棗), 약조(藥棗), 홍조피(紅棗皮), 육조(肉棗), 계족(鷄足)
- **개화기** : 3~4월
- **채취시기** : 9~10월(열매가 익었을 때) 채취

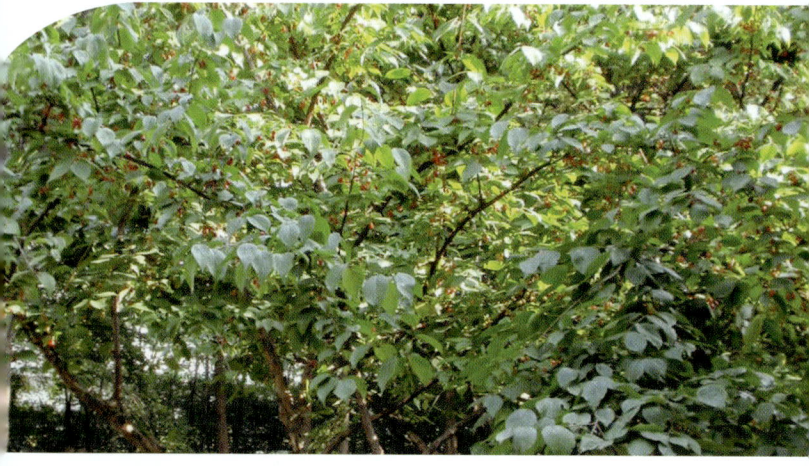

| 생육특성 | 산수유는 전국 산지의 산비탈, 인가 근처에 자생 또는 재배하는 낙엽활엽소교목이다. 높이는 7m 전후로 자라며 수피는 연한 갈색에 잘 벗겨지고 일년생 가지는 처음엔 짧은 털이 있으나 떨어진다. 잎은 난형, 타원형 또는 장타원형에 서로 마주

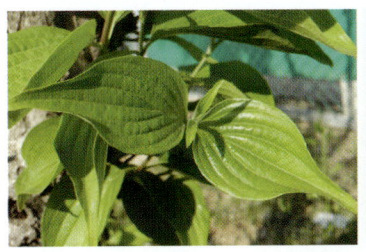
산수유_잎 생김새

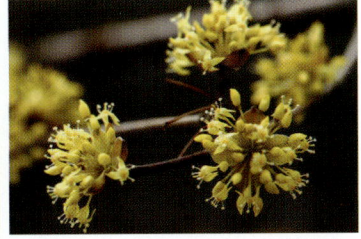
산수유_꽃

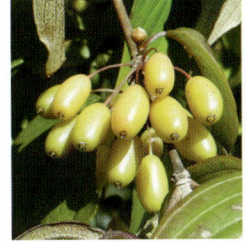
산수유_덜 익은 열매

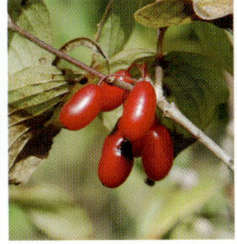
산수유_익은 열매

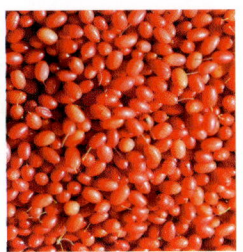
산수유_채취품

나고 잎 끝이 좁고 날카로우며 밑은 둥글거나 넓은 쐐기형이고 가장자리는 밋밋하다. 꽃은 양성으로 3~4월에 잎보다 먼저 피고 황색의 작은 꽃이 산형꽃차례에 20~30개씩 달려 있다. 열매 핵과는 장타원형에 9~10월경 적색으로 익는다.

| 성분 | 열매 과육의 주성분에는 코르닌, 즉 벨베나린 사포닌, 타닌, 우르솔산, 몰식자산, 사과산, 주석산, 비타민 A가 함유되어 있으며 종자의 지방유에는 팔미트산, 올레산, 리놀산 등이 함유되어 있다.

| 사용부위 | 씨를 제거한 열매의 과육을 사용한다.

| 효능과 주치 | 열매의 과육은 생약명을 산수유(山茱萸: 『대한약전』)라고 하며 맛이 시고 달며 약성은 조금 따뜻하고 독성은 없으며 항균작용과 혈압강하 및 이뇨작용이 있고 보간, 보신, 정기수렴, 요슬둔통(腰膝鈍痛), 이명, 양위(陽萎), 유정, 빈뇨, 간허한열 등을 치료한다. 산수유 추출물은 협전증, 항산화, 노화방지 등에 약효가 있다는 것이 연구결과 밝혀졌다.

| 용법 | 과육 1일량 20~30g에 물 900mL을 붓고 반량으로 달여 2~3회 매 식후 복용한다.

| 사용상 주의사항 | 길경(桔梗), 방풍(防風), 방기(防己) 등은 산수유와 배합금기이다.

산수유_약재

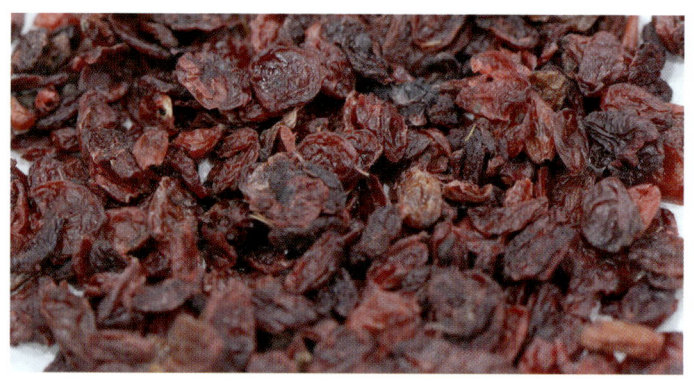

삼백초 삼백초三白草(생약규격집)

- **학명** : *Saururus chinensis* (Lour.) Baill.　**과명** : 삼백초과
- **이명** : 수목통(水木通), 오로백(五路白), 삼점백(三點白)
- **개화기** : 6~8월　**채취시기** : 7~8월에 지상부 전초와 뿌리를 채취

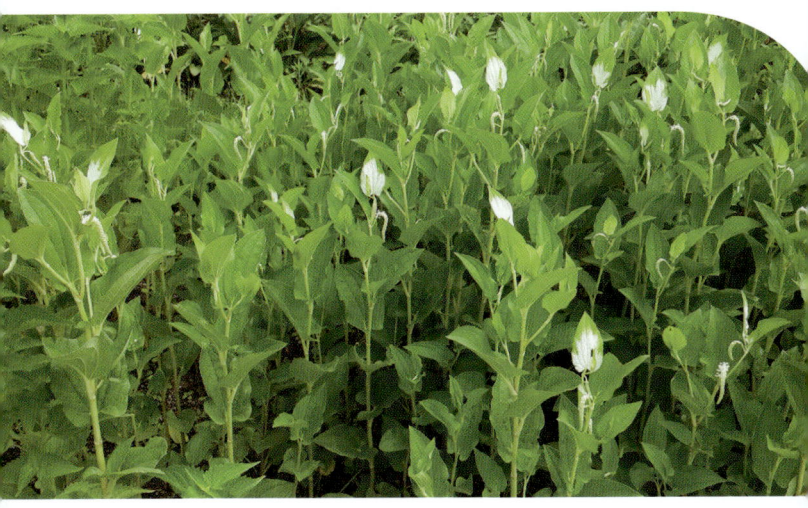

| 생육특성 | 삼백초는 숙근성 다년생 초본으로 제주도에 자생하고, 남부 지방에서 많이 재배한다. 꽃, 잎, 뿌리의 세 곳이 흰색을 띤다고 하여 삼백(三白)으로 불린다. 높이는 50~100cm 정도로 자란다. 잎은 어긋나고 5~7개의 맥이 있으며 뒷면은 연한 흰색이

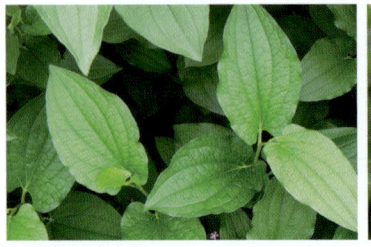
삼백초_잎 생김새

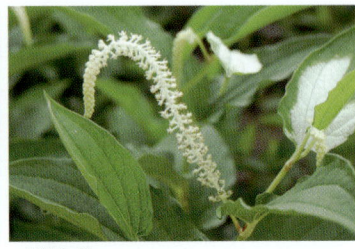
삼백초_꽃

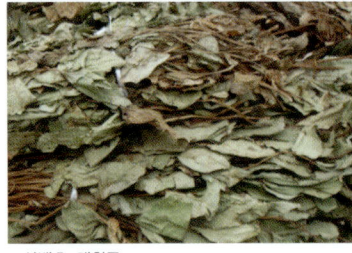
삼백초_채취품

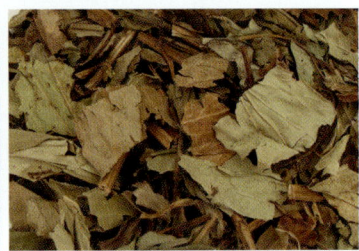
삼백초_잎 건조 약재

고 끝부분의 2~3개는 잎의 앞면이 흰색이다. 꽃은 양성으로 6~8월에 수상화서(穗狀花序: 이삭꽃차례)를 이루고, 처음에는 처져 있으나 꽃이 피면 곧추서고 흰색이며 꽃잎은 없다. 열매는 둥글고 종자는 각 실에 1개씩 들어 있다.

| 성분 | 전초에 정유를 함유한다. 주성분은 메틸-노르말-노닐케톤이다. 그 외에 케르세틴, 이소케르세틴, 아비큘라린, 하이페닌, 루틴 등을 함유한다.

| 사용부위 | 전초와 뿌리를 사용한다.

| 효능과 주치 | 청열이수(淸熱利水: 열을 식히고 소변을 잘 나가게 하

는 작용), 해독소종(解毒消腫: 독을 풀고 종기를 삭힘), 거담(祛痰: 담을 제거함) 등의 효능이 있어 수종(水腫)과 각기(脚氣), 황달(黃疸), 임탁(淋濁), 대하(帶下), 옹종(癰腫), 종독(腫毒) 등을 치료한다.

| 용법 | 건조한 약재로 하루 12~20g 정도를 사용한다. 청열, 이수, 대하 등에 단방으로 이 약재 15g에 물 700mL 정도를 붓고 200~300mL 정도로 달여 아침저녁으로 2회에 나누어 복용한다. 다른 약재들을 적당하게 배합하여 이용하기도 한다. 특히 민간에서는 간암으로 인한 복수(腹水)가 있을 때, 황달이나 각기, 부녀자들의 대하에 응용한다.

| 사용상 주의사항 | 찬 성질의 약재이므로 비위가 허하고 찬 경우에는 사용에 신중을 기한다.

삼백초_뿌리 약재

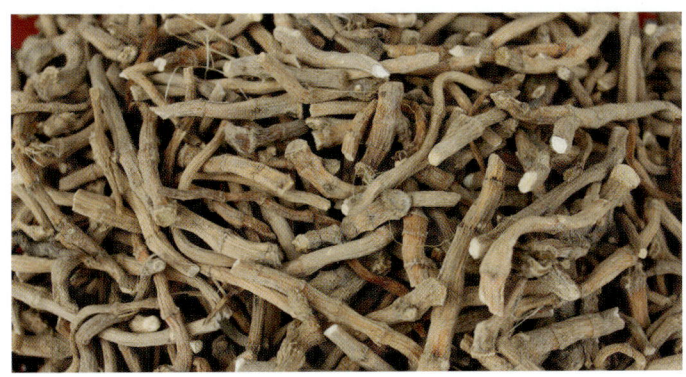

삼지구엽초 음양곽淫羊藿(대한약전)

- **학명** : *Epimedium koreanum* Nakai
- **과명** : 매자나무과
- **이명** : 음양각, 선령비(仙靈脾), 천냥금(千兩金)
- **개화기** : 4~5월
- **채취시기** : 여름과 가을에 줄기와 잎이 무성할 때 채취

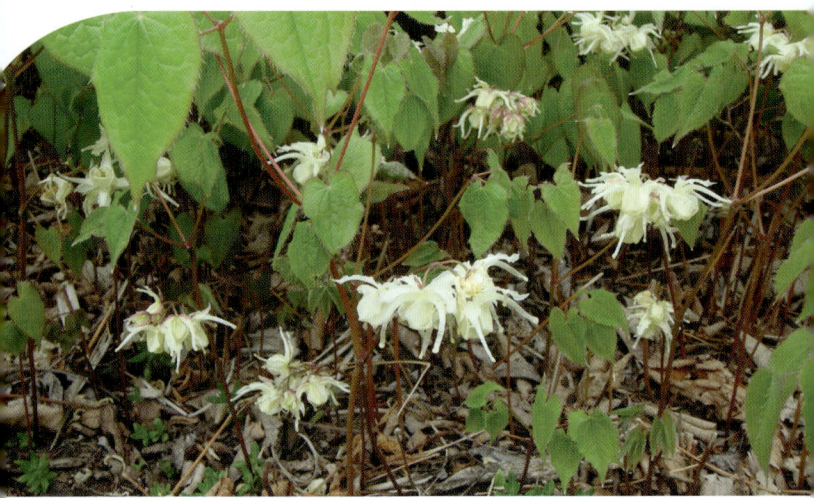

| 생육특성 | 삼지구엽초는 다년생 초본으로 강원도와 경기도 등에서 자라며 주로 경기도 이북의 산 속이나 숲에서 자생한다. 높이는 30cm 정도로 자라며, 꽃은 황백색으로 4~5월에 아래를 향하여 달리고, 열매는 삭과로 방추형이며 2개로 갈라진다. 3갈래

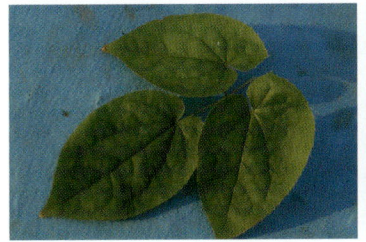
삼지구엽초_잎 생김새

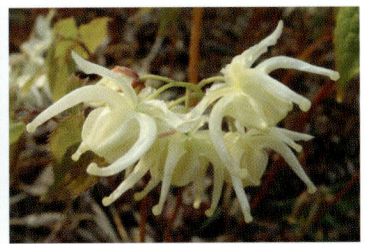
삼지구엽초_꽃

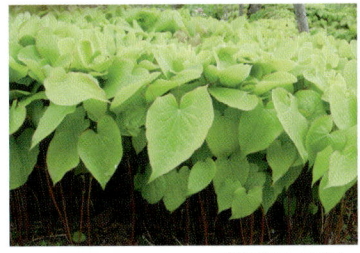
삼지구엽초_지상부

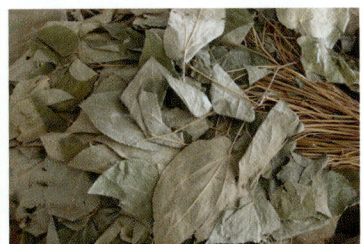
삼지구엽초_채취품

로 갈라진 가지에 각각 달린 3개의 작은 잎은 작은 잎자루를 가지며 끝이 뾰족하고 긴 난형 또는 신장형이다. 작은 잎은 길이 5~13cm, 너비 2~7cm이다. 표면은 녹갈색이며 작은 잎 뒷면은 엷은 녹갈색이다. 잎의 가장자리에 잔 톱니가 있고 밑부분은 심장형이며 옆으로 난 작은 잎은 좌우가 고르지 않고 질은 빳빳하며 부스러지기 쉽다. 줄기는 속이 비었으며 약간 섬유성이다. 중국에서는 음양곽(*E. brevicornum* Maxim.), 유모음양곽(柔毛淫羊藿, *E. pubescens* Maxim.) 등을 사용한다.

| **성분** | 지상부(잎과 줄기)는 이카린, 세릴알코올, 헤니트리아콘탄, 파이토스테롤, 팔미트산, 올레산, 리놀렌산 등을 함유하며, 뿌리

는 데스-오-메틸이카린을 함유한다.

| 사용부위 | 지상부 전초를 사용한다.

| 효능과 주치 | 보신장양[補腎壯陽: 신을 보하며 양기를 튼튼하게 함], 풍사(風邪: 풍으로 인한 사기)를 물리치고 습사(濕邪: 습으로 인한 나쁜 기운)를 제거하는 등의 효능이 있어, 양도가 위축되어 일어서지 않는 증상을 치료한다. 또한 소변임력(小便淋瀝), 반신불수, 허리와 무릎의 무력증인 요슬무력(腰膝無力), 풍사와 습사로 인하여 결리고 아픈 통증인 풍습비통(風濕痺痛), 기타 반신불수나 사지불인(四肢不仁), 갱년기 고혈압증 등을 치료하는 데 이용한다.

| 용법 | 말린 것으로 하루 4~12g 정도 사용하며, 풍습을 제거하는 데는 말린 약재를 그대로 생용하고, 신의 양기를 보하거나, 또 몸을 따뜻하게 해 한사(寒邪)를 흩어지게 할 경우에는 양지유로 가공(기름을 흡수시켜 프라이팬에 볶음)하여 사용한다. 전통적으로 민간에서는 남성불임에 음양곽 20g을 차처럼 달여 하루 동안 여러 차례 나누어 마신다. 또한 빈혈 치료, 부인 냉병 치료 등에도 널리 이용된다. 보통 약재 15g에 물 700mL 정도를 붓고 200~300mL 정도로 달여 아침저녁으로 2회에 나누어 복용한다.

| 사용상 주의사항 | 성미가 맵고 따뜻하면서 양기를 튼튼하게 하는 작용이 있으므로 음허(陰虛)로 상화(相火: 스트레스)가 쉽게 발동하는 경우에는 사용을 피한다. 일부 민간에서 '꿩의다리' 종류를 삼지구엽초라고 잘못 알고 이용하는 사람이 있으나 기원이 다르므로 주의해야 한다.

삽주 백출白朮(대한약전)

- **학명**: *Atractylodes japonica* Koidz. ex Kitam.
- **과명**: 국화과
- **이명**: 산계(山), 출(朮), 산개(山芥), 천계(天), 산강(山薑)
- **개화기**: 7~10월
- **채취시기**: 상강(霜降) 무렵부터 입동(立冬) 사이에 뿌리줄기를 채취

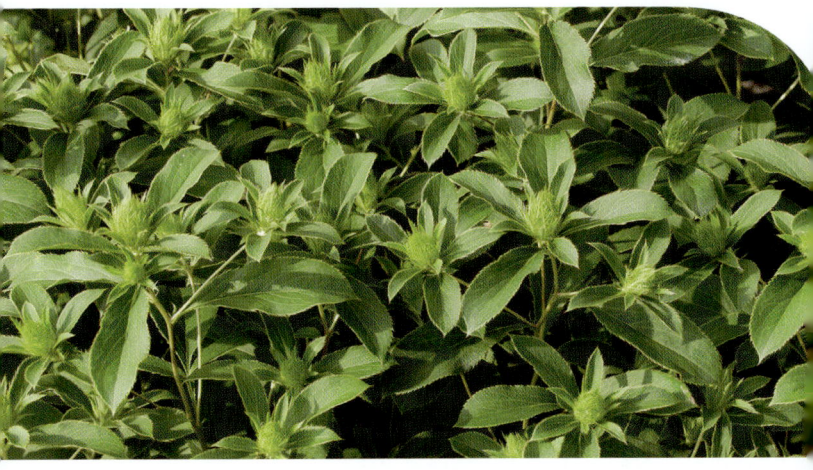

| 생육특성 | 삽주는 다년생 초본으로 높이가 30~100cm 정도로 자라고, 꽃은 두상화서로서 지름 1~1.5cm의 꽃이 7~10월에 피며, 원줄기 끝에 달린다. 꽃은 관상화로 흰색이다. 뿌리줄기를 백출이라 하여 약재로 사용한다. 『대한약전』에는 창출의 기원

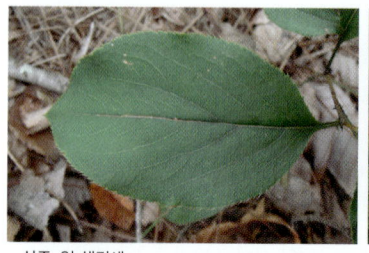
삽주_잎 생김새

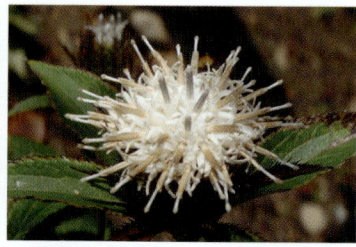
삽주_꽃

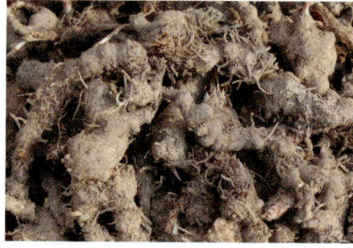
삽주_채취품

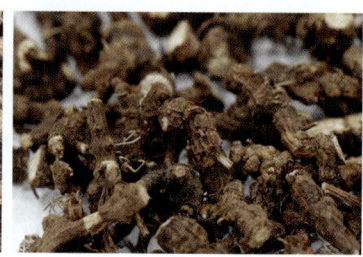
삽주_약재

으로 "모창출[*A. lancea* (Thunb.) DC.] 또는 북창출(*A. chinensis* (Bunge) Koidz.)"이라고 수재하고 있으며, 백출의 기원으로 "삽주(*A. japonica* Koidz. ex Kitam.) 또는 중국백출(*A. macrocephala* Koidz.)의 근경"이라고 수재하고 있다. 국생종에는 삽주를 *A. ovata*로, 창출은 '비추천명'이라고 기록하고 있다. 백출과 창출의 가장 쉬운 감별 방법으로는 백출 기원의 삽주와 백출의 경우 잎자루가 있으나 창출 기원의 모창출과 북창출의 경우에는 모창출의 새로 나온 어린 잎을 제외하고는 잎자루가 전혀 없다.

| **성분** | 뿌리줄기에 정유의 주성분인 아트락티롤, 아트락틸론, 비타민 A, 비타민 D 등이 함유되어 있으며, 이 밖에 아트락틸로딘,

히네솔, β-유데스몰, 엘레몰 등이 함유되어 있다.

| **사용부위** | 뿌리줄기를 사용한다.

| **효능과 주치** | 백출과 창출은 공통적으로 비위를 튼튼하게 하고(건비위: 健脾胃), 조습(燥濕), 이수(利水)하는 효능이 있으나 백출은 지한(止汗) 효능이 있는 중요한 약재들인데, 창출은 발한(發汗)의 효능이 있다.

| **용법** | 우리나라 『식품공전』에는 백출과 창출을 식품에 최소량을 첨가할 수 있는 부원료로 분류해 놓고 있다. 하루 5~10g 정도를 사용하는데, 습사를 말리고 수도를 편하게 하기 위해서는 말린 채 가공하지 않고 그대로 사용하고, 기를 보하고 비를 튼튼하게 하는 목적으로 사용할 때는 쌀뜨물에 담갔다가 건져서 약한 불에 볶아서 사용하면 좋고, 건비지사(健脾止瀉)에는 갈색이 나도록 초초(炒焦: 볶음)하여 사용한다. 민간에서는 음식을 먹고 체하거나 소화불량을 치료하는 데 삽주 분말 5g 정도를 애용하였고, 만성 위염(부드럽게 가루 낸 것을 4~6g씩 하루 3회 복용), 감기 치료 등에 응용하였다. 민간에서 사용할 때는 삽주 뿌리 10g에 물 700mL를 붓고 200~300mL로 달여 아침저녁으로 2회에 나누어 복용한다.

| **사용상 주의사항** | 맛이 쓰며 성질이 따뜻하고 건조하여 진액(津液)을 손상시킬 우려가 있으므로 장기간 다량으로 복용할 때는 음허내열(陰虛內熱: 음기가 허하고 내적으로 열이 있는 증후. 음허화왕과 같은 뜻)의 경우나 진액이 소모되어 건조하고 갈증을 느끼는 사람의 경우는 사용을 피한다.

소엽
자소엽紫蘇葉(대한약전)
자소자紫蘇子(생약규격집)

- **학명** : *Perilla frutescens* var. *acuta*(Odash.) Kudo
- **과명** : 꿀풀과
- **이명** : 소엽(蘇葉), 차조기, 홍소, 소마, 적소, 소마, 자주깨, 붉은깨
- **개화기** : 8~9월 **채취시기** : 7~8월경 개화기에 채취

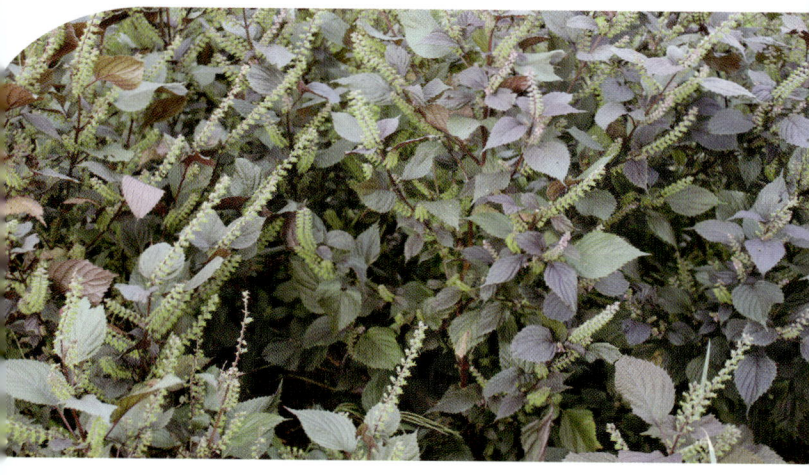

생육특성 소엽은 한해살이풀로 키는 20~80cm이며 전체가 자줏빛을 띠고 향기가 있다. 줄기는 둔하게 네모지며 곧게 서고 가지가 갈라진다. 잎은 마주나고 잎자루는 길며 넓은 난형이고 흔히 자줏빛이 돌며 가장자리에 톱니가 있다. 8~9월에 꽃이 피고

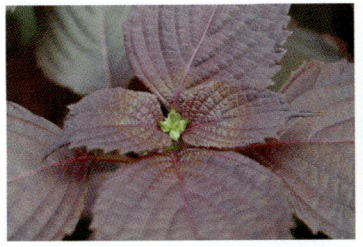
소엽_잎 생김새

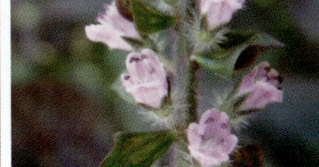
소엽_꽃

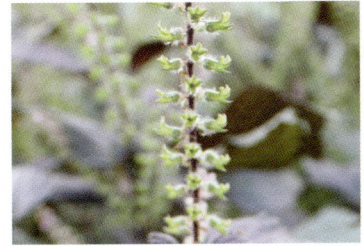
소엽_열매

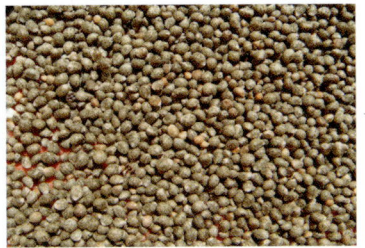
소엽_씨앗

가지 끝과 원줄기 끝의 총상화서에서 달린다. 꽃받침은 2개로 갈라지며 위쪽 것이 다시 3개로 갈라지고 아래쪽 것은 2개로 갈라지며 통부의 내외부에 털이 있다. 화관은 통부가 짧고 하순이 상순보다 약간 길며 4개의 수술 중 2개가 길다. 10월에 열매가 성숙되며 수과(瘦果)는 꽃받침 속에 들어 있고 지름은 1.5mm로 둥글며 그물무늬가 있다.

| 성분 | 정유의 주성분은 페릴알데하이드이며, 엘레미신, 이소에고마케톤, 유게놀, 리놀렌산 등이다.

| 사용부위 | 지상부 전초를 사용한다.

| **효능과 주치** | 잎에 발한해표(發汗解表), 행기관중(行氣寬中), 해어해독(解魚蟹毒: 생선이나 게의 독성을 해독함) 효능이 있고, 열매에는 소담(消痰: 가래를 제거함), 윤폐(潤肺: 폐기를 윤활하게 함), 활장(滑腸: 장 운동을 윤활하게 함)의 효능이 있다. 자소는 단맛을 내고, 부패를 방지하는 효능이 있다. 잎은 감기풍한, 오감발열, 해수, 천식을 치료하고, 종자는 해역(咳逆: 딸꾹질), 두통, 담천, 기체(氣滯: 기가 적체된 것), 변비를 치료한다.

| **용법** | 잎 또는 열매 15g에 물 700mL를 넣고 붓고 반으로 달인 액을 반으로 나누어 아침저녁에 복용하고, 외용에는 짓찧어서 환부에 바른다. 소엽과 황경피나무 껍질 각각 20g에 물을 적당히 넣고 달여서 찌꺼기는 짜 버리고 하루 2~3회 나누어 복용한다.

소엽_약재

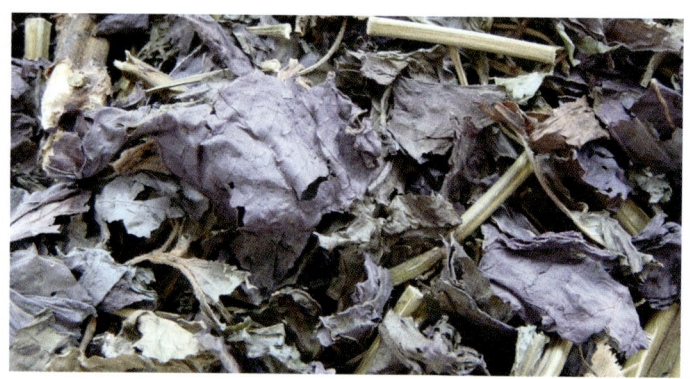

속새 목적木賊(생약규격집)

- **학명** : *Equisetum hyemale* L.
- **과명** : 속새과
- **이명** : 찰초(擦草), 좌초(銼草), 목적초(木賊草), 절골초(節骨草), 절절초(節節草)
- **개화기** : 포자번식
- **채취시기** : 여름부터 가을 사이에 지상부를 채취

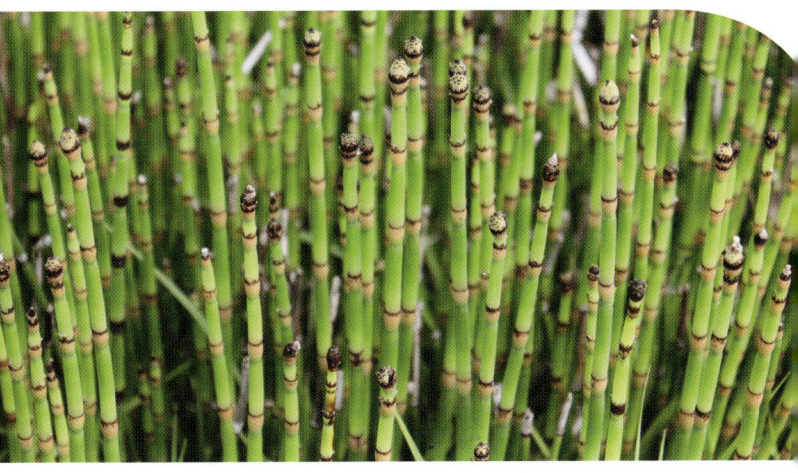

| 생육특성 | 속새는 상록 다년생 초본으로서 강원도 이북지역과 제주도에 분포하며 산지의 나무 밑이나 음습지에서 잘 자란다. 줄기의 높이는 30~60cm까지 자라며 지상부 줄기는 곧고 밀집해서 나온다. 땅 위 가까운 곳에서 여러 갈래로 갈라져서 나오기

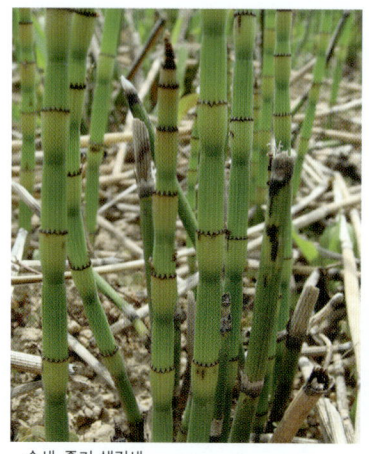

속새_줄기 생김새

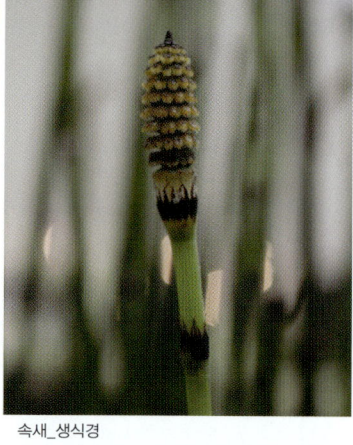

속새_생식경

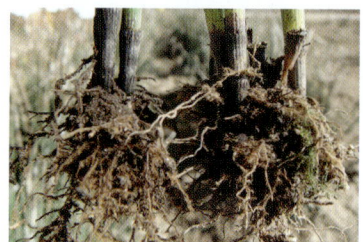

속새_생뿌리 채취품

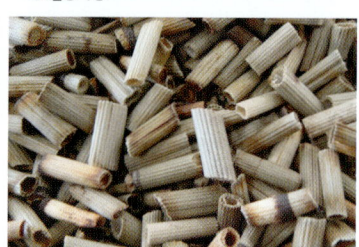

속새_약재

때문에 여러 줄기가 모여난 것 같다. 잎은 퇴화되어 비늘같이 보인다. 마디 부분을 완전히 둘러싸 엽초(칼집 모양의 잎자루)가 되는데 끝은 톱니 모양이고 검정색이나 갈색 기운이 돈다. 뿌리줄기는 짧고 검은 색을 띠며 옆으로 뻗는다. 원줄기 속은 비어 있고 가지를 치지 않으며 많은 마디와 세로 방향으로 파인 10~18개의 가느다란 홈(능선)을 가지고 있는데 규산염이 축적되어 있어 단단하다.

| **성분** | 줄기에 포스트린, 디메틸설폰, 티민, 바닐린, 캠페롤, 캠페롤글리코사이드 등이 함유되어 있다.

| **사용부위** | 지상부 전초를 사용한다.

| **효능과 주치** | 소풍(疏風: 풍사를 없앰), 해열 등의 효능이 있으며 그 밖에도 이뇨, 소염, 해기(解肌: 외감병 초기에 땀이 약간 나는 표증을 치료하는 방법), 퇴예(退瞖: 백내장을 없앰) 등의 효능이 있으며 대장염, 장출혈, 탈항, 후두염, 옹종 등의 치료에 응용한다.

| **용법** | 말린 것으로 하루에 6~12g 정도를 사용하는데 보통 약재 10g에 물 700mL 정도를 붓고 200~300mL 정도로 달여서 아침저녁 2회에 나누어 복용한다. 환이나 가루로 만들어 복용하기도 한다.

| **사용상 주의사항** | 발산작용으로 진액이 손상될 우려가 있으므로 기혈이 허한 경우에는 사용에 신중을 기해야 한다.

쇠비름 마치현 馬齒莧(생약규격집)

- **학명** : *Portulaca oleracea* L.
- **과명** : 쇠비름과
- **이명** : 돼지풀, 마현(馬莧), 오행초(五行草), 마치채(馬齒菜), 오방초(五方草)
- **개화기** : 6~9월
- **채취시기** : 여름과 가을에 지상부 전초를 채취

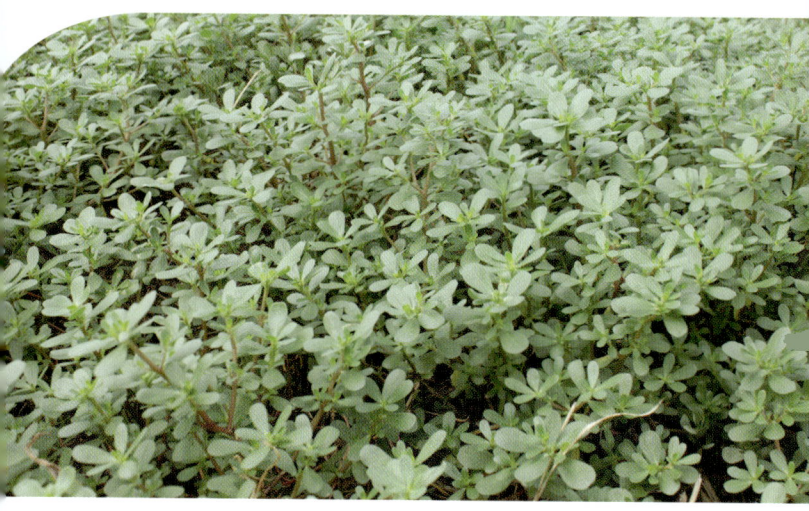

| 생육특성 | 쇠비름은 1년생 초본으로 전국 각지의 산야에 분포한다. 밭이나 밭둑, 나대지 등에 잡초로 많이 나며, 높이는 약 30cm이다. 줄기는 갈적색의 육질이며, 원기둥꼴로 가지가 많이 갈라져 옆으로 비스듬히 퍼진다. 잎은 마주나거나 어긋나지

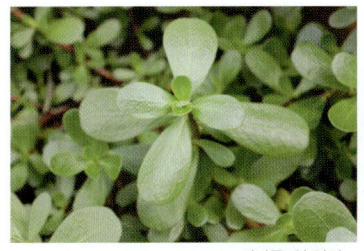
쇠비름_잎 앞면

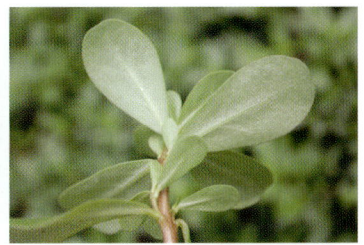
쇠비름_잎 뒷면

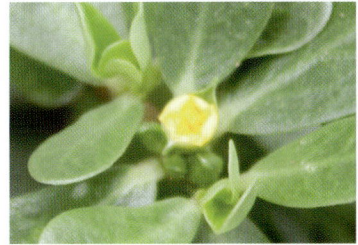
쇠비름_꽃

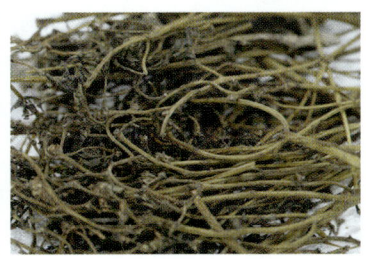
쇠비름_채취품

만 밑부분의 잎은 돌려난 것처럼 보인다. 긴 타원형의 잎은 끝이 둥글고 밑부분은 좁아진다. 잎의 크기는 길이 1.5~2.5cm, 지름 0.5~1.5cm이다. 양성화인 꽃은 노란색으로 6월부터 가을까지 줄기나 가지 끝에 3~5개씩 모여서 핀다. 열매는 타원형으로 가운데가 옆으로 갈라져 많은 종자가 퍼진다. 뿌리는 흰색이지만 손으로 훑으면 원줄기처럼 붉은색으로 변한다.

| 성분 | 지상부 전체에 칼륨염, 카테콜아민, 노르아드레날린, 도파민, 비타민 A와 B, 마그네슘 등을 함유한다.

| 사용부위 | 지상부 전초 건조한 것을 사용한다.

| **효능과 주치** | 청열해독(淸熱解毒: 열을 식히고 독을 풀어주는 작용), 양혈지혈(凉血止血: 혈의 열을 식히고 출혈을 멈추게 하는 작용) 등의 효능이 있어 열독과 피가 섞인 설사(대부분 세균성 설사를 말함)를 치료한다. 또한 옹종(癰腫: 악창과 부스럼), 습진, 단독(丹毒), 사충교상(蛇蟲咬傷: 뱀이나 벌레에 물린 상처)을 치료한다. 그리고 변혈(便血), 치출혈(痔出血), 붕루대하(崩漏下血) 등을 다스리며 눈을 밝게 하고, 청맹(靑盲: 눈뜬 장님)과 시력감퇴 등을 다스린다.

| **용법** | 말린 것으로 하루에 4~8g 정도를 사용하는데, 말린 약재 4~8g에 물을 1L 정도 붓고 200~300mL로 달여 아침저녁으로 2회에 나누어 복용한다. 생즙을 내어 복용하기도 한다. 또는 짓찧어서 붙이거나, 태워서 재로 만들어 개어 붙이거나 물에 끓여서 세척한다. 민간에서는 무좀을 치료하기 위하여 말린 쇠비름을 태운 재에 물을 부어 정치시켜 두면 위에 맑은 물이 생기는데, 이 물에 발을 10~15분씩 담근다.

| **사용상 주의사항** | 청열작용을 하기 때문에 비허변당(脾虛便糖: 비의 기운이 허하여 진흙처럼 무른 설사를 하는 증후) 또는 임신부의 경우에는 신중하게 사용해야 한다.

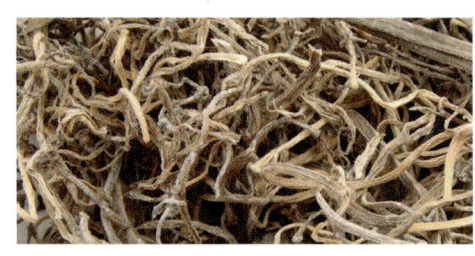

쇠비름_약재

● 승마 <small>승마升麻(대한약전)</small>

- **학명** : *Cimicifuga heracleifolia* Kom.
- **과명** : 미나리아재비과
- **개화기** : 6~8월
- **채취시기** : 이른 봄에는 어린순을 채취하고, 줄기가 시든 가을에는 지상부를 제거하고 뿌리를 채취

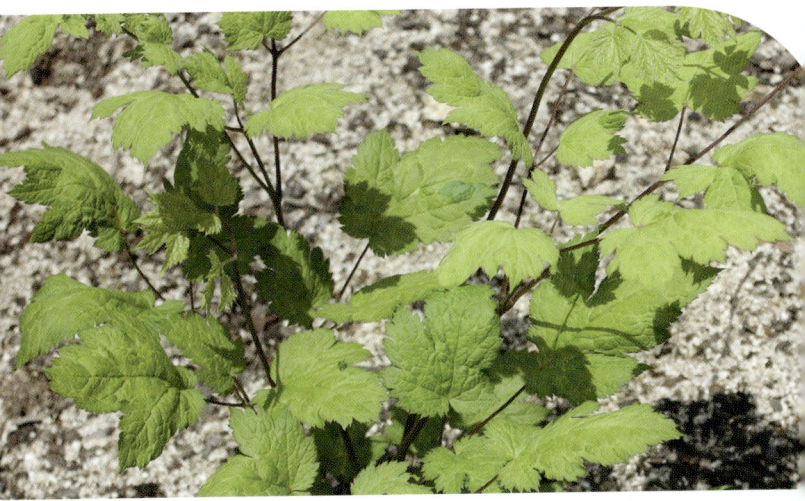

| 생육특성 | 승마는 여러해살이풀로 키가 1m에 달한다. 자줏빛을 띤 검은색의 뿌리가 굵다. 잎은 엽병(잎자루)이 길며 3개씩 1~2회 갈라지고 소엽은 난형이며 가장자리가 흔히 2~3개로 갈라지고 불규칙한 톱니가 있다. 꽃은 원줄기 윗부분에서 큰 복총상화서

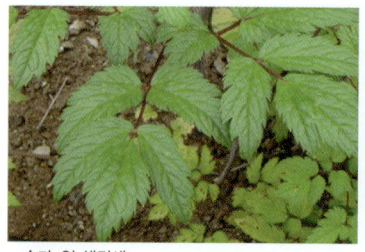
승마_잎 생김새

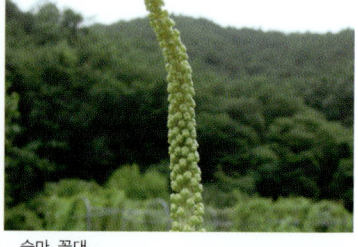
승마_꽃대

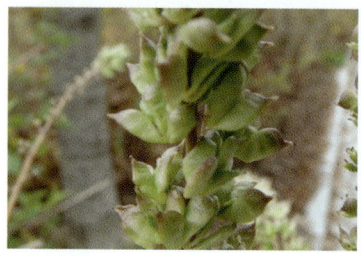
승마_열매

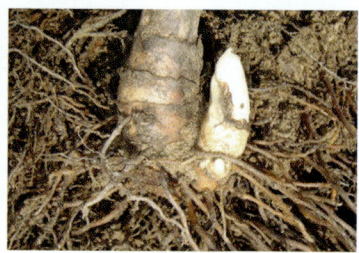
승마_생뿌리 채취품

가 발달한 것으로 흰색이며 끝이 대부분 2개로 갈라진다.

| 성분 | 뿌리줄기에 배당체(시미푸고사이드, 메틸시미게노사이드 등), 페놀 카본산, 트리테르펜화합물(시미게놀 등), β-시토스테롤, 다후리놀, 쿠마린 등과 미량의 알칼로이드가 있고, 정유, 사포닌, 시미틴, 플라보노이드, 쓴맛 물질인 시미시푸긴 등이 있다.

| 사용부위 | 뿌리줄기를 사용한다.

| 효능과 주치 | 승마의 성질은 평하고(약간 차다고도 한다) 맛이 달며 쓰고 독이 없다. 모든 독을 풀어주고 온갖 헛것에 들린 것을 없앤다. 급성 전염병과 장기(瘴氣)를 물리친다. 고독(蠱毒)과 풍

으로 붓는 것, 여러 가지 독으로 목 안이 아픈 것, 입안이 헌 것을 치료한다.

| 용법 | 뿌리줄기 3~10g에 물 800mL을 붓고 반으로 달여서 반으로 나누어 아침저녁으로 마신다.

승마_약재

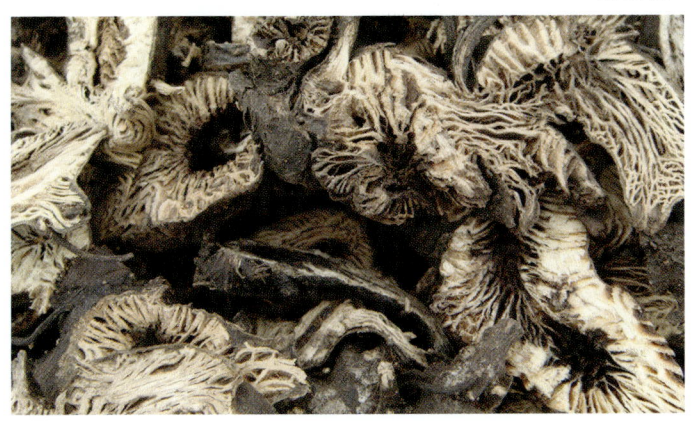

시호 시호柴胡(대한약전)

- **학명** : *Bupleurum falcatum* L.
- **과명** : 산형과
- **이명** : 큰일시호, 자호(茈胡), 산채(山菜), 여초(茹草), 자초(紫草)
- **개화기** : 8~9월
- **채취시기** : 봄과 가을에 뿌리를 채취

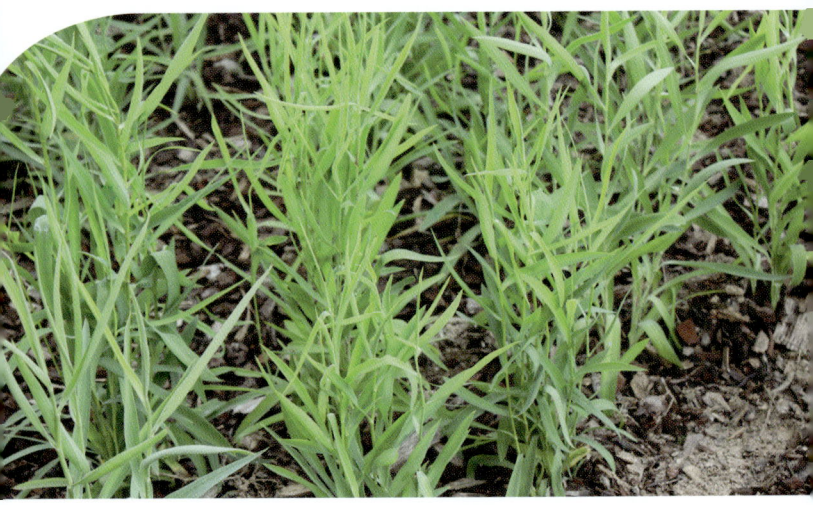

| 생육특성 | 시호는 다년생 초본으로 높이는 약 40~70cm이다. 줄기잎은 넓은 선형 또는 피침형으로 길이는 4~10cm, 너비는 0.5~1.5cm로 끝은 뾰족하고 밑부분이 좁아져서 잎자루처럼 되고 잎맥은 평행하며 가장자리는 밋밋하다. 꽃은 노란색으로 8~9

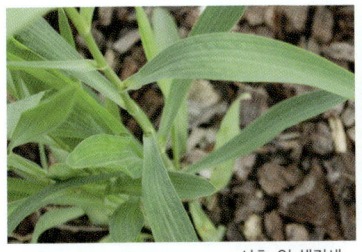
시호_잎 생김새

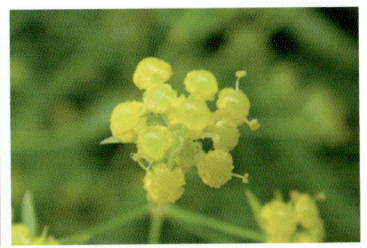
시호_꽃

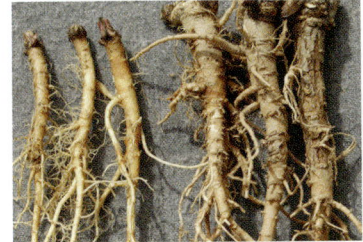
시호_뿌리 채취품

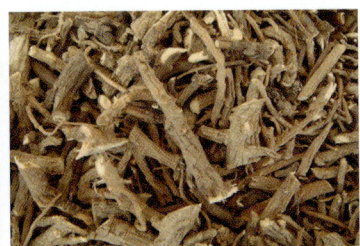
시호_약재

월에 원줄기 끝과 가지 끝에 겹우산 모양으로 핀다. 열매는 타원형으로 9월에 익는다. 뿌리를 약재로 사용하는데, 뿌리의 상부는 굵고, 하부는 가늘고 길며, 머리 부분에는 줄기의 기부가 남아 있다. 뿌리 표면은 엷은 갈색 또는 갈색이며 깊은 주름이 있다. 질은 절단하기 쉽고, 단면은 약간 섬유성이다.

| 성분 | 뿌리에 사포닌 3% 정도와 사이코사포닌 A~E 등과 루틴, 캠페리트린, 캠페롤-7-람노사이드 등을 함유한다.

| 사용부위 | 뿌리를 사용한다.

| 효능과 주치 | 해표퇴열(解表退熱: 외적 질환 요인을 풀고 열을 물리

침), 소간해울(疏肝解鬱: 간의 기운을 통하게 하여 울체된 기운을 풀어줌), 승거양기(升擧陽氣: 양기를 거두어 올림) 등의 효능이 있는 약물로서 감기발열을 치료하고, 한열이 왕래하는 증상, 가슴이 그득하고 옆구리가 통증이 있는 증상, 입이 마르고 귀에 농이 생기는 구고이농(口苦耳聾), 두통과 눈이 침침한 증상, 학질(瘧疾), 심한 설사로 인한 탈항, 월경부조(月經不調), 자궁하수(子宮下垂) 등을 다스린다.

| 용법 | 말린 것으로 하루에 4~12g 정도를 사용하는데, 물을 붓고 달여서 복용하거나 가루 혹은 환을 만들어 복용한다. 민간에서는 해열, 진통, 감기 치료를 위하여 시호, 모과, 진피, 인동덩굴 각 8g씩을 물 1L 정도에 넣고 200~300mL 정도로 달여 아침저녁으로 2회에 나누어 복용한다. 그리고 학질 치료를 위하여 15~20g의 시호를 물에 넣고 달여서 발작하기 2~3시간 전에 먹으면 추웠다 더웠다 하는 한열왕래(寒熱往來) 증상을 잘 낫게 한다.

| 사용상 주의사항 | 상승하고 발산하는 승발(昇發)의 기운이 있으므로 진액이 휴손(虧損)된 경우나 간의 양기가 위로 항진된 간양상항(肝陽上亢)의 경우 및 간의 풍사(風邪)가 안으로 동하는 간풍내동(肝風內動)의 경우에는 사용하지 않는다.

실새삼 _{토사자菟絲子(생약규격집)}

- **학명** : *Cuscuta australis* R. Br.
- **과명** : 메꽃과
- **이명** : 토노(菟蘆), 사실(絲實)
- **개화기** : 7~8월
- **채취시기** : 9~10월에 성숙한 종자를 채취

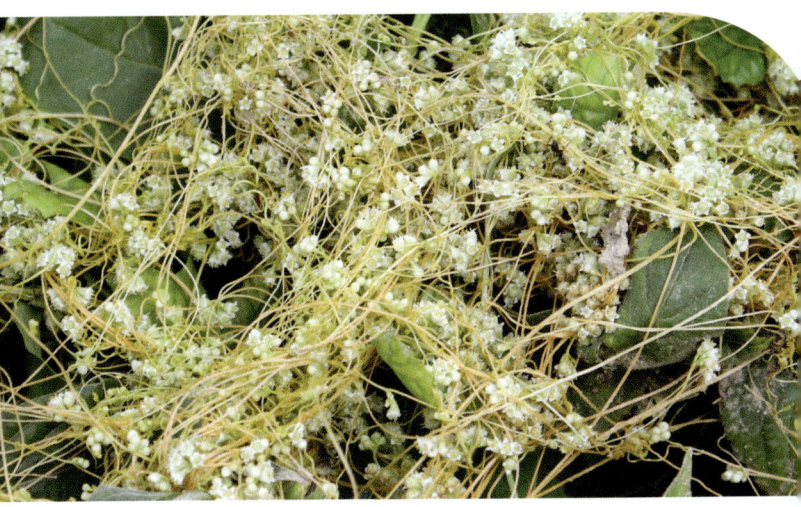

| 생육특성 | 실새삼은 새삼에 비하여 줄기가 가늘고 꽃은 새삼보다 한 달가량 이른 7~8월에 흰색으로 핀다. 꽃자루가 짧고 몇 개의 잔꽃이 모여 달리며, 암술대는 1개이고 열매는 타원형이다. 그 밖의 약성, 약효 등은 유사종인 새삼과 동일하다.

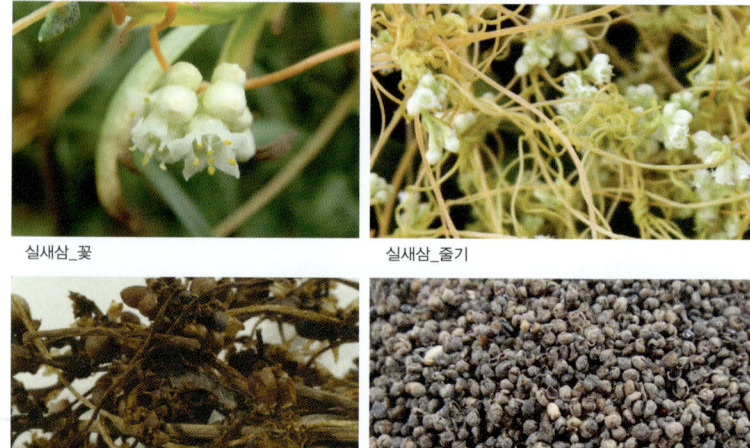

실새삼_꽃 실새삼_줄기
실새삼_줄기 약재 실새삼_씨앗 약재

| **성분** | 배당체로서 종자에 β-카로틴, γ-카로틴, 5,6-에폭시-α-카로틴, 테트라잔틴, 루테인 등을 함유한다.

| **사용부위** | 건조한 성숙한 종자를 사용한다.

| **효능과 주치** | 간과 신을 보하며, 정액을 단단하게 하는 고정(固精), 간 기능을 자양하고 눈을 밝게 한다. 또한 안태(安胎)하며 진액을 생성하는 생진(生津)의 효능이 있어서 강장(强壯), 강정(强精)하고 정수를 보하는 기능이 있다. 신체허약, 허리와 무릎이 시리고 아픈 통증을 치료하며, 유정, 소갈(消渴: 당뇨), 음위, 빈뇨 및 잔뇨감, 당뇨, 비허설사(脾虛泄瀉), 습관성 유산 등을 치료하는

데 이용한다.

| 용법 | 말린 것으로 하루에 6~15g을 사용하는데, 물에 넣고 끓여서 복용하거나 가루나 환으로 만들어 복용한다. 숙지황, 구기자, 오미자, 육종용 등을 가미하여 신의 양기를 보양하고, 두충과 함께 사용하여 간과 신을 보하고 안태하는 효과를 얻는다. 종자(토사자) 말린 것 15g에 물 700mL 정도를 붓고 200~300mL 정도로 달여서 아침저녁으로 2회에 나누어 복용한다.

| 사용상 주의사항 | 양기를 튼튼하게 함으로써 지사(止瀉: 설사를 멈추게 함)의 작용이 있기 때문에 신에 열이 많거나 양기가 강성하여 위축되지 않는 강양불위(强陽不萎), 대변조결(大便燥結)인 경우에는 모두 피한다.

약모밀 _{어성초魚腥草(생약규격집)}

- **학명**: *Houttuynia cordata* Thunb.
- **과명**: 삼백초과
- **이명**: 즙채, 십약, 집약초, 십자풀, 자배어성초(紫背魚星草)
- **개화기**: 5~6월
- **채취시기**: 주로 여름철에 줄기와 잎이 무성하고 꽃이 많이 필 때, 때로는 가을까지 뿌리를 포함한 전초를 채취

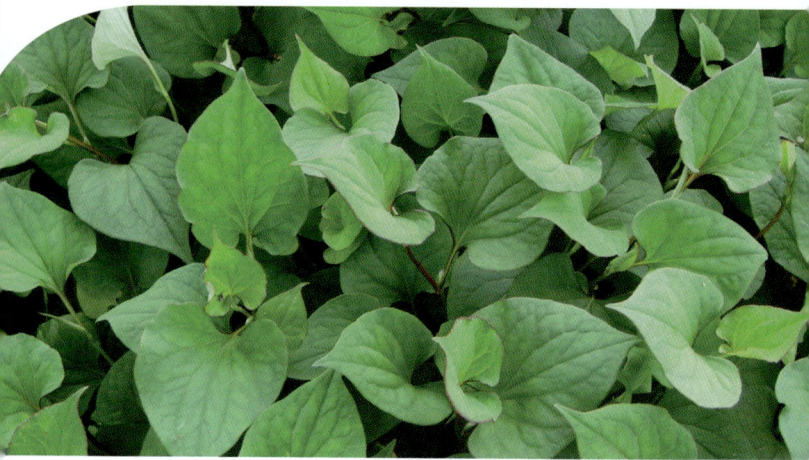

| 생육특성 | 약모밀은 다년생 초본으로 흔히 생약명인 어성초(魚腥草)로도 불린다. 우리나라에서는 제주도, 남부지방의 습지에서 잘 자라며 중부지방에도 분포하고 농가에서도 재배하고 있다. 줄기는 납작한 원기둥꼴로 비틀려 구부러졌고, 높이는

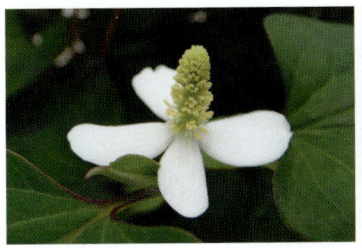
약모밀_꽃

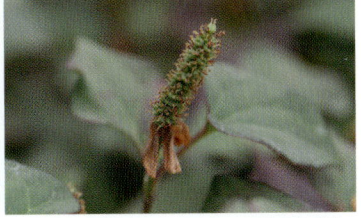
약모밀_열매

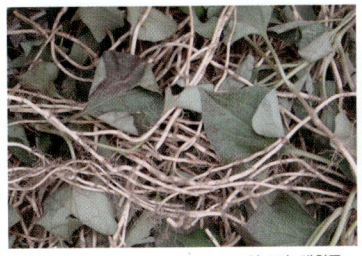
약모밀_채취품

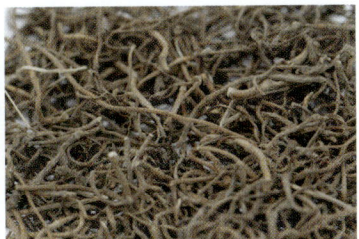
약모밀_줄기 건조 약재

20~50cm가량 된다. 줄기 표면은 갈황색으로 세로로 능선이 여러 개가 있고, 마디는 뚜렷하여 하부의 마디 위에는 수염뿌리가 남아 있으며, 질은 부스러지기 쉽다. 잎은 어긋나고 잎 몸은 말려져 쭈그러졌으며, 펴보면 심장형으로 길이 3~8cm, 너비 3~6cm이다. 끝은 뾰족하고 가장자리는 톱니가 없이 매끈하며, 잎자루는 가늘고 길다. 꽃은 흰색으로 5~6월에 이삭 모양의 수상화서로 줄기 끝에 달리는데, 삼백초와는 달리 꽃차례가 짧다. 잎을 비비면 생선 비린내가 난다고 하여 어성초라는 이름이 붙여졌다.

| 성분 | 지상부에 에센셜 오일, 호우투이니움, 데카노일 아세트알데히드, 케르세틴, 이소케르세틴 등을 함유한다.

| 사용부위 | 뿌리를 포함한 전초를 사용한다.

| 효능과 주치 | 열을 식히고 독을 푸는 청열해독(淸熱解毒), 염증을 없애는 소염, 종기를 삭히는 소종(消腫) 등의 효능이 있어서 폐에 고름이 고이는 폐농양, 폐렴, 기관지염, 인후염, 수종(水腫), 자궁염, 대하, 탈항, 치루, 일체의 옹종(癰腫), 악창, 습진, 이질, 암종(癌腫) 등의 치료에 다양하게 이용되고 있다.

| 용법 | 말린 것으로 하루에 12~20g을 사용하는데, 일반적으로 그냥 사용하면 생선 비린내와 같은 냄새 때문에 복용하기가 좋지 않다. 따라서 채취한 후 약간 말려서 시들시들할 때 술을 뿌려서 시루에 넣어 찌고 햇볕에 널어 말리고, 다시 술을 뿌려 찌고 말리는 과정을 반복하여 비린내가 완전히 가시고 고소한 냄새가 날 때까지 반복하면 복용하기도 좋고 약효도 좋아진다. 민간에서는 길경, 황금, 노근 등을 배합하여 폐옹(肺癰: 폐의 악창)을 다스리거나 기침과 혈담을 치료하는 데 사용하고, 폐렴이나 급만성 기관지염, 장염, 요로감염증 등에 사용하여 많은 효과를 보고 있다. 물을 부어 달여서 복용하기도 하고, 환이나 가루로 만들어 복용하기도 한다. 외용으로는 짓찧어 환부에 바르기도 한다. 가정에서는 건조된 약재 15g에 물 700mL를 붓고 200~300mL 정도로 달여 아침저녁으로 2회에 나누어 복용한다.

| 사용상 주의사항 | 이뇨작용이 있으므로 허약한 사람은 과용하지 않는다.

얼레지 차전엽산자고 車前葉山慈菇 (민간약초)

- **학명** : *Erythronium japonicum* (Balrer) Decne.
- **과명** : 백합과
- **이명** : 가재무릇
- **개화기** : 4월
- **채취시기** : 이른 봄에 잎을 채취, 인경(비늘줄기, 즉 땅속 알뿌리)은 여름에 채취

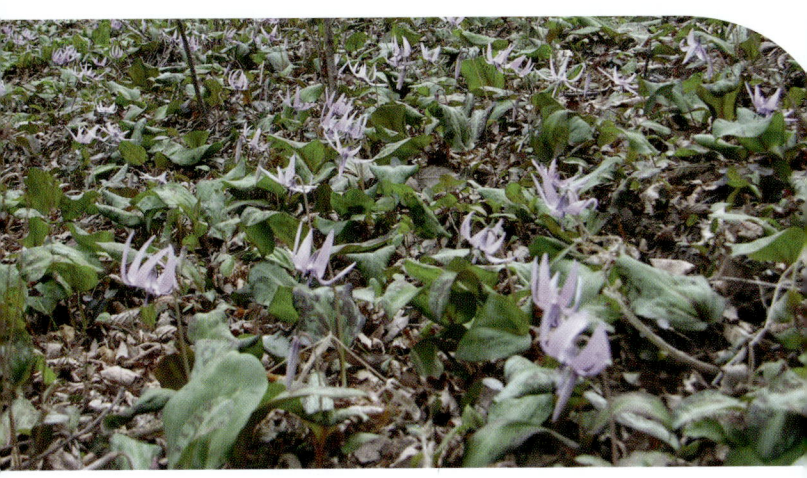

| 생육특성 | 얼레지는 전국의 높은 산에서 자라는 다년생 초본으로 구근식물이다. 생육에 좋은 환경은 반그늘이며 물 빠짐이 좋은 비옥한 토질이어야 한다. 키는 20~30cm이고, 잎은 길이가 6~12cm, 폭이 2.5~5cm로 녹색 바탕에 자주색 무늬가 있으

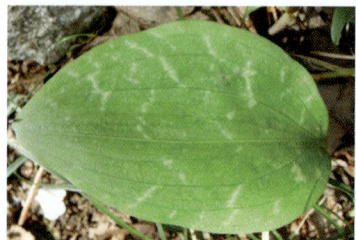
얼레지_잎 생김새

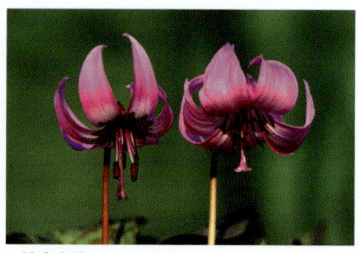
얼레지_꽃

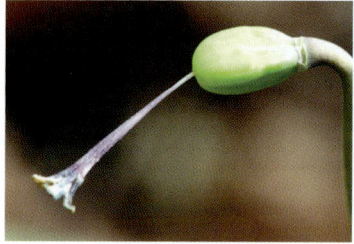
얼레지_종자 결실된 모습

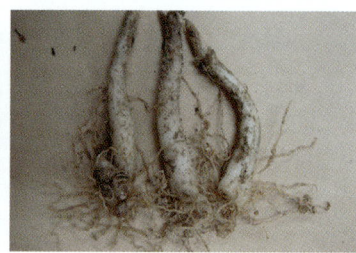
얼레지_뿌리 채취품

며 좁은 난형 또는 긴 타원형이다. 꽃은 자주색이며, 4월에 2장의 잎 사이에서 하나의 긴 꽃줄기가(1경 1화) 나오고 상단부에 하나의 꽃이 밑을 향해 달린다. 꽃잎은 6장이고 길이 5~6cm, 폭 0.5~1cm이다. 아침에는 꽃봉오리가 닫혀 있다가 햇볕이 들어오면 꽃잎이 벌어진다. 이때 소요되는 시간은 불과 10분 이내이며 오후가 가까워지면 꽃잎이 뒤로 말린다. 꽃 안쪽에는 암자색 선으로 된 'W'자 모양의 얼룩무늬가 선명하다. 열매는 6~7월경에 갈색으로 변하고 타원형 또는 구형이며 종자는 검은색으로 뒤에는 흰 액과 같은 것이 붙어 있다. 씨방이 아래로 향해 있기 때문에 시기를 놓치면 종자가 쏟아지고 없다. 잎이 1장 또는 2장으로 나오는데, 1장을 가진 잎은 개화하지 않는다. 간혹 잎이 1장인 것에서 꽃대가 올라오는 경우가 있지만 이는 다른 잎이 손상되어 나타나는 현상이다. 또한 종자 발아로 생긴 구근은 해마다 땅속 깊이 들어가는 특성을 보이는데, 많이 들어간 것은 30cm 정도 되지만, 일반적으로 20cm가량은 들어가 있다.

| 성분 | 인경에 40~50%의 전분이 있으며, 꽃에는 시아니딘 3,5-디글루코사이드를 함유하고 있다.

| 사용부위 | 잎, 인경을 사용한다.

| 효능과 주치 | 건위(健胃: 위를 튼튼하게 함), 진토(鎭吐: 구토를 멎게 함), 지사의 효능이 있어서 위장염, 구토, 설사와 이질, 화상(火傷) 치료 등에 이용되며 최고급 전분의 원료로도 이용한다.

| 용법 | 하루 12~18g을 사용하는데 물 1L를 붓고 달여서 2~3회에 나누어 복용하거나 짓찧어서 환부에 붙인다.

얼레지_약재

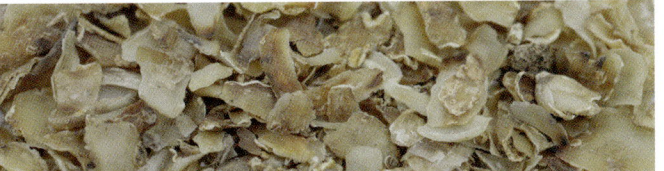

엉겅퀴 대계大薊(생약규격집)

- **학명** : *Cirsium japonicum* var. *maackii* (Maxim.) Matsum.
- **과명** : 국화과
- **이명** : 가시엉겅퀴, 가시나물, 항가새　● **개화기** : 6~8월
- **채취시기** : 이른 봄이나 가을에 잎을 채취하고 가을에는 뿌리를 채취

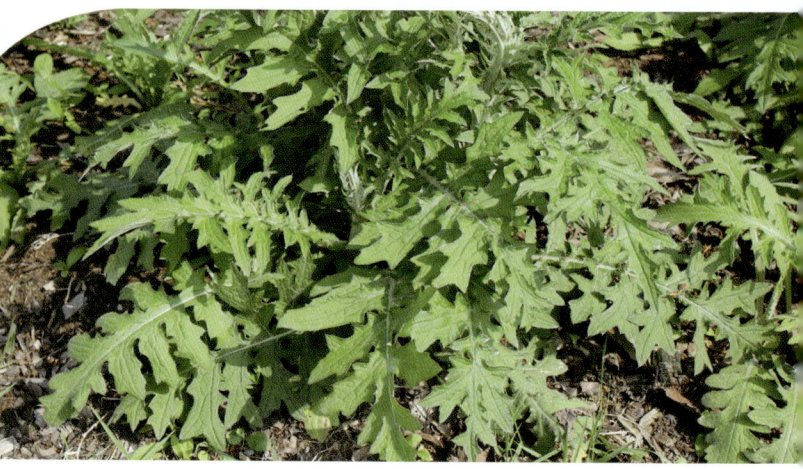

| 생육특성 | 엉겅퀴는 우리나라 전역의 산과 들에서 자라는 다년생 초본이다. 양지에서 자라고 토양은 물 빠짐이 좋아야 하며 키는 50~100cm 내외이다. 잎은 길이가 15~30cm, 폭이 6~15cm 정도로 타원형 또는 뾰족한 타원형이며 밑부분이 좁고 새의 깃

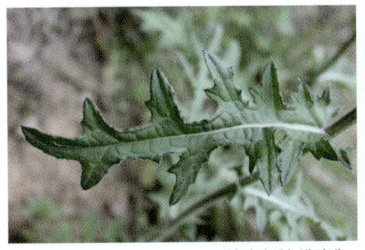
엉겅퀴_잎 생김새

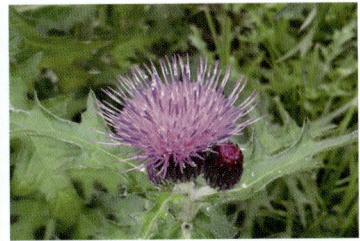
엉겅퀴_꽃

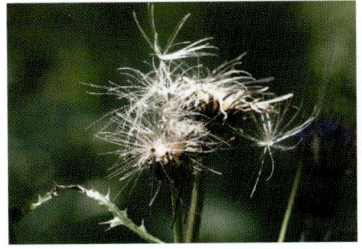
엉겅퀴_종자 결실

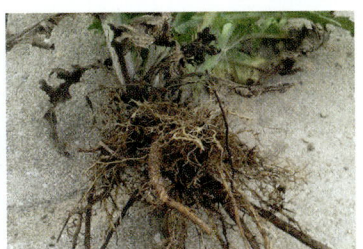
엉겅퀴_채취품

털과 같은 모양으로 6~7쌍이 갈라진다. 잎 가장자리에는 결각상의 톱니와 더불어 가시가 있다. 꽃은 6~8월에 피며 지름 3~5cm로 가지 끝과 원줄기 끝에 1개씩 달리고 꽃부리는 자주색 또는 적색이며 길이는 1.9~2.4cm이다. 열매는 9~10월경에 달리고 흰색 갓털은 길이가 1.6~1.9cm이다.

| 성분 | 리나린, 타락사스테릴, 아세테이트, 스티그마스테롤, α-아미린 등을 함유한다.

| 사용부위 | 어린순, 잎, 뿌리를 사용한다.

| 효능과 주치 | 양혈(凉血: 혈분의 열을 식혀줌), 지혈, 해열, 소종(消

腫: 종기를 삭임)의 효능이 있어서 감기, 백일해, 고혈압, 장염, 신장염, 토혈, 혈뇨, 혈변, 산후출혈 등 자궁출혈이 멎지 않고 지속되는 병증, 대하증, 종기를 치료하는 데 이용한다.

| 용법 | 하루 6~12g을 이용하는데 물 1L를 붓고 달여서 2~3회에 나누어 복용하거나 가루 또는 즙을 내서 복용한다. 외용으로 사용할 때는 짓찧어서 환부에 붙인다.

| 사용상 주의사항 | 비위가 차고 허하면서 어혈과 적체가 없는 경우에는 사용을 피한다.

엉겅퀴_약재

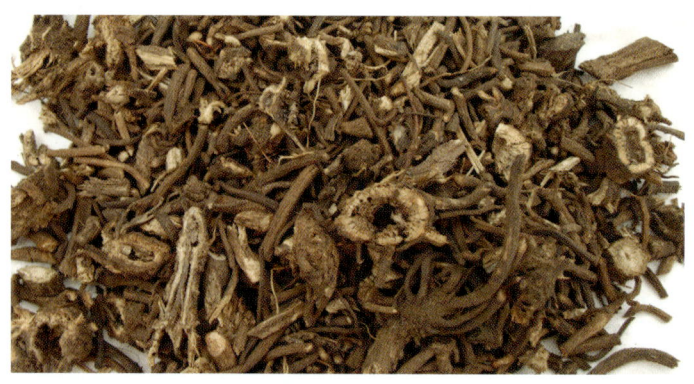

여로 여로藜蘆(생약규격집)

- **학명**: *Veratrum maackii* var. *japonicum* (Baker) T. Schmizu
- **과명**: 백합과　● **이명**: 녹총(鹿蔥), 늑막풀
- **개화기**: 7~8월　● **채취시기**: 이른 봄과 가을에 뿌리를 채취

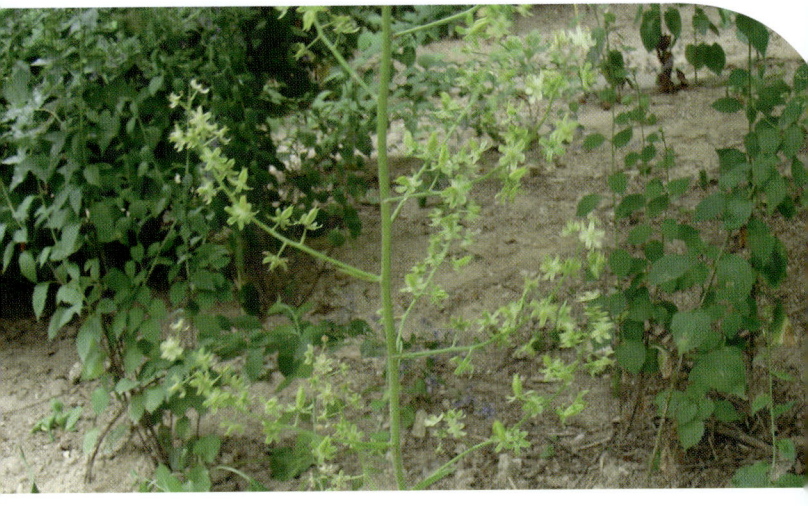

| 생육특성 | 여로는 우리나라 전역에서 자생하는 다년생 초본이며, 습기가 많은 반그늘이나 양지에서 자란다. 키는 40~120cm이고, 잎은 줄기 가운데 아랫부분에서 어긋나고 잎집이 원줄기를 완전히 둘러싼다. 밑부분에 있는 잎은 좁고 뾰족하며 길이

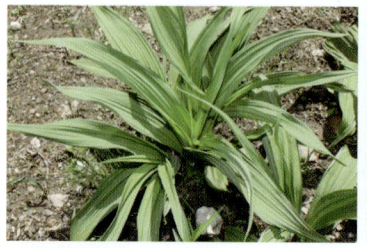
여로_잎 생김새

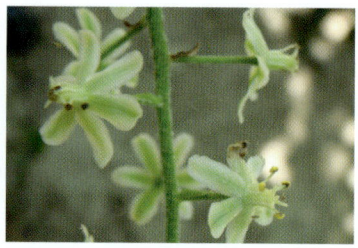
여로_꽃

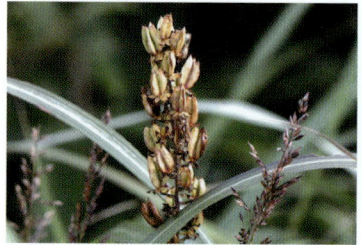
여로_열매

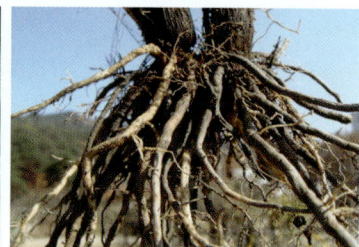
여로_뿌리

는 20~35cm, 폭은 3~5cm이다. 꽃은 짙은 자줏빛이 도는 갈색이고 7~8월에 피어 약간 드문드문 달리며, 지름 1cm 정도로 반쯤 퍼지고, 밑부분에는 수꽃, 윗부분에는 수꽃과 암꽃이 모두 달린다. 열매는 9~10월경에 달리고 타원형이다. 사슴이 병에 걸렸을 때 먹는 풀이라 하여 '녹총(鹿葱)'이라 부르기도 한다. 『생약규격집』에는 여로의 기원식물로 '참여로(*Veratrum nigrum* var. *ussuriense* Lose. f.) 또는 기타 동속식물'로 수재되어 있다.

| 성분 | 알칼로이드계 베라트라민, 베라틴, 슈도제르빈, 루비제르빈, 콜히친, 게르메린, 베라트로일-지가데닌 등을 함유한다.

| **사용부위** | 뿌리를 사용한다.

| **효능과 주치** | 최토(催吐: 구토 촉진)와 살충의 효능이 있으며, 풍담(風痰)을 토하게 하고 벌레의 독을 제거하는 작용이 있다. 중풍담용(中風痰湧: 중풍으로 인하여 담이 많이 생긴 증상), 풍간전질(風癎癲疾: 간의 내풍으로 인하여 생긴 간질), 황달, 오래된 학질, 설사, 두통, 목구멍이 붓고 아픈 증세, 비식(鼻瘜: 콧속에 군살이 생겨서 콧구멍을 가로막는 증상), 옴, 악성 화농성 종기 등을 치료한다.

| **용법** | 하루 0.3~0.6g을 사용하는데 물 1L를 붓고 달여서 2~3회에 나누어 복용한다. 환 또는 가루를 만들어 복용하거나 가루를 개어서 환부에 사용하거나 코 안에 넣기도 한다.

| **사용상 주의사항** | 독성이 있는 약재이므로 반드시 전문가의 처방에 따라 써야 하며 일반인의 단독 사용을 금한다.

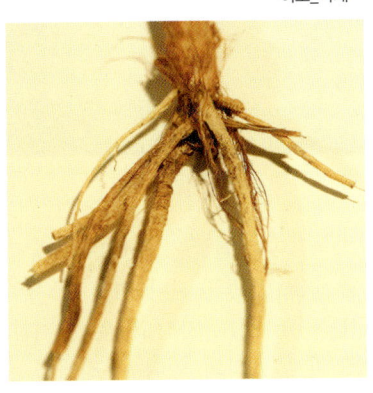

여로_약재

연꽃 연자육 蓮子肉(대한약전)

- **학명** : *Nelumbo nucifera* Gaertn.　● **과명** : 수련과
- **이명** : 연(蓮)　● **개화기** : 7~8월
- **채취시기** : 열매와 종자는 늦가을에 채취, 뿌리줄기와 뿌리줄기 마디는 연중 채취, 잎은 여름에 채취

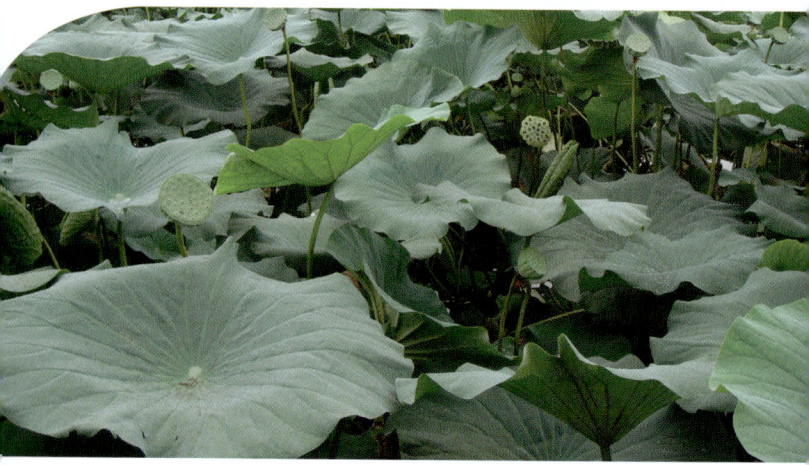

| 생육특성 |　연꽃은 우리나라 중부 이남지역에서 재배되는 다년생 수초이다. 습지나 마을 근처의 연못과 같은 곳에서 자란다. 키는 1m 정도 자라고, 잎은 지름이 약 40cm로 방패 모양으로 물 위로 올라와 있다. 뿌리에서 나온 잎은 잎자루가 길며, 물에

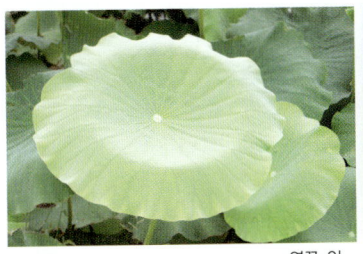
연꽃_잎

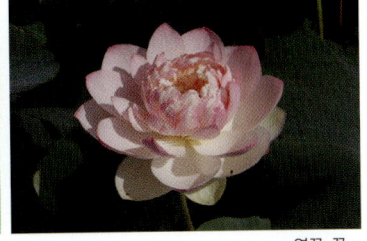
연꽃_꽃

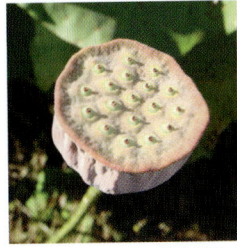
연꽃_씨방

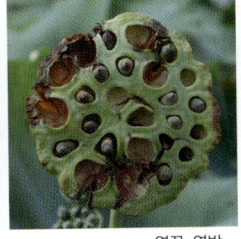
연꽃_연방

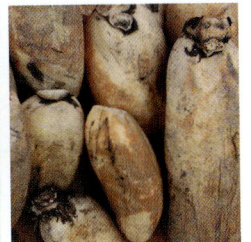
연꽃_뿌리

잘 젖지 않고 꽃잎과 같이 수면보다 위에서 전개된다. 꽃은 7~8월에 꽃줄기 끝에 연한 홍색 또는 흰색으로 대형 꽃이 한 송이 피는데, 지름이 15~20cm이다. 뿌리에서 꽃줄기가 나오고 꽃줄기는 잎자루처럼 가시가 있다. 열매는 검은색으로 타원형이며 길이는 2cm 정도이다.

| 성분 | 종자에 누시페린, 노르누시페린, 노르아르메파빈 등이 함유되어 있고, 잎에는 로에메린, 누시페린, 노르누시페린, 아르메파빈, 프로누시페린, 리리오데닌, 아노나인, 케르세틴, 이소케르세틴, 넬룸보사이드 등이 함유되어 있다.

| 사용부위 | 잎, 종자, 열매, 뿌리를 사용한다.

| 효능과 주치 | 부위에 따라 정리하면 다음과 같다.

① 연자(蓮子, 열매와 종자) : 허약한 심기를 길러주고 신(腎) 경락의 기운을 더해주어 유정을 멈추게 하는 효능이 있다. 또한 수렴작용 및 비장을 강화하는 효능이 있어서 오래된 이질이나 설사를 멈추게 하고 꿈이 많아 숙면을 취하지 못하는 다몽(多夢), 임질, 대하를 치료하는 데 이용한다.

② 우절(藕節, 뿌리줄기) : 열을 내리고 어혈을 제거하며 독성을 풀어주는 효능이 있어서 가슴이 답답하고 열이 나며 목이 마르는 열병번갈(熱病煩渴), 주독(酒毒), 토혈(吐血), 열이 하초에 몰려 생기는 임질을 치료하는 데 이용한다.

③ 하엽(荷葉, 잎) : 수렴제 및 지혈제로 사용하거나 민간요법으로 야뇨증 치료에 이용한다.

④ 꽃봉오리 : 혈액순환을 돕고 풍사(風邪)와 습사(濕邪)를 제거하며 지혈의 효능이 있다.

⑤ 연방(蓮房) : 뭉친 응어리를 풀어주고 습사를 제거하며 지혈의 효능이 있다. 연꽃의 익은 종자에서 빼낸 녹색의 배아(胚芽) 즉 연자심(蓮子心)은 마음을 진정시키고 열을 내려주며 지혈, 신장 기능을 강화하여 유정을 멈추게 하는 효능이 있다.

| 용법 | 연자육은 하루 12~24g에 물을 붓고 달여서 복용하거나 환 또는 가루를 내어 복용하며, 연잎은 하루 6~12g을 물을 붓고 달여서 복용하거나 환 또는 가루를 내어 복용한다.

| 사용상 주의사항 | 변비가 심한 사람은 과용하지 않도록 한다.

오미자

오미자五味子(대한약전)

- **학명** : *Schisandra chinensis* (Turcz.) Baill.
- **과명** : 오미자과　● **이명** : 개오미자, 오매자(五梅子)
- **개화기** : 5~6월　● **채취시기** : 9~10월(열매가 익었을 때) 채취

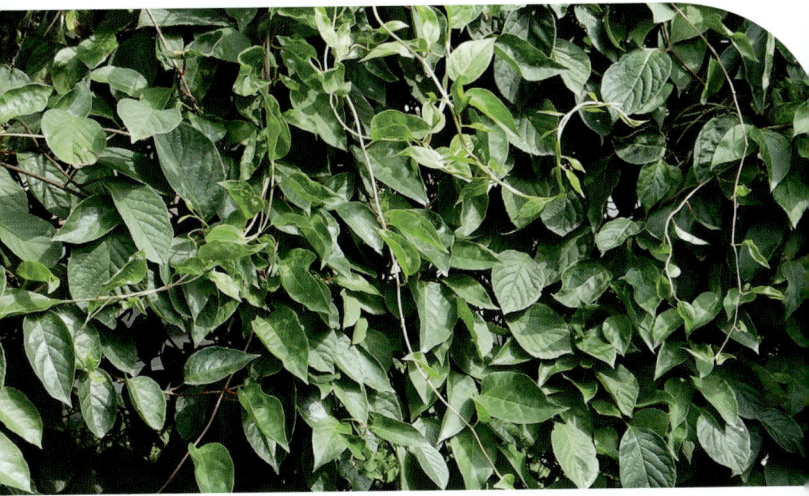

| 생육특성 | 오미자는 전국의 깊은 산골짜기에 자생 또는 재배하는 낙엽활엽덩굴성 목본으로 길이는 3m 전후이다. 작은 가지는 홍갈색이고 오래된 가지는 회갈색이며 수피는 조각조각 떨어져 벗겨진다. 잎은 넓은 타원형 또는 난형으로 서로 어긋난다. 가장

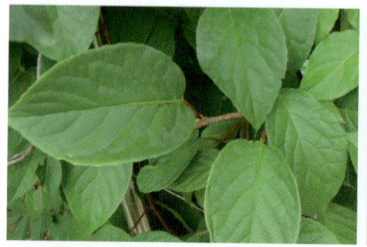
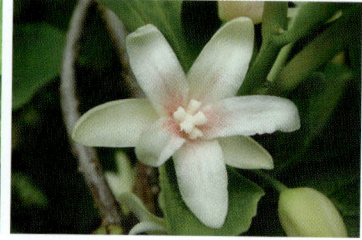

오미자_잎 생김새

오미자_꽃

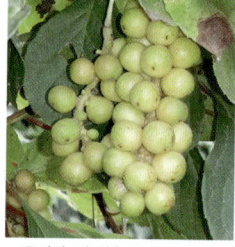
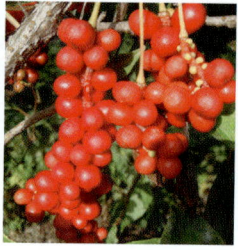
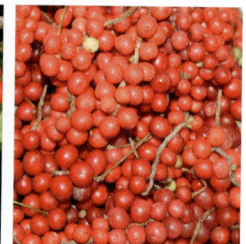

오미자_덜 익은 열매   오미자_익은 열매   오미자_채취품

자리에는 치아 모양의 톱니가 있으며 잎자루가 1.5~3cm 정도이다. 꽃은 자웅 이가화로 5~6월에 붉은빛이 도는 황백색으로 핀다. 열매는 장과로 둥글며 9~10월에 심홍색으로 익는다.

| 성분 | 열매에는 데옥시쉬잔드린, γ-쉬잔드린, 쉬잔드린 A~C, 이소쉬잔드린, 안겔로일이소고미신 H, O, P, Q, 벤조일고미신 H, 벤조일이소고미신 O, 티글로일고미신 H, P, 에피고민 O, 데옥시고미신 A, 프레곤미신, 우웨이지수 A~C, 우웨이지쿤 A, B, 쉬잔헤놀 등이 함유되어 있고, 정유로서 시트랄, α,β-차미그레날과 기타 유기산인 시트르산, 말릭산, 타르타르산, 비타민 C, 지방산

등이 함유되어 있다.

| 사용부위 | 열매를 사용한다.

| 효능과 주치 | 열매는 약용하는데 생약명을 오미자(五味子)라고 한다. 맛이 시고 달며 약성은 따뜻하고 자양강장작용, 중추신경 흥분작용, 간세포 보호작용, 진해, 거담작용이 있고 수렴, 지사, 만성 설사, 몽정, 유정, 도한, 자한, 구갈, 해수, 삽정, 고혈압 등을 치료한다. 열매 및 종자 추출물은 항암, 대장염, 알츠하이머병, 비만 등의 치료효과도 있다.

| 용법 | 열매 1일량 20~30g에 물 900mL를 붓고 반량으로 달여 2~3회 매 식후 복용한다. 외용으로는 건조하여 분말로 만들어 문지르거나 달인 액으로 환부를 씻어준다.

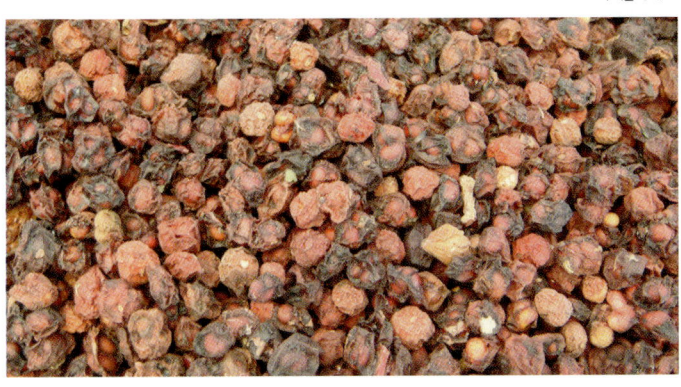

오미자_약재

오이풀 지유地楡(생약규격집)

- **학명** : *Sanguisorba officinalis* L.　　● **과명** : 장미과
- **이명** : 지우초, 수박풀, 외순나물, 백지유(白地楡), 서미지유(鼠尾地楡)
- **개화기** : 7~9월
- **채취시기** : 봄에 발아 전이나 또는 가을에 경엽이 마른 다음 뿌리를 채취

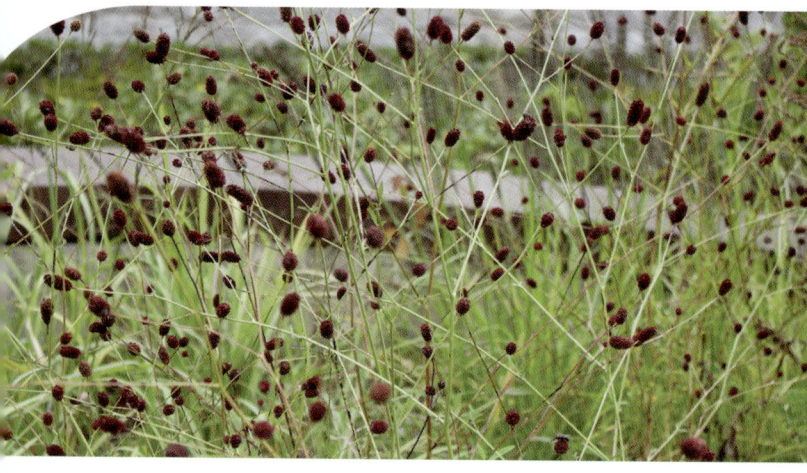

| 생육특성 |　오이풀은 숙근성 다년생 초본으로 전국의 산야에서 자란다. 원줄기는 곧게 자라는데, 상층부에서 가지가 갈라지고 높이는 30~150cm이다. 잎은 길이가 2.5~5cm, 너비는 1~2.5cm로 삼각형의 톱니가 있고 타원형이다. 꽃은 어두운 홍자색으로

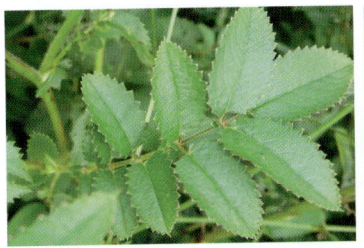
오이풀_잎 생김새

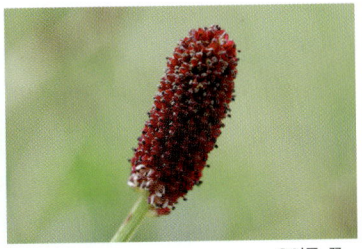
오이풀_꽃

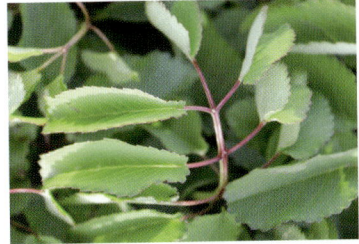
오이풀_줄기

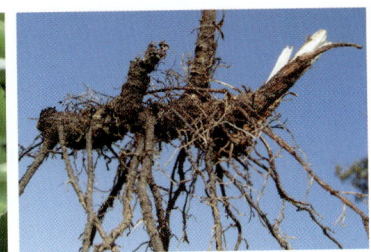
오이풀_뿌리 채취품

7~9월에 핀다. 열매는 이삭 모양으로 달걀 모양이며 날개가 있다. 약재로 쓰이는 뿌리줄기는 불규칙한 방추형(紡錘形) 또는 원기둥꼴로 조금 구부러지거나 혹은 비틀려 구부러졌다. 뿌리의 표면은 회갈색, 자갈색 또는 어두운 갈색으로 거칠고 세로 주름과 세로로 갈라진 무늬 및 곁뿌리의 자국이 있다. 질은 단단하고, 단면은 평탄하거나 혹은 껍질부에 황백색 또는 황갈색의 선상섬유(線狀纖維)가 많으며, 목부(木部)는 황색 또는 황갈색이며 방사상(放射狀)으로 배열되어 있다. 『생약규격집』에는 유사종인 동속 근연식물(가는오이풀, 긴오이풀, 산오이풀, 큰오이풀)의 뿌리도 모두 지유(地楡)로 수재되어 있다.

| **성분** | 지유사포닐, 산구이소르빈(게닌 산구이소르비게닌=토메토솔릭산), 타닌, 비타민 C, 사포넌 등이 함유되어 있다.

| **사용부위** | 뿌리줄기를 사용한다.

| **효능과 주치** | 양혈(凉血: 혈을 식힘), 지혈, 해독, 수렴(收斂: 기를 거두어들임), 소종(消腫: 종기 삭힘) 등의 효능이 있어서 토혈, 코피, 월경과다, 혈붕(血崩), 대장염, 치루, 변혈(便血), 치출혈(痔出血), 혈리(血痢), 붕루(崩漏), 화상 등을 치유한다. 그 밖에도 외상 출혈이나 습진 등을 치유하는 중요한 약이다. 특히 지유는 소염, 항균작용이 뛰어나서 소염제로 습진이나 생손앓이, 화상 치료 등에 아주 요긴하게 사용되던 민간 약재였다.

소염제로 사용할 때는 오이풀 뿌리를 씻은 다음 짓찧어서 따끈따끈하게 만들어 염증이나 타박상, 곪은 곳, 상처가 부은 곳에 붙인다. 생손앓이에는 오이풀 뿌리 달인 물에 손가락을 담근다. 또 화상 치료에는 오이풀 뿌리를 가루로 만들어 끓는 식물성 기름에 넣고 풀처럼 되게 고루 섞은 다음 멸균된 병에 담아두고 환부에 고루 바르면 분비물이 줄어들고 딱지가 생기면서 감염도 방지되고, 통증도 멎으며 새살이 빨리 돋는다.

| **용법** | 하루에 12~20g을 사용하는데, 민간에서는 뿌리줄기 말린 것 10g에 물 1L를 붓고 200~300mL 정도로 달여 아침저녁으로 2회에 나누어 복용한다. 환, 분말 등으로 만들어 복용하고, 분말을 개거나 짓찧어서 환부에 붙이기도 한다. 습진에는 불에 타도록 볶아서 가루로 만든 오이풀 뿌리 30g에 바셀린 70g을 넣고 고루 섞어서 환부에 바르는데, 이때 자근(지치뿌리)과 황백(황

벽나무 껍질) 가루를 각각 10g과 30g씩 첨가하면 더욱 좋다.

| **사용상 주의사항** | 수렴양혈(收斂凉血)하는 작용이 있으므로 허한(虛寒) 또는 출혈 등의 경우에는 피하고, 비위가 허한하거나 설사, 붕루, 대하 등의 증상이 있는 경우에는 신중하게 사용하여야 한다.

오이풀_약재

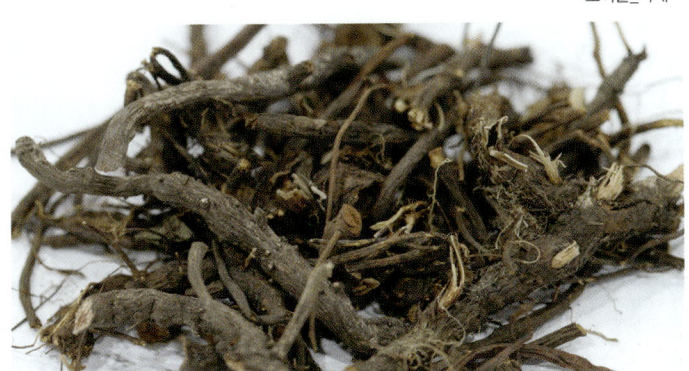

왜당귀 일당귀日當歸(생약규격집)

- **학명**: *Angelica acutiloba* (Siebold & Zucc.) Kitag.
- **과명**: 산형과
- **이명**: 화당귀(和當歸), 동당귀(東當歸)　●**개화기**: 6~8월
- **채취시기**: 파종 당해 또는 이듬해 10월 중순부터 11월 중순까지 뿌리를 채취

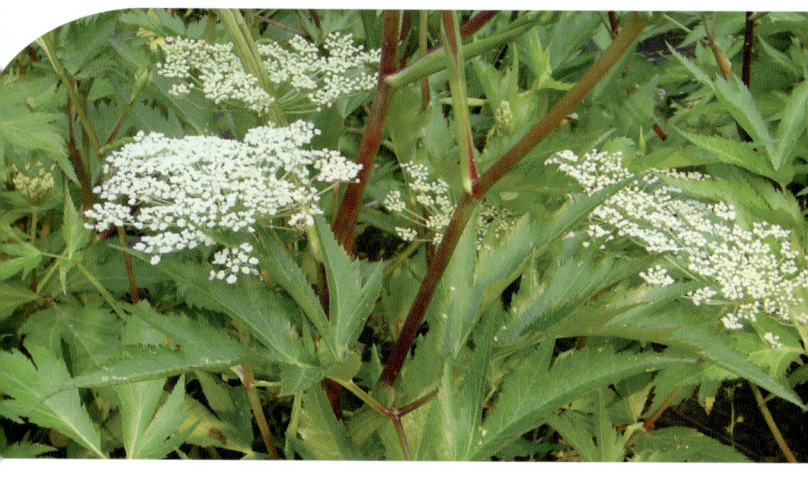

| 생육특성 | 왜당귀는 여러해살이풀로 40~90cm 정도 자란다. 뿌리가 충실하고 줄기는 자흑색이며 전체에 털이 없다. 잎은 어긋나며 2~3회 3출복엽으로서 소엽은 바늘 모양 또는 난상 바늘 모양으로 예리한 톱니가 있고, 끝이 뾰족하다. 6~8월에 백색

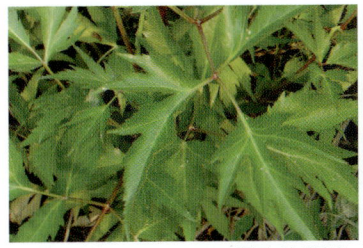
왜당귀_잎 생김새

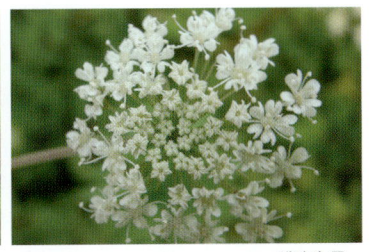
왜당귀_꽃

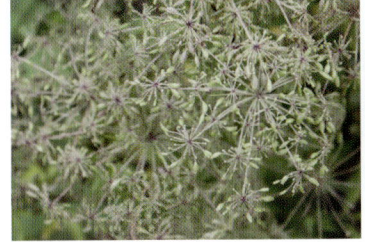
왜당귀_열매

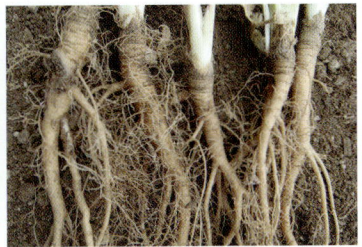
왜당귀_생뿌리 채취품

꽃이 피며 복산형화서이다. 열매는 편평한 긴 타원형이고 길이 4~5mm로 뒷면의 능선이 가늘며 가장자리에 좁은 날개가 있고 능선 사이에 3~4개의 합생면(合生面)에 4개의 유관(油管)이 있다. 종자는 9~10월에 익는다. 식물명에 대하여 국가생물종지식정보시스템에는 '왜당귀'로 수재되어 있으나 식약처 생약정보시스템에는 '일당귀'라고 수재되어 있다.

| 성분 | 리구스티라이드, 이소크니딜라이드, 부틸리덴프탈라이드, 세다놀라이드, 팔카린디올, 팔카리놀 등이 함유되어 있다. 꽃이 핀 포기의 뿌리는 대부분 썩어 없어진다.

| 사용부위 | 뿌리를 사용한다.

| 효능과 주치 | 보혈활혈(補血活血: 혈을 보하고 혈액순환을 원활하게 함), 조경지통(調經止痛: 월경을 조화롭게 하며 통증을 멈춤), 강장, 진통, 진정, 구어혈(驅瘀血: 어혈을 제거함)의 효능이 있다. 뇌신경을 보호하여 기억력 감퇴를 개선한다. 신체허약(身體虛弱), 빈혈, 월경불순, 월경통, 요슬냉통(腰膝冷痛: 허리와 무릎이 냉하고 아픈 증상), 두통, 신체동통(身體疼痛), 변비를 치료한다.

| 용법 | 뿌리 15g에 물 700mL를 붓고 반으로 달인 액을 반으로 나누어 아침저녁으로 복용한다. 외용할 때에는 달인 액으로 환부를 씻는다.

왜당귀_약재

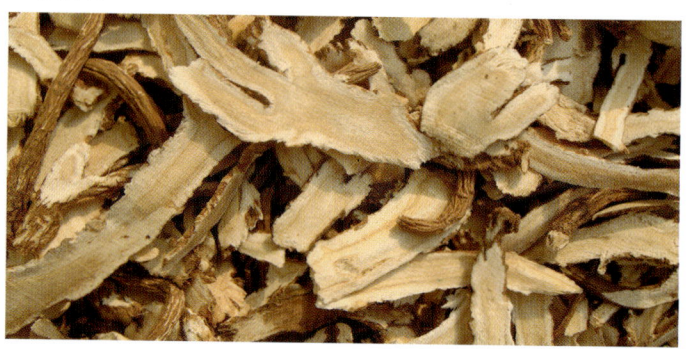

용담 _{용담龍膽(대한약전)}

- **학명** : *Gentiana scabra* Bunge
- **과명** : 용담과
- **이명** : 초룡담, 섬용담, 과남풀, 선용담, 초용담, 룡담
- **개화기** : 8~10월
- **채취시기** : 봄과 가을에 뿌리를 채취

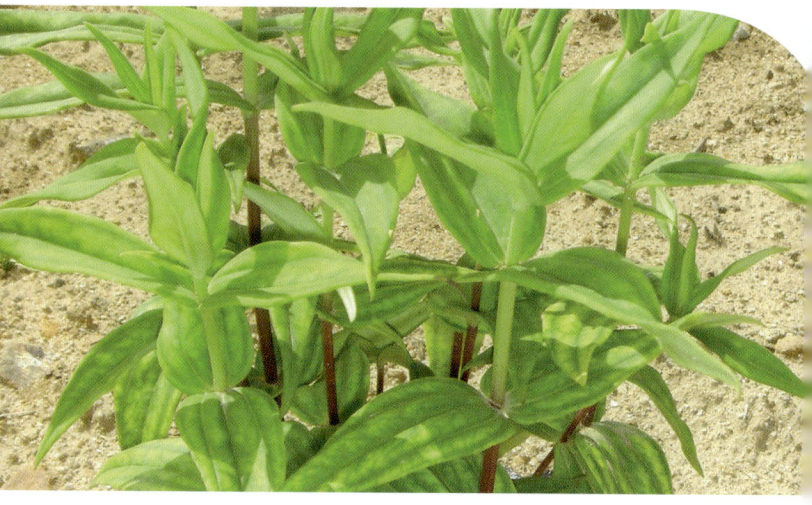

| 생육특성 | 용담은 전국의 산과 들에서 자라는 숙근성 다년생 초본이며 풀숲이나 양지에서 자란다. 키는 20~60cm 정도 자란다. 잎은 표면이 녹색이고 뒷면은 회백색을 띤 연녹색이며 길이는 4~8cm, 폭은 1~3cm로 마주나고 잎자루가 없이 뾰족하

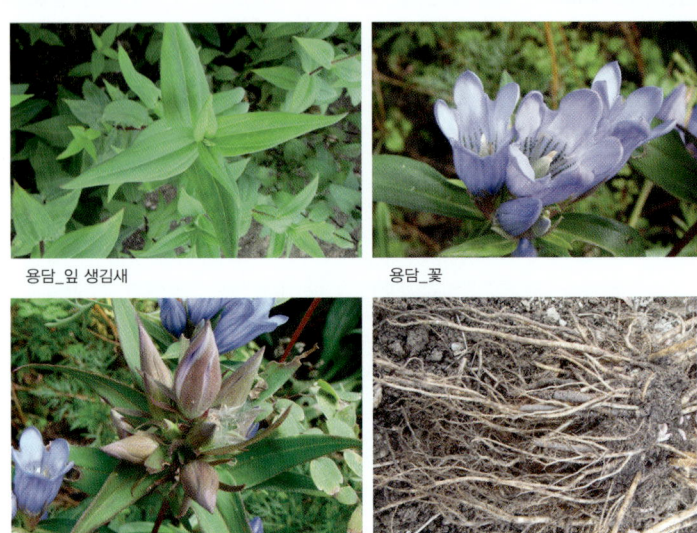

용담_잎 생김새

용담_꽃

용담_꽃봉오리

용담_생뿌리 채취품

다. 꽃은 8~10월에 피며 자주색이고 꽃자루가 없으며, 길이는 4.5~6cm로 윗부분의 잎겨드랑이와 끝에 달린다. 열매는 10~11월에 달리며 시든 꽃부리와 꽃받침에 달려 있다. 종자는 작은 것들이 씨방에 많이 들어있다. 꽃이 많이 달리면 옆으로 처지는 경향이 있고 바람에도 약해 잘 쓰러진다. 하지만 쓰러진 잎과 잎 사이에서 꽃이 많이 피기 때문에 줄기가 상했다고 해서 끊어내서는 안 된다.

| 성분 | 겐티오피크린, 겐티아닌, 겐티아노오스, 스베르티아마린 등을 함유한다.

| **사용부위** | 뿌리를 사용한다.

| **효능과 주치** | 건위, 해열, 이담(利膽: 담기능을 이롭게 함), 사간(瀉肝: 간의 사기를 없앰), 소염 등의 효능이 있어서 소화불량, 간열증(肝熱症), 담낭염, 황달, 두통, 간질, 뇌염, 방광염, 요도염, 눈에 핏발이 서는 증상 등을 치료하는 데 이용한다.

| **용법** | 하루 3~10g에 물 1L를 붓고 반액으로 달여서 2~3회에 나누어 복용한다.

| **사용상 주의사항** | 용담은 쓰고 찬 성질이 강하므로 전문가의 처방에 따라 신중하게 사용해야 한다.

용담_약재

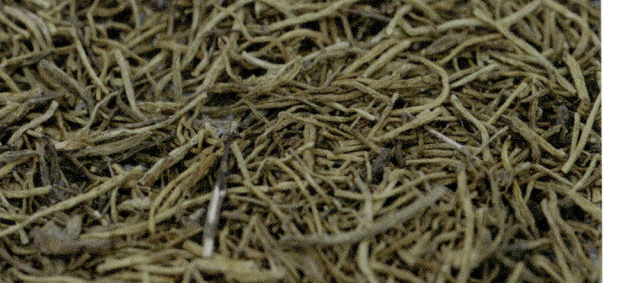

우엉 우방자牛蒡子(대한약전)

- **학명** : *Arctium lappa* L.
- **과명** : 국화과
- **이명** : 악실(惡實), 서점자(黍粘子), 서점자(鼠粘子), 대력자(大力子)
- **개화기** : 7월
- **채취시기** : 과실은 8~9월에 익었을 때 채취, 뿌리는 연중 채취하여 생으로 사용

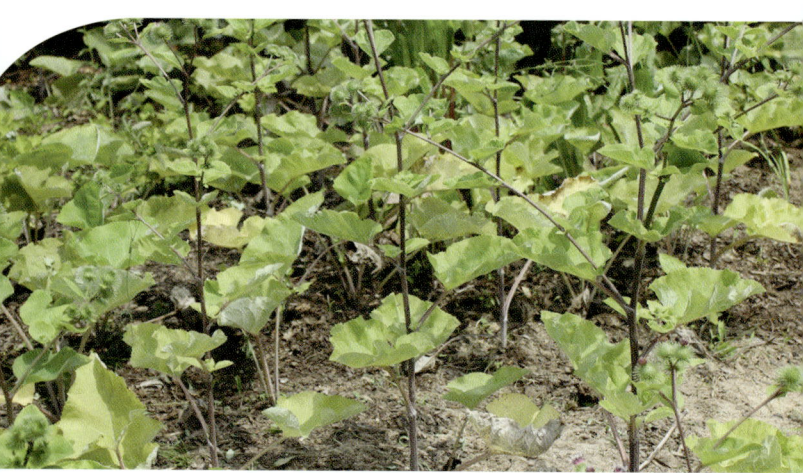

| 생육특성 | 우엉은 두해살이풀로 뿌리는 육질(肉質)이며 곧게 나고 줄기는 높이 약 1.5m이다. 경엽은 어긋나고, 근생엽(根生葉)은 모여 나는데 잎자루가 크고 길어 약간 심장형이며 약 30cm 길이의 치아 모양 톱니가 있고 뒷면은 솜털이 빽빽하다. 꽃은 암자색

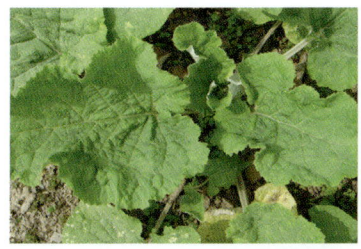
우엉_잎 생김새

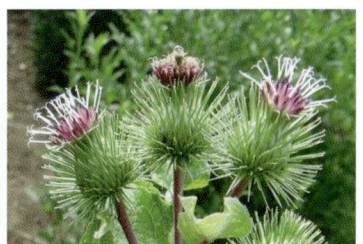
우엉_꽃

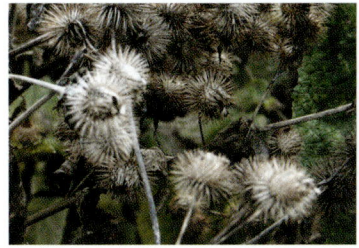
우엉_종자 결실

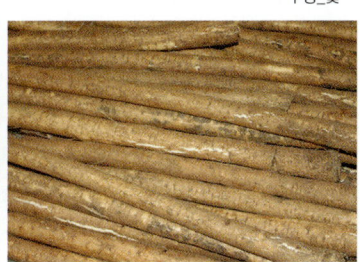
우엉_생뿌리 채취품

또는 백색으로 7월에 피며, 두화는 방상화서이고 전부 관상화이다. 총포는 구형(球形)이며 포편은 침형(針形)이고, 말단은 갈고리 모양의 잔꽃이 5갈래로 갈라지고 관모는 단형으로 강경(剛硬)하고 갈색이다. 종자는 우방자(牛蒡子)라 하는데, 검은색이며 바늘 모양의 가시가 달려 있다.

| 성분 | 열매에는 아크틴, 라파올 B~H, 마타이레시놀 등이, 뿌리에는 γ-구아니디노-노르말-부티릭산, 클로로겐산, 이눌린 등이 함유되어 있다.

| 사용부위 | 종자(우방자), 뿌리를 사용한다.

| **효능과 주치** | 열매는 눈을 밝게 해주고 풍을 없애며, 줄기와 잎은 여자들의 월경불순에 술이나 식혜를 만들어 하루 2~3번 조금씩 마시면 스스로 월경이 통(通)한다. 종자는 거풍열(祛風熱: 풍사와 열사를 제거함), 해독, 소종(消腫: 종기나 부스럼을 삭힘)의 효능이 있고 뿌리는 사지마비, 항암, 종기, 여드름, 당뇨병에, 잎은 두통, 유선염, 칼에 벤 상처에 효과가 있다.

| **용법** | 열매 10g에 물 700mL를 넣고 반으로 달인 액을 반으로 나누어 아침저녁으로 복용한다. 치통에 볶은 우엉씨를 달인 물로 양치질하고 뱉어 버린다. 유선염의 치료에 우방자에 사향(麝香)과 술을 가하여 복용한다. 편도선염으로 목구멍이 막혔을 때 우방자 6g을 볶아 감초 6g과 함께 물 540mL에 달여 반량으로 조금씩 입에 머금고 있다가 삼키면 잘 낫는다. 또 열매를 볶아 분말을 만들어 끓인 물에 타서 먹으면 자연히 목 막힌 것이 트이고 염증이 없어지며 잘 낫는다고 한다.

우엉_약재

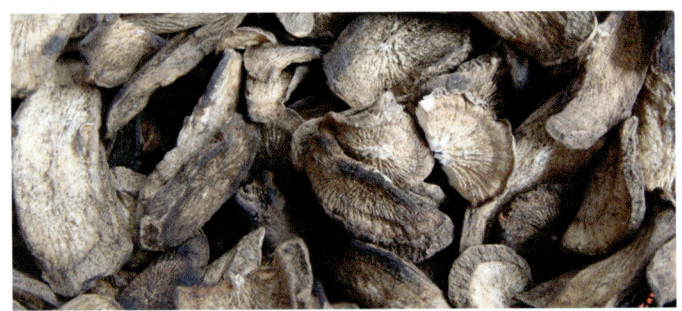

으름덩굴 목통木通(대한약전)

- **학명** : *Akebia quinata* (Houtt.) Decne.
- **과명** : 으름덩굴과
- **이명** : 으름, 목통, 통초(通草), 연복자(燕覆子)
- **개화기** : 4~5월
- **채취시기** : 열매는 9~10월, 덩굴줄기·목질부는 가을, 뿌리는 9~10월 채취

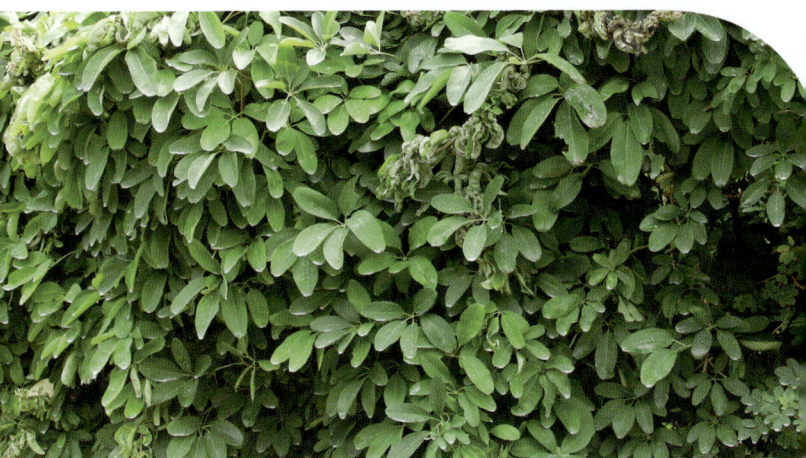

| 생육특성 | 으름덩굴은 전국의 산기슭 계곡에 자라는 낙엽활엽 덩굴성 목본으로서 덩굴 길이는 5m 전후로 뻗어나간다. 가지는 회색에 가는 줄이 있으며, 껍질눈은 돌출되어 있다. 잎은 손바닥처럼 생긴 장상 복엽이고 3~5개의 겹잎이 가지 끝에 모여 나거

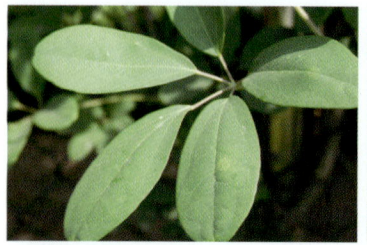
으름덩굴_잎 생김새

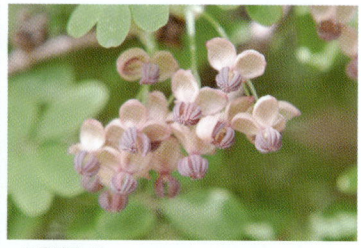
으름덩굴_꽃

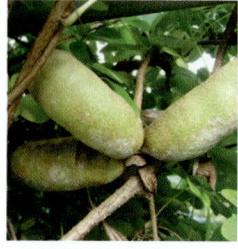
으름덩굴_덜 익은 열매

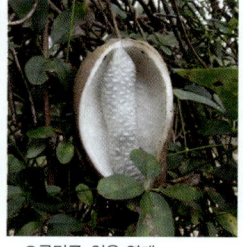
으름덩굴_익은 열매

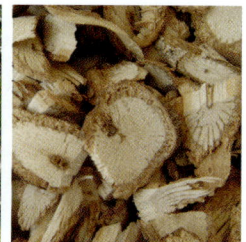
으름덩굴_약재

나 서로 어긋나며 잎자루는 가늘고 길다. 작은 잎은 보통 5개로 거꿀달걀형 또는 타원형에 잎 끝은 약간 오목하고 양면에 털이 있으며 가장자리는 밋밋하다. 꽃은 4~5월에 암자색으로 피며 열매는 액과로 장타원형 통 모양에 양 끝은 둥글고 9~10월에 익어 벌어진다.

| 성분 | 열매에는 트리터피노이드 사포닌으로서 올레아놀릭산, 헤드라게닌, 콜린소니딘, 칼로파낙스사포닌 A, 헤데로사이드 D_2 등이 함유되어 있다. 덩굴줄기와 목질부에는 사포닌의 헤드라게닌 및 올레아놀릭산을 게닌으로 하는 b~f, h~k, 퀴나토시드

A~D 등과 트리터피노이드로서 노라주놀린산, 기타 스티그마스테롤, 스테롤 등이 함유되어 있다. 뿌리에는 스티그마스테롤, β-시토스테롤, β-시토스테롤-β-디-글루코사이드 외에도 아케보사이드 등이 함유되어 있다.

| 사용부위 | 열매, 덩굴줄기, 목질, 뿌리를 사용한다.

| 효능과 주치 | 열매는 약용하는데 생약명을 팔월찰(八月札: 민간약초)이라고 하며 맛이 달고 약성은 차며 진통, 이뇨, 활혈, 번갈(煩渴), 이질, 요통, 월경통, 헤르니아, 혈뇨, 탁뇨, 요로결석을 치료한다. 덩굴줄기, 목질은 생약명을 목통(木桶:『대한약전』)이라고 하여 이뇨작용과 항균작용이 있고 병원성진균에 대한 억제작용이 있으며 소변불리, 혈맥통리(血脈通利), 사화(瀉火), 진통, 진정, 소변혼탁, 수종(水腫), 부종, 항염, 전신의 경직통(硬直痛), 유즙불통 등을 치료한다. 뿌리는 생약명을 목통근(木桶根: 민간약초)이라고 하여 거풍, 이뇨, 활혈, 행기(行氣), 보신, 보정, 관절통, 소변곤란, 헤르니아, 타박상 등을 치료한다. 으름덩굴의 종자 추출물은 암 예방과 치료에 효과적이다.

| 용법 | 열매는 1일량 50~100g에 물 900mL을 붓고 반량으로 달여 2~3회 매 식후 복용한다. 또는 술에 용출하여 아침저녁으로 복용해도 된다. 덩굴줄기나 목질은 1일량 20~30g에 물 900mL을 붓고 반량으로 달여 2~3회 매 식후 복용한다. 뿌리는 1일량 30~50g에 물 900mL을 붓고 반량으로 달여 2~3회 매 식후 복용한다. 또는 즙을 내어 먹어도 되고 술에 용출하여 먹어도 된다. 외용으로는 뿌리를 짓찧어서 환부에 붙인다.

으아리   위령선 威靈仙 (생약규격집)

- **학명** : *Clematis terniflora* var. *mandshurica* (Rupr.) Ohwi
- **과명** : 미나리아재비과
- **이명** : 큰위령선, 노선(露仙), 능소(能消), 철각위령선(鐵脚威靈仙)
- **개화기** : 6~8월   **채취시기** : 가을에 뿌리를 채취

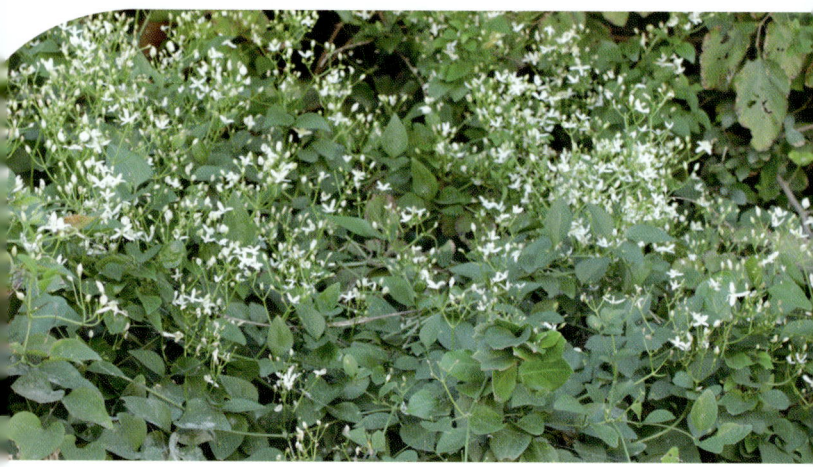

| 생육특성 | 으아리는 낙엽활엽 만경목(덩굴식물)으로 줄기는 2m 정도 뻗는다. 잎은 마주나고 깃꼴겹잎이며 보통 5개의 소엽을 가지며 모양은 달걀형 또는 타원형이다. 6~8월에 흰색 꽃이 피며, 취산화서(聚散花序)는 줄기 끝에 나오는 정생(頂生) 또는 줄기와

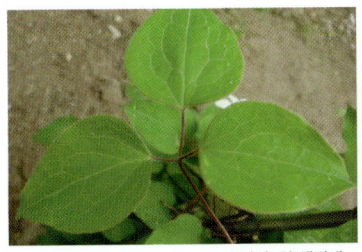
으아리_잎 생김새

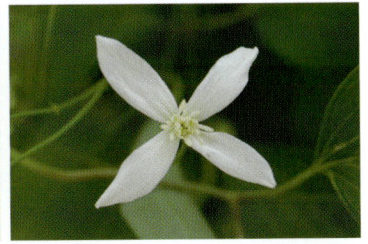
으아리_꽃

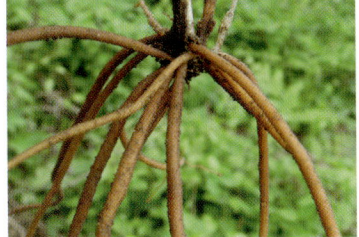
으아리_생뿌리 채취품

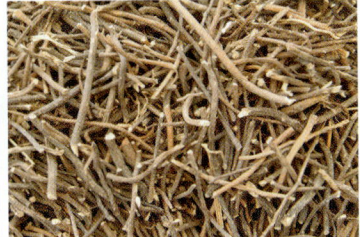
으아리_약재

잎 사이에 나오는 액생(腋生)이며 열매는 9~10월에 결실한다. 어린잎은 식용한다. 근경은 기둥 모양으로 길이 1.5~10cm, 지름 0.3~1.5cm이다. 표면은 담갈황색으로 정단(頂端)에는 줄기의 기부가 잔류되어 있고, 질은 단단하고 질기며, 단면은 섬유성으로 아래쪽에는 많은 가는 뿌리가 붙어 있다. 뿌리는 가늘고 긴 원기둥꼴로 약간 구부러졌고 길이 7~15cm, 지름 0.1~0.3cm이다. 표면은 흑갈색으로 가는 세로 주름이 있으며 피부는 탈락되어 황백색의 목부가 노출되어 있다. 질은 단단하면서 부스러지기 쉽고, 단면의 피부는 비교적 넓고, 목부는 담황색으로 방형(方形)이며 피부와 목부 사이는 항상 벌어져 있다.

| 성분 | 뿌리에 아네모닌, 아네모놀, 스테롤, 락톤, 프로토아네모닌, 사포닌 등이 함유되어 있다.

| 사용부위 | 뿌리와 뿌리줄기 건조한 것을 사용한다.

| 효능과 주치 | 진통, 거풍습(祛風濕: 풍사와 습사를 제거함), 통경락(通經絡: 경락을 통하게 함) 등의 효능이 있어서 각종 신경통, 관절염, 근육통, 수족마비, 언어장애, 통풍, 각기병, 편도선염, 볼거리, 간염, 황달 등에 유효하다.

| 용법 | 말린 것으로 하루에 4~12g을 사용하는데, 보통 물 700mL 정도를 붓고 200~300mL 정도로 달여 아침저녁으로 2회에 나누어 복용한다. 환이나 가루로 복용하며, 짓찧어 환부에 붙이기도 한다. 민간에서는 구안와사증(풍으로 인하여 입이 돌아가는 증상), 류머티즘성 관절염, 편도선염의 치료에 다음과 같이 이용한다.

① 구안와사증 : 으아리 잎, 줄기, 뿌리 등 어떤 부위라도 마늘 한 쪽과 함께 찧어 중간 정도 크기의 조개껍질에 소복하게 채워서 팔목관절에서 4cm 정도 손바닥 안쪽, 또는 엄지와 검지손가락 사이 합곡혈(合谷穴)에 붙이는데, 왼쪽으로 돌아가면 오른쪽 손에, 오른쪽으로 돌아가면 왼쪽 손에 붙인다. 붙이고 있다가 살이 불에 데인 자국처럼 물집이 생기면 떼어낸다.

② 류머티즘성 관절염 : 으아리 뿌리를 잘게 썰어 병에 넣고 푹 잠기게 술을 부어 넣고 마개를 꼭 막아 1주일 정도 두었다가 꺼

내어 잘 말려서 부드럽게 가루를 낸 다음 꿀로 반죽하여 환을 만들어 하루에 3회, 한 번에 4~6g씩 식후에 먹는다. 또는 잘게 썬 으아리 뿌리 20g에 물 1L 정도를 붓고 절반 정도로 달여서 하루에 3회로 나누어 식후에 마시거나, 으아리 12g, 오가피 10g을 물에 달여 하루에 3회로 나누어 먹어도 좋다.

③ 편도선염 : 으아리 줄기, 잎을 하루 30~60g씩 물에 달여 2~3회에 나누어 공복에 먹으면 염증을 가라앉히고 통증을 멈추는 작용을 한다.

| 사용상 주의사항 | 약성이 매우 강하여 기혈을 소모시킬 우려가 있기 때문에 기혈이 허약한 사람이나 임산부는 신중하게 사용해야 한다.

음나무 해동피海桐皮(대한약전)

- **학명** : *Kalopanax septemlobus* (Thunb.) Koidz.
- **과명** : 두릅나무과 ● **이명** : 개두릅나무, 당엄나무, 당음나무, 멍구나무, 엉개나무, 엄나무, 해동목(海桐木) ● **개화기** : 7~8월
- **채취시기** : 수피는 연중 수시, 뿌리는 늦여름부터 가을까지 채취

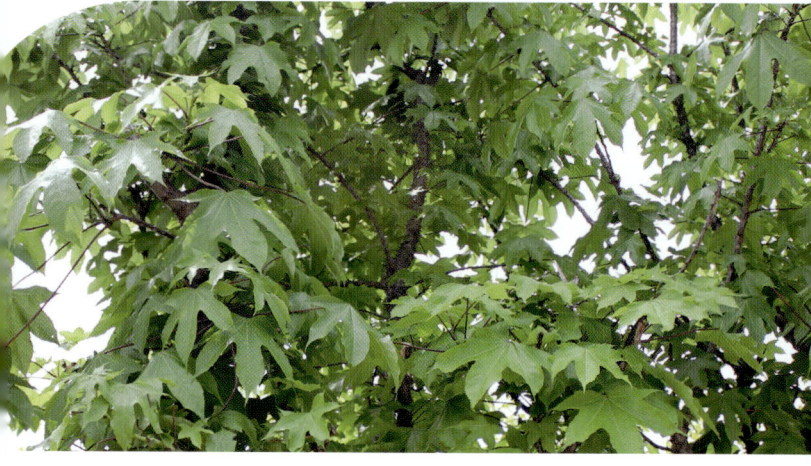

| 생육특성 | 음나무는 전국의 산기슭 양지 쪽 길가에 자라는 낙엽활엽교목으로 높이가 20m 전후로 자란다. 나무와 가지에 굵은 가시가 많이 나 있다. 잎은 긴 가지에는 서로 어긋나고 짧은 가지에는 모여 나며 손바닥 모양으로 5~7갈래로 찢어져 잎 끝

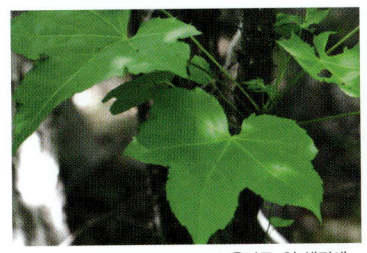
음나무_잎 생김새

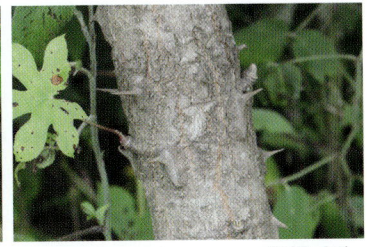
음나무_수피

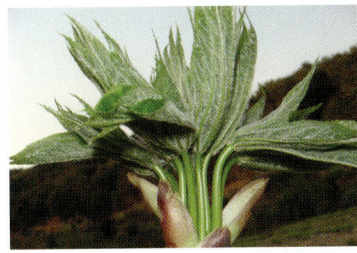
음나무_새순

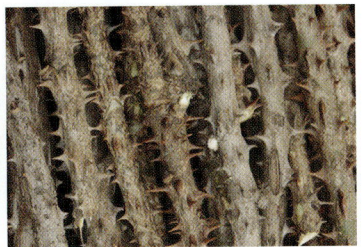
음나무_줄기 채취품

은 길고 뾰족하며 가장자리에는 톱니가 있다. 꽃은 우산형의 산형꽃차례로 7~8월에 황록색의 꽃이 피고 윤기가 있으며 다섯으로 갈라진다. 열매는 공 모양에 가깝고 9~10월에 결실한다.

| 성분 | 수피에는 트리터펜사포닌으로 칼로파낙스사포닌 A, B, G, K, 페리칼프사포닌 P_{13}, 헤데라사포닌 B, 픽토사이드 A가 함유되어 있다. 리그난으로 리리오덴드린이 함유되어 있으며 페놀화합물로 코니페린, 칼로파낙신 A~C, 기타 폴리아세틸렌 화합물, 타닌, 플라보노이드, 쿠마린, 글루코사이드, 알칼로이드류, 정유, 레신, 전분 등이 함유되어 있다.

| **사용부위** | 수피, 뿌리를 사용한다.

| **효능과 주치** | 수피는 약용하는데 생약명을 해동피(海桐皮 : 『대한약전』)라고 하며 맛이 쓰고 매우며 약성은 평범하여 수렴, 진통약으로 거풍습, 살충, 활혈의 효능이 있고 류머티즘에 의한 근육마비, 근육통, 관절염, 가려움증 등의 치료에 쓰인다. 또 항산화작용을 비롯해서 항염, 항진균, 항종양, 혈당강하, 지질저하작용 등이 있다. 뿌리 또는 근피는 생약명을 해동수근(海桐樹根)이라 하여 거풍, 제습(除濕), 양혈(凉血), 어혈의 효능이 있고 장풍치혈(腸風痔血), 타박상, 류머티즘에 의한 골통(骨痛) 등을 치료한다. 음나무 추출물은 HIV증식 억제 활성으로 AIDS(후천성면역결핍증), 퇴행성 중추신경계 질환 개선 등의 치료효과가 보고되었다.

| **용법** | 수피 1일량 30~50g에 물 900mL을 붓고 반량으로 달여 2~3회 매 식후 복용한다. 외용으로는 달인 액으로 환부를 씻거나 짓찧어서 붙이거나 분말로 하여 기름에 개어 환부에 붙인다. 뿌리 1일량 20~40g에 물 900mL을 붓고 반량으로 달여 2~3회로 나누어 매 식후 복용한다. 외용으로는 짓찧어서 환부에 붙인다.

음나무_약재(해동피)

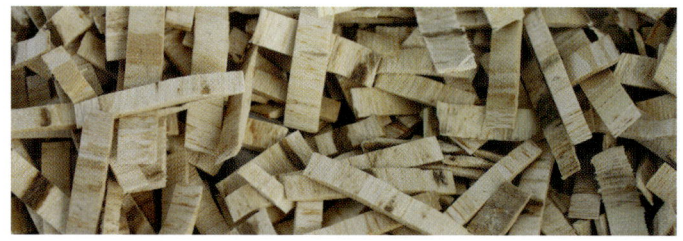

이질풀 현초玄草(대한약전)

- **학명** : *Geranium thunbergii* Siebold & Zucc.
- **과명** : 쥐손이풀과
- **이명** : 개발초, 이질초, 방우아초, 오엽초(五葉草), 오판화(五瓣花)
- **개화기** : 8~9월
- **채취시기** : 식물체가 50cm 정도로 자라고, 꽃이 피는 시기가 가장 약효가 좋으므로 이때 채취하여 건조 뒤 사용

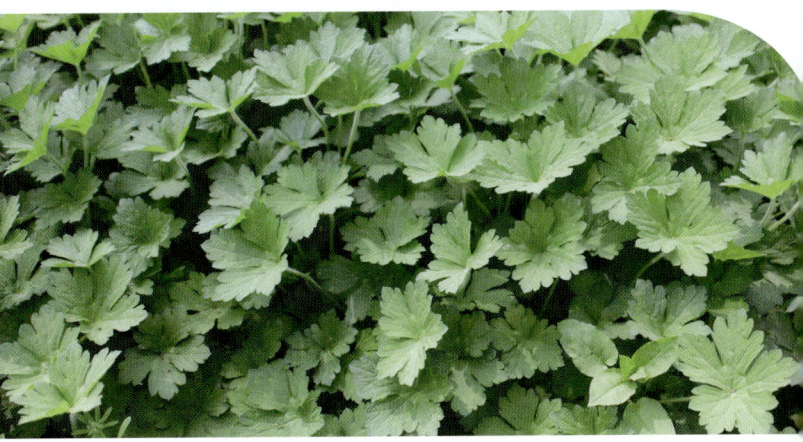

| 생육특성 | 이질풀은 다년생 초본으로 전국 각지의 산야에 자란다. 높이는 50cm 정도로 비스듬하게 자라며, 잎은 마주나고 잎자루가 있다. 잎의 모양은 손바닥을 편 것 같으며 잎몸은 3~5개로 갈라진다. 꽃은 8~9월에 연한 홍색, 홍자색 또는 흰색으

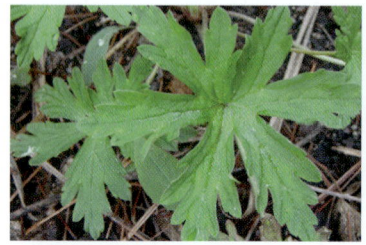
이질풀_잎 생김새

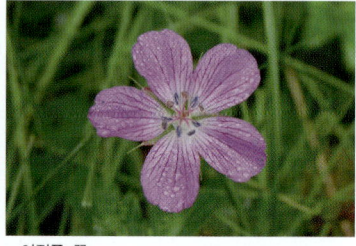
이질풀_꽃

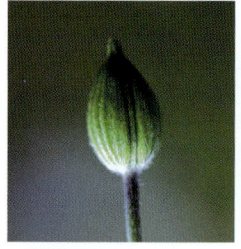
이질풀_꽃봉오리

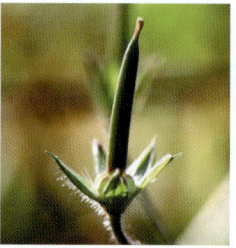
이질풀_열매

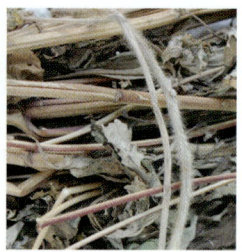
이질풀_채취품

로 피며 지름은 1~1.5cm이다. 꽃줄기에서 2개의 작은 꽃줄기가 갈라져 각 1개의 꽃이 달린다. 열매는 10월경에 달리며 길이가 1.5~2cm로 학의 부리처럼 생겼다. 검은색의 씨방이 5개로 갈라져서 위로 말리며 각각의 씨방에 종자가 1개씩 들어 있다.

| 성분 | 타닌이 50~70%로서 주성분은 게라닌이다. 디하이드로게라닌, 퓨로신 등이 소량 함유되어 있고, 케르세틴, 캠페롤-7람노사이드, 캠페롤 등의 플라보노이드 성분이 함유되어 있다.

| 사용부위 | 전초를 사용한다.

| 효능과 주치 | 수렴(收斂)하는 성질이 강하며, 풍을 제거하고 활

혈과 해독의 효능이 있어서 풍사와 습사로 인하여 결리며 쑤시고 아픈 풍습동통(風濕疼痛)과 구격마목(拘擊痲木), 장염, 이질, 설사 등을 다스리는 데 아주 유용하다.

| 용법 | 이질풀은 변비와 설사에 좋은 효과를 가지며, 차 대신 상용하면 건위와 정장제로도 뛰어난 효과가 있다. 지사제로 사용할 때는 진하게 달여서 따뜻하게 마시고, 변비에는 차게 마신다. 건조한 약재 15~20g에 물 700mL를 붓고 끓기 시작하면 200~300mL 정도로 달여 아침저녁으로 2회에 나누어 복용한다. 수렴성이 강하고 위장의 점막을 보호하며 염증을 완화하는 효과가 있다. 설사를 멈추고, 장내 세균을 억제하는 효과가 있어 식중독이 많이 발생하는 여름철에 아주 요긴한 약재이다.

| 사용상 주의사항 | 설사와 변비에 함께 사용할 수 있는 특성이 있다. 달인 것을 따뜻하게 복용하면 설사를 멈추게 하고, 식혀서 복용하면 숙변을 배출하는 데 도움이 되므로 이를 거꾸로 하지 않도록 주의한다. 과민성 대장증후군에 응용할 수 있다.

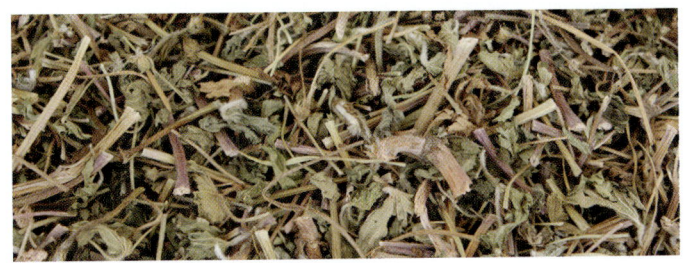

이질풀_약재

익모초 익모초 益母草 (대한약전)

- **학명**: *Leonurus japonicus* Houtt.
- **과명**: 꿀풀과
- **이명**: 임모초, 개방아, 충울(茺蔚), 익명(益明), 익모(益母)
- **개화기**: 7~8월
- **채취시기**: 여름철에 줄기와 잎이 무성하고 꽃이 피기 전에 채취

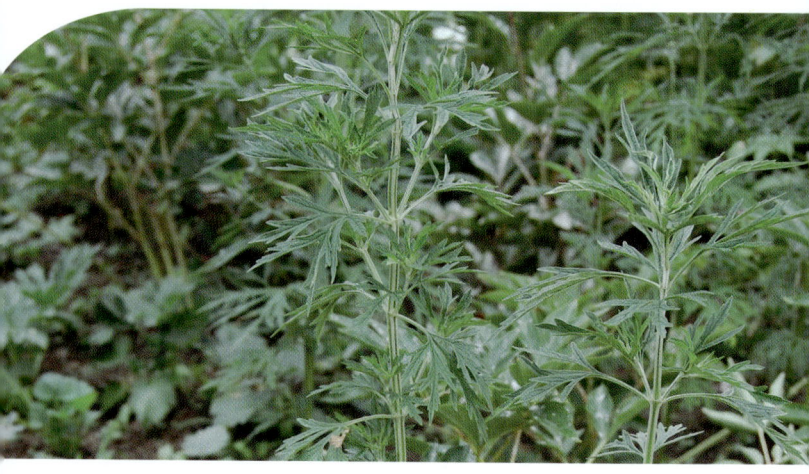

| 생육특성 | 익모초는 2년생 초본으로 전국 각지에 자생하며 높이는 1~2m이다. 줄기는 참깨 줄기처럼 모가 나고 곧게 서며 잎은 서로 마주난다. 뿌리에서 난 잎은 약간 둥글고 깊게 갈라져 있으며 꽃이 필 때 없어진다. 줄기에 달린 잎은 3갈래의 깃 모양

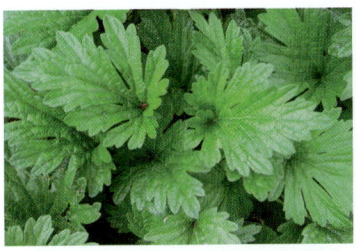
익모초_잎 생김새

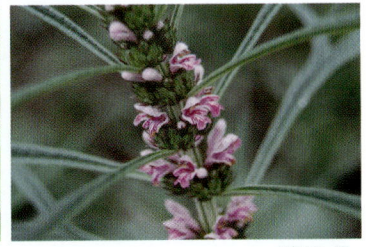
익모초_꽃

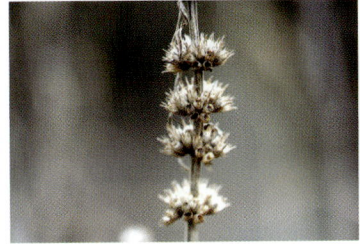
익모초_종자 결실

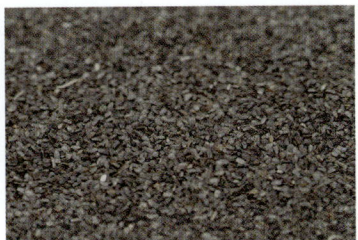
익모초_씨앗

으로 갈라져 있다. 꽃은 7~8월에 잎겨드랑이에 뭉쳐서 홍자색으로 피며, 꽃받침은 5갈래로 갈라진다. 열매는 분과로 8~9월에 달걀 모양으로 익는다. 충울자(茺蔚子)라고 부르는 종자는 3개의 능각이 있어서 단면이 삼각형처럼 보이며 검게 익는다.

전초는 여성들의 부인병을 치료하는 데 효과가 있어 익모초(益母草: 『대한약전』)라는 이름이 붙었으며 농가에서 약용작물로 재배하거나 화단이나 작은 화분에 관상용으로 재배하기도 한다.

| 성분 | 레오누린, 스타키드린, 레노누리딘, 레오누리닌, 루틴, 벤조산, 로르산, 스테롤, 비타민 A, 알기닌, 스타키오스 등을 함유한다.

| 사용부위 | 지상부 잎과 줄기(익모초) 및 종자(충울자)를 사용한다.

| 효능과 주치 | 어혈을 풀어주고 월경을 조화롭게 하며, 혈의 순환을 돕고, 수도를 이롭게 한다 자궁수축 등의 효능이 있어서 월경불순, 출산 시 후산이 잘 안 되는 오로불하(惡露不下)와 어혈복통(瘀血腹痛), 월경통, 붕루(崩漏), 타박상, 소화불량, 급성 신염, 소변불리, 혈뇨, 식욕부진 등을 치료하는 데 유용하다.

| 용법 | 말린 것으로 하루에 12~20g 정도를 사용하는데, 채취한 익모초를 그늘에서 말려서 한 번에 5g 정도를 물 700mL에 넣고 200~300mL 정도로 달여 아침저녁으로 2회에 나누어 복용한다. 민간에서는 이 방법으로 여성들의 손발이 차고 월경이 고르지 못한 부인병을 치료하거나 대하증을 치료하는 데 이용하였고, 산후에 배앓이를 치료하기 위하여 꽃이 필 무렵 채취하여 깨끗이 씻은 다음 짓찧어 즙을 내서 한 번에 익모초 즙 한 숟가락에 술을 약간씩 섞어서 먹는데 하루에 3회 복용한다. 또한 무더운 여름 더위를 먹고 토하면서 설사를 할 때는 생익모초를 짓찧어 즙을 내서 한 번에 1~2숟가락씩 자주 복용한다.

| 사용상 주의사항 | 혈이 허하고 어혈이 없을 때는 사용을 금한다.

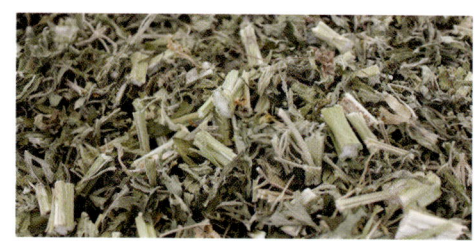

익모초_약재

인동덩굴 <small>금은화 金銀花
인동 忍冬(대한약전)</small>

- **학명** : *Lonicera japonica* Thunb.
- **과명** : 인동과
- **이명** : 인동등, 금은등, 금은화등, 금화등, 은화, 이포화, 이보화, 이화
- **개화기** : 6~7월
- **채취시기** : 꽃이 피기 전에 꽃봉오리를 채취하여 그늘에 말려서 사용하고, 덩굴줄기는 여름과 가을에 수시로 채취, 열매는 10~11월에 채취하여 건조 뒤 사용

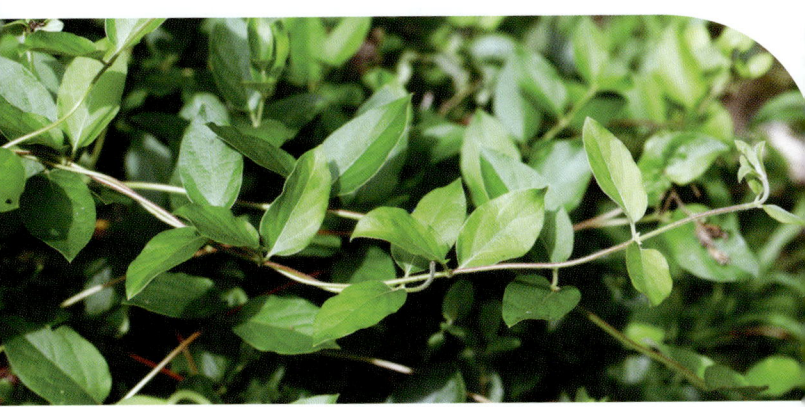

| 생육특성 | 인동덩굴은 반상록활엽 덩굴성 관목으로 높이는 3~4m에 이른다. 잎은 난원형에 서로 마주나고, 꽃은 6~7월에 백색으로 피어 차츰 황금색으로 변하며, 열매는 9~10월에 흑색으로 익는다. 꽃이 흰색과 노란색으로 핀 듯 하므로 금은화라고

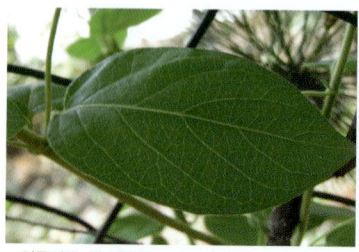
인동덩굴_잎 생김새

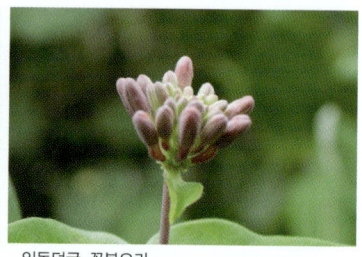
인동덩굴_꽃봉오리

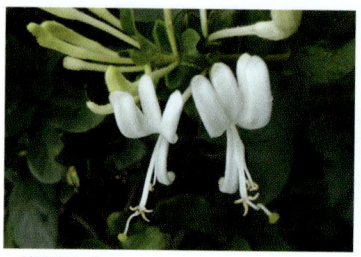
인동덩굴_꽃

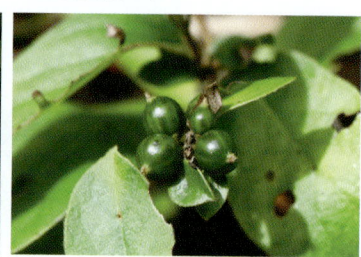
인동덩굴_열매

도 하는데, 전염병으로 죽은 농부의 딸 금화와 은화의 무덤에 핀 꽃이라는 전설이 있다.

| 성분 | 루테올린, 이노시톨, 사포닌, 타닌, 리니세린, 플라보노이드, 알칼로이드 등이 있다.

| 사용부위 | 꽃, 잎, 덩굴줄기, 열매를 사용한다.

| 효능과 주치 | 인동덩굴은 염증 해소에 탁월한 효능을 갖고 있어 전염성 간염과 창독, 장염, 창종, 부스럼 치료에 효과가 있다. 줄기는 인동(忍冬:『대한약전』)이라고 하여 발열, 간염, 근골통증을 치료하는 데 쓰이며, 꽃은 금은화(金銀花:『대한약전』)라고 하여

옹종, 종독, 항균, 항염, 항암 등의 치료에 이용한다.

| 용법 |

① 일반적인 복용법 : 인동덩굴 줄기 150g(말린 것은 75g)을 900mL 물에 넣고 달여서 매 식후 1컵(150mL)씩 복용한다.

② 소화기계통 : 줄기 30g 또는 꽃 20g을 600mL의 물에 넣고 반 정도 될 때까지 달여서 아침저녁 1컵(150mL)씩 복용한다.

③ 각종 염증 : 인동덩굴 줄기 50~100g을 물 900mL에 넣고 반으로 될 때까지 달여서 매 식후 1컵(150mL)씩 복용한다. 화농성 질환에 좋은 효과가 있다.

④ 감기몸살 : 밤, 인동덩굴 줄기, 댓잎이나 산죽(지리산 등 고산지에 자생하는 조릿대) 잎, 사기그릇 조각, 소엽, 박속 등을 적당량씩 함께 넣은 다음 물 1L를 넣고 낮은 온도에서 잘 끓인 물을 마시고 더운 곳에서 땀을 흘려준다.

⑤ 설사 : 인동덩굴 줄기 30g, 감나무 뿌리 50g, 인진쑥 20g, 물 900mL의 비율로 달여서 1컵(150mL)씩 1일 1~2회 복용한다.

| 사용상 주의사항 | 꽃을 장기간 보관하려면 불에 흑갈색이 될 때까지 볶는 것이 좋다.

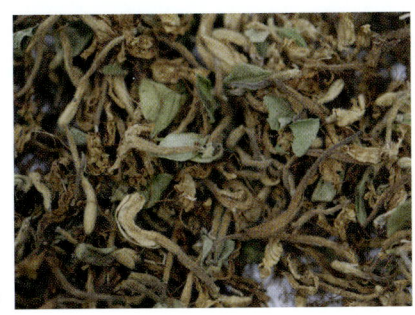

인동덩굴_약재(꽃 건조)

인삼 인삼人蔘(대한약전)

- **학명** : *Panax ginseng* C.A. Meyer
- **과명** : 두릅나무과
- **이명** : 고려인삼, 방초(芳草), 황삼(黃蔘), 신초(神草)
- **개화기** : 초여름
- **채취시기** : 보통 4~6년의 인삼을 가공방법에 따라 밭에서 채취

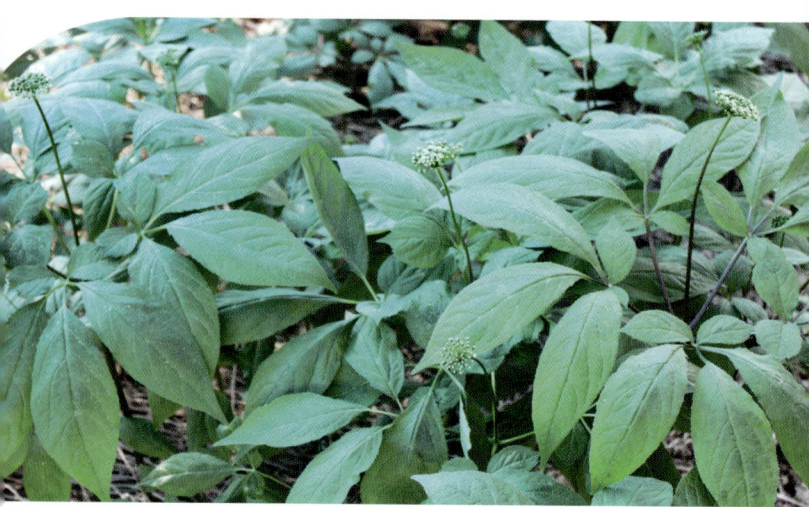

| 생육특성 | 인삼은 다년생 초본으로 줄기의 높이는 60cm 내외이다. 근경은 짧고 마디가 있으며 비대한 백색 다육의 뿌리가 분지(分枝)되어 있다. 줄기 끝의 잎은 긴 잎자루에 윤생(輪生)하며 다섯 개의 작은 잎으로 이루어지는 손바닥 모양 겹잎이며 작은

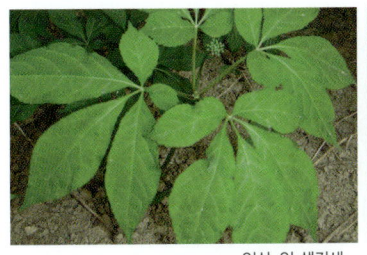
인삼_잎 생김새

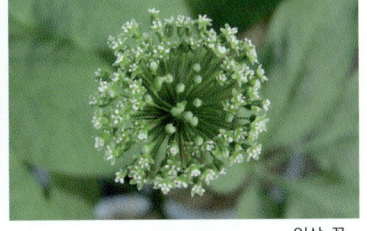
인삼_꽃

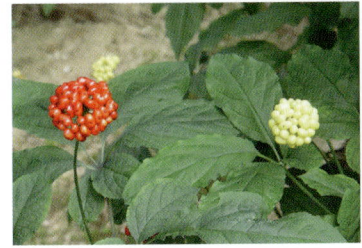
인삼_열매

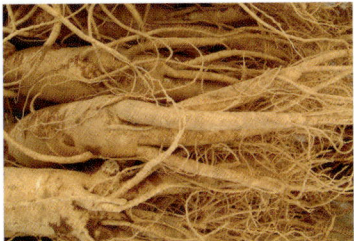
인삼_채취품

잎은 장란형(張卵形) 또는 타원형에 선단이 뾰족하고 잎 가장자리에 거치가 있다. 꽃은 산형화서가 긴 꽃자루로 된 줄기 끝에서 피는데 초여름에 담황록색의 오판화(五瓣花) 꽃이 핀다. 열매는 장과로서 납작한 구형으로 성숙한다. 보통 4~6년의 인삼을 가공방법에 따라 밭에서 채취한 그대로의 생근을 수삼(水蔘)이라 하고, 생근의 세근과 코르크층 껍질을 벗겨내고 양건(陽乾)한 것을 백삼(白蔘)이라 하며, 껍질이 터지지 않도록 감싸서 증열(蒸熱, 증기로 쪄서 열처리)하여 화건(火乾), 일건(日乾)한 것을 홍삼(紅蔘)이라 하여 우리나라에서는 전매품으로 취급하고 있다.

| 성분 | 성분은 뿌리에 사포닌 배당체로 주성분이 파낙시놀, 파낙스사포게놀, 파낙신 등을 함유하며 파낙신은 가수분해에 의하여 결정성의 알파파낙신을 생성하며 이것을 강산(强酸)으로 가수분해하면 아글리콘의 염화물 및 글루코스를 생성한다. 그리고 정유로서 파나센을 함유하며 이 성분이 인삼 특유의 방향을 나타내는 것이다.

그 외 성분으로 피토스테롤, 스테아르산, 팔미트산, 리놀렌산 등의 지방산과 에스테르를 이루고 있고 자당, 전분 등을 다량 함유하고 있다.

| 사용부위 | 뿌리를 사용한다.

| 효능과 주치 | 인삼은 강장, 강정 및 건위제로 위의 쇠약으로 인한 물질대사 기능의 감약에 따르는 식욕부진, 소화불량, 구토, 설사 그 밖의 병약자에게 사용한다. 생리작용으로 인공적 혈당 및 뇨당을 억제하는 작용이 있고 대뇌에 대하여 진정작용이 있어 연수의 모든 중추 즉 혈관운동, 중추 및 호흡 중추에 대하여 소량은 흥분, 대량은 마비작용이 있어서 인체의 물질대사를 항진시키고 이뇨 작용도 현저하게 나타난다.

| 용법 | 한방에서 인삼을 응용한 대표적인 방제는 '사군자탕(四君子湯)'(인삼, 백출, 백복령, 감초 각 4g)이며 원기와 비위장(脾胃腸)이 허약할 때, 식욕감퇴, 사지무력, 구토, 하리 등에 쓴다. 가정에서는 말린 인삼 20g 정도에 물 1L를 붓고 200~300mL로 달이거나 맥문동, 오미자와 함께 달여 복용하면 좋다.

일본목련 후박厚朴(대한약전)

- **학명**: *Magnolia obovata* Thunb.
- **과명**: 목련과
- **이명**: 왕후박, 떡갈목련, 향목련, 황목련
- **개화기**: 5~6월
- **채취시기**: 여름 하지 전 채취

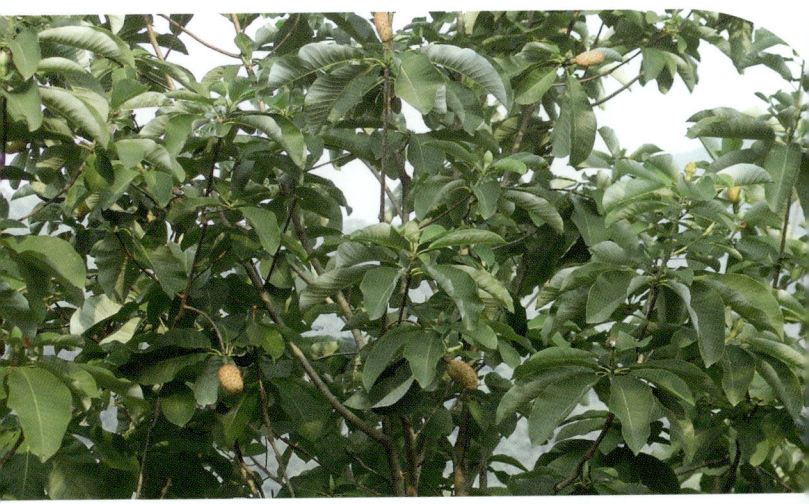

| 생육특성 | 일본목련은 일본이 원산이며 우리나라에는 1920년경 도입하였다. 중부 이남에 심어 자라는 낙엽활엽교목이며 높이는 20m 이상이고 지름은 1m이다. 원줄기는 곧게 나오고 곁가지가 둥글게 나와서 수형이 아름다우며, 수피는 회

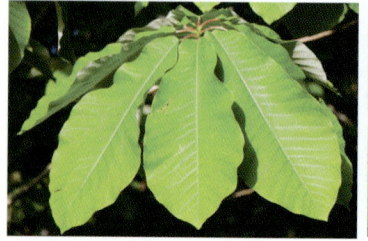
일본목련_잎

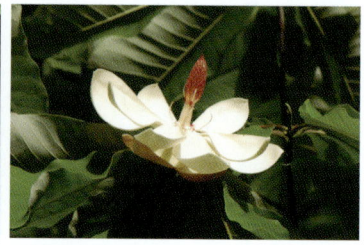
일본목련_꽃

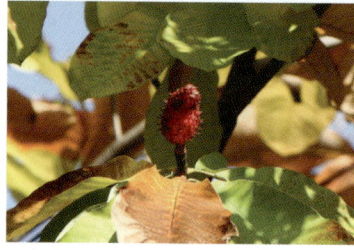
일본목련_열매

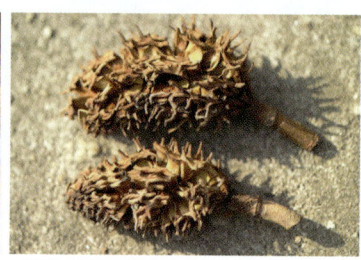
일본목련_종자 채취품

색이다. 잎은 긴 타원형으로 길이 20~40cm나 되어 매우 크며 가장자리는 밋밋하고 뒷면은 흰색 털로 덮여 흰빛을 띠고 있다. 꽃은 황백색으로 피는데 향기가 매우 좋으며 지름 15cm 정도로 5월에 잎보다 늦게 핀다. 열매는 홍자색의 골돌과로 긴 타원형으로 9~10월에 익는다. 비옥하고 배수가 잘 되는 사질양토를 좋아하며 추위에는 약하나 공해에는 강한 편이다. 중국에서는 동속식물로 *M. officinalis* Rehder & E, H. Wilson(후박: 천후박)과 *M. officinalis* var. *biloba* Rehder & E, H. Wilson(요엽후박: 凹葉厚朴)을 구분 없이 재배하고 있다.

약재로 사용하는 것 외에 꽃이 크고 아름다워 관상용으로 심으며, 목재는 악기재나 조각재 등으로 쓰인다.

| 성분 | 수피에는 지표물질로 알려진 마그놀롤과 마그노쿠라린, 마그노플로린 등이 함유되어 있다. 또한 호노키올, 피넨, 캄펜, 리모넨 등이 함유되어 있다.

| 사용부위 | 줄기껍질(후박), 뿌리껍질(후피), 꽃봉오리(후박화), 씨앗(후박자)을 사용한다.

| 효능과 주치 | 한방에서 수간부 껍질을 후박, 뿌리껍질을 근박, 가지껍질을 지박, 꽃봉오리를 후박화, 씨앗을 후박자라 하며 건위, 소화, 정장(整腸), 온중(溫中), 이수(利水), 하기(下氣), 소담(消痰) 등의 효능이 있어서 위장병, 눈병, 기침과 가래, 설사 등에 사용한다. 또 민간요법으로 기침, 가래, 토했을 때에 줄기껍질이나 뿌리껍질을 달여 마시면 효과가 있다.

| 용법 | 하루 6~12g을 사용량으로 하며 탕전하거나 환 또는 가루약으로 하여 복용한다. 다만, 임신부는 주의하여 써야 하며 택사, 초석, 한수석과는 함께 배합하지 않는다.

| 사용상 주의사항 | 남부해안과 제주도, 울릉도 및 남쪽 섬이나 바닷가 산기슭에 자라는 후박나무(*Machilus thunbergii* S. et Z)를 민간에서 토후박(土厚朴)이라 하여 유통되는 경우가 있으나 이 후박나무는 '녹나무과'로서 후박과는 기원이 다른 위품이므로 혼동해서는 안 된다.

잇꽃 홍화紅花(대한약전)
홍화자紅花子(생약규격집)

- **학명** : *Carthamus tinctorius* L.
- **과명** : 국화과
- **이명** : 이꽃, 황람, 오람, 자홍화, 연지
- **채취시기** : 여름에 개화한 뒤 화관이 선홍색이 될 때 채취

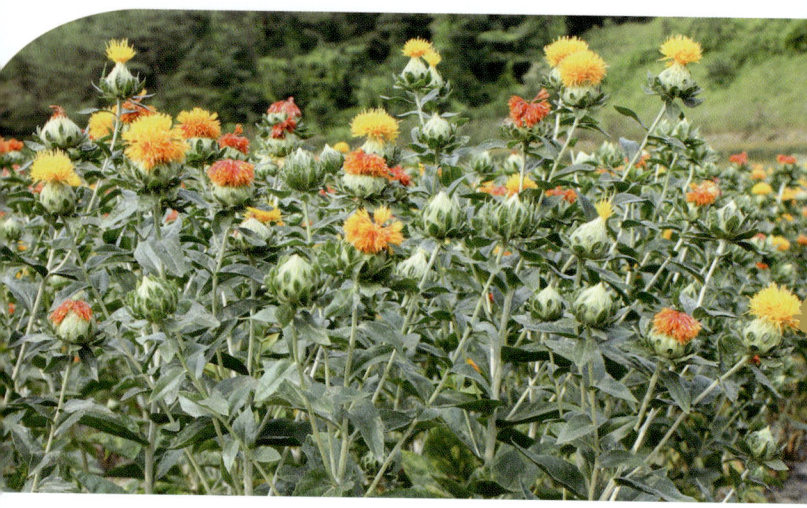

| **생육특성** | 잇꽃은 두해살이풀로 종자로 번식한다. 7~8월에 꽃을 피우고, 원줄기는 높이 50~100cm 정도로 자라며 가지가 갈라지고 털이 없다. 어긋나는 경생엽은 길이 4~8cm 정도의 넓은 피침형으로 가장자리의 예리한 톱니 끝이 가시처럼 된다. 1개씩

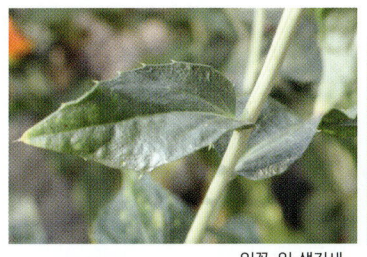

잇꽃_잎 생김새   잇꽃_꽃

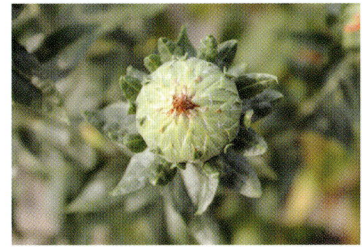   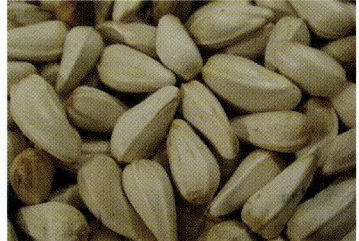

잇꽃_꽃봉오리   잇꽃_씨앗

달리는 두상화는 붉은빛이 도는 황색이고, 수과는 타원형으로 백색이며 윤채가 있고, 관모가 있다. 종자는 크고 희며 광택이 있다. 우리나라 승려 담징이 일본에 전래했다고 한다.

| 성분 | 꽃에는 사플라워옐로우, 카르타민, 사프로민 A, 2-하이드록시악틴이 함유되어 있다.

| 사용부위 | 꽃, 종자를 사용한다.

| 효능과 주치 | 잇꽃에는 카르타민, 카르타몬 등의 천연 홍색 색소를 함유하고 있으며 종자에 함유된 지방유는 리놀산이 많아 콜레스테롤의 대사를 정화시키는 작용이 있다. 특히 동맥경화의

예방약, 치료약제의 원료로 이용되고 있다. 동맥경화증의 예방에 말린 잇꽃이나 종자도 같이 한 줌 빻아 부수어 뜨거운 물을 부어 마신다. 하루 2~3g, 하루 2~3회 나누어서 사용한다. 또는 종자를 가볍게 구워서 끓인 물을 마셔도 좋다. 잇꽃은 예부터 홍색 염료, 입술연지 원료로 쓰였으며 인체에도 무해하여 식품의 홍색 착색제로도 사용되었다. 홍화 종자는 특히 뼈의 응고작용 및 부인들의 통경제로 널리 쓰이며 앞으로는 꽃꽂이 재료도 주목되는 약용 식물이다.

| 용법 |

① 홍화를 깨끗이 씻어 물기가 빠지면 꿀이나 설탕과 혼합하여 재워 둔다.

② 홍화 3g에 뜨거운 물을 붓고 5분 정도 우려내서 마신다.

③ 하루 2회 정도 마시면 좋다.

잇꽃_약재

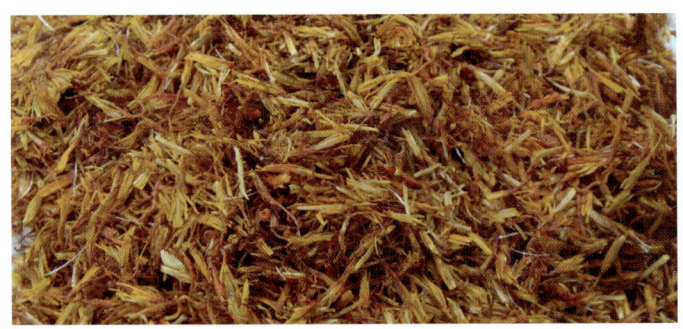

자귀나무

합환피合歡皮(생약규격집)

- **학명** : *Albizia julibrissin* Durazz.
- **과명** : 콩과
- **이명** : 합혼피(合昏皮), 합환목, 애정목, 합환수
- **개화기** : 6~7월
- **채취시기** : 수피는 여름~가을, 꽃과 꽃봉오리는 6~7월 채취

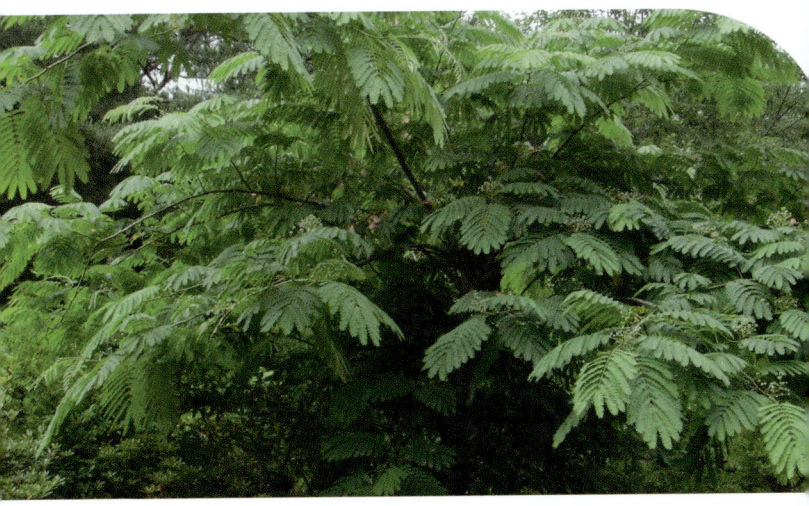

| 생육특성 | 자귀나무는 전국적으로 분포하는 낙엽활엽소교목으로 높이는 3~5m 정도의 관목상이다. 작은 가지는 털이 없고 능선이 있다. 잎은 2회 깃 모양의 복엽이고 서로 어긋나 있으며 작은 잎은 낫처럼 생겼는데, 원줄기를 향해 굽어 좌우가 같지 않은

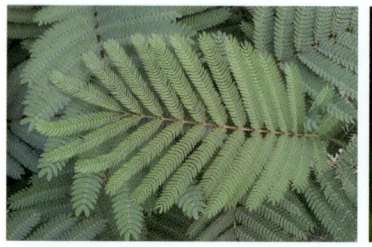
자귀나무_잎 생김새

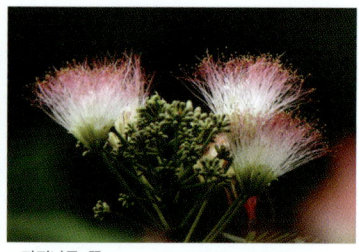
자귀나무_꽃

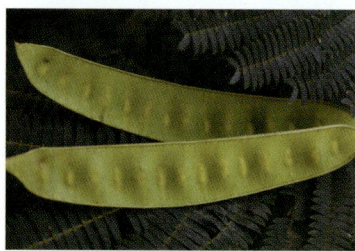
자귀나무_열매

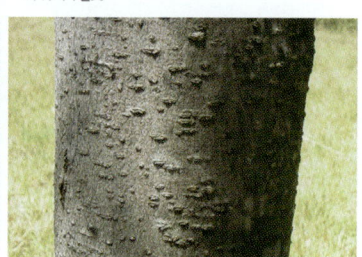
자귀나무_수피

긴 타원형이다. 잎은 양면으로 털이 없거나 뒷면 맥 위에 털이 있으며 밤에는 잎이 접히는 특성이 있다. 꽃은 머리 모양 꽃차례로 가지 끝에 달려 6~7월에 담홍색의 꽃이 핀다. 열매는 두과로 편평하고 꼬투리 안에 5~6개의 타원형 종자가 9~10월에 갈색으로 익는다.

| 성분 | 수피에는 사포닌, 타닌이 함유되어 있으며, 처음 새로 핀 신선한 잎에는 비타민 C가 많이 함유되어 있다.

| 사용부위 | 수피, 꽃과 꽃봉오리를 사용한다.

| 효능과 주치 | 수피는 약용하는데 생약명을 합환피(合歡皮:『생약

규격집』)라고 하며 맛이 달고 약성은 평범하여 심신불안을 안정화하고 근심, 걱정을 덜어주며 마음을 편안하게 하며 우울불면, 근골절상, 옹종종독, 소종, 신경과민, 히스테리 등을 치료한다. 꽃 또는 꽃봉오리도 민간생약으로 약용하는데 꽃은 합환화(合歡花)라고 하고, 꽃봉오리는 합환미(合歡米)라고 하여 불안, 초조, 불면, 건망, 옹종(癰腫), 타박상, 동통 등을 치료한다. 자귀나무 추출물은 항암작용이 있다.

| 용법 | 수피는 1일량 15~30g에 물 900mL를 붓고 반량으로 달여 2~3회 매 식후 복용한다. 외용으로는 분말을 만들어 기름에 게어 환부에 붙인다. 꽃, 꽃봉오리는 1일량 10~20g에 물 900mL를 붓고 반량으로 달여 2~3회 매 식후 복용한다. 외용으로는 분말을 만들어 기름에 게어 환부에 붙인다.

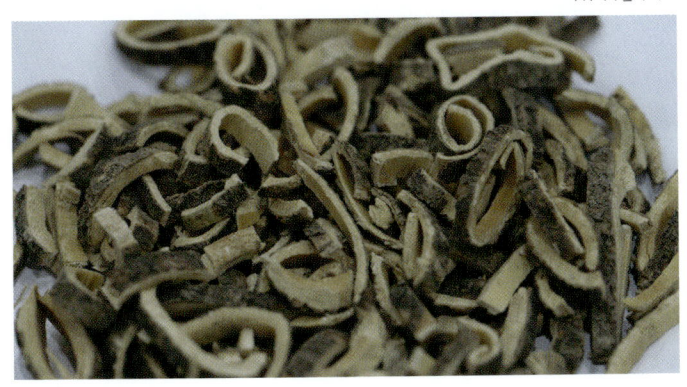

자귀나무_약재

제비꽃 자화지정紫花地丁(생약규격집)

- **학명**: *Viola mandshurica* W. Becker
- **과명**: 제비꽃과
- **이명**: 가락지꽃, 오랑캐꽃, 장수꽃, 씨름꽃, 병아리꽃, 옥녀제비꽃
- **개화기**: 4~5월
- **채취시기**: 이른 봄에는 꽃 채취, 5~8월에 열매가 성숙하면 뿌리째 채취

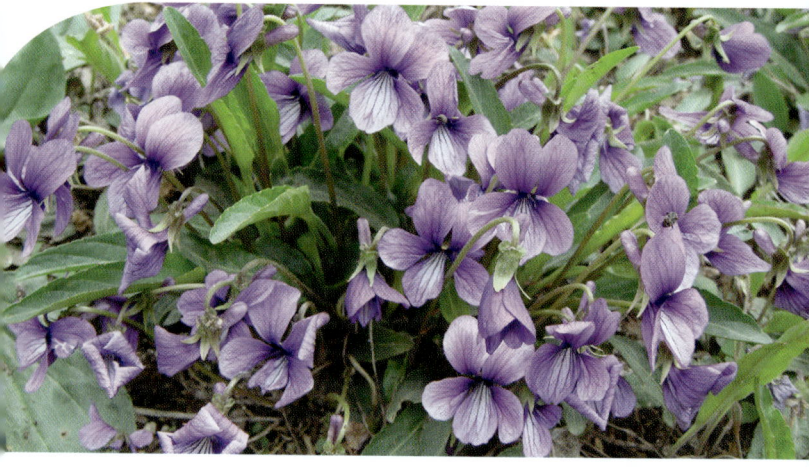

| 생육특성 | 제비꽃은 다년생 초본으로 전국 각지의 산야에 자생하며 높이는 10~15cm 정도로 자란다. 원줄기가 없고, 뿌리는 쭈그러졌으며, 원뿌리는 긴 원추형으로 지름이 1~3mm이고 담황갈색이며 가는 세로 주름이 있다. 뿌리에서 긴 잎자루가 있는 잎

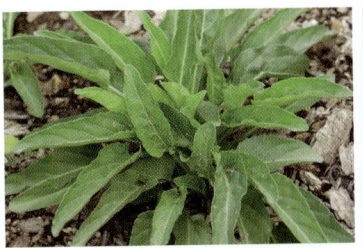
제비꽃_잎 생김새

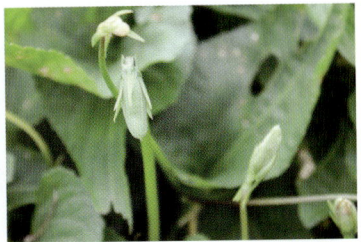
제비꽃_열매

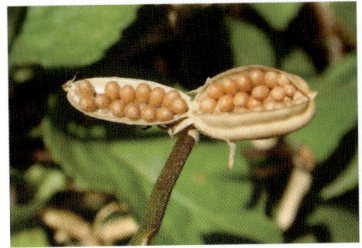
제비꽃_종자(꼬투리)

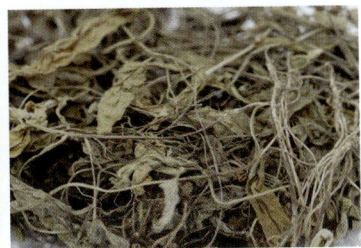
제비꽃_약재

이 모여 난다. 잎몸은 바늘 모양 또는 달걀 모양 피침형으로 길이 3~8cm, 너비 1~2cm이다. 잎 끝부분(선단)은 둔하고 기부는 절형(截形) 또는 약간 심형(心形)이며 가장자리는 둔한 톱니가 있고, 양면에는 털이 있다. 꽃은 보라색 또는 자색으로 4~5월에 피는데, 잎 사이에서 5~20cm 높이의 가늘고 긴 꽃자루가 나오며 그 끝에 한 송이 꽃이 달려서 한쪽을 향해 핀다. 꽃잎은 5장이며 입술 모양 꽃부리는 구두주걱 모양으로 자색의 줄이 있다. 열매는 삭과로서 타원형이고 3갈래로 갈라지며 담갈색의 종자가 많이 들어 있다.

| 성분 | 전초는 세로트산, 플라본 등을 함유하며, 꽃잎에는 비타민 C가 오렌지의 4배 정도 많다. 뿌리에는 사포닌 성분이 함유되어 있다.

| 사용부위 | 뿌리를 포함한 전초를 건조한 것을 사용한다.

| 효능과 주치 | 청열해독(淸熱解毒: 열을 식히고 독을 풀어줌), 양혈소종(凉血消腫: 혈열을 식히며 종양을 제거함) 등의 효능이 있어서 종기와 부스럼, 종독(腫毒)을 치료하고, 단독(丹毒)이나 독사에게 물린 데 이용하고, 목적종통(目赤腫痛: 눈의 충혈과 종기로 인한 통증)을 치료하는 데 이용한다.

| 용법 | 말린 것으로 하루에 15~40g을 사용하는데, 민간에서는 화농(짓무름)과 타박상 치료에 많이 이용한다. 화농에는 제비꽃을 채취하여 깨끗이 씻은 뒤 약절구에 곱게 찧어 화농 부위에 붙여두면 증상이 호전된다. 명주 천에 짓찧은 약재를 싸서 상처 부위를 감싸두어도 된다. 또 타박상 치료에는 제비꽃을 통째로 소금에 버무린 것을 환부에 붙여두거나, 말린 제비꽃에 적당량의 물을 붓고 반으로 달여 그 물에 적신 헝겊을 환부에 덮어 습포를 한다. 견비통이나 요통, 관절염에도 효과가 있다. 약절구에 곱게 찧은 약재를 통증 부위에 붙이고, 그 위에 얇은 거즈를 덮고 뜨거운 물에 적신 수건을 덮어 찜질을 하면 효과가 좋다.

| 사용상 주의사항 | 성미가 차서 청열작용이 있으므로 비위가 찬 경우에는 사용에 신중을 기한다.

족도리풀 _{세신細辛(대한약전)}

- **학명** : *Asarum sieboldii* Miq. ● **과명** : 쥐방울덩굴과
- **이명** : 족두리풀, 세삼, 소신(小辛, 少辛), 세초(細草) ● **개화기** : 4~6월
- **채취시기** : 5~7월에 전초를 뿌리째 채취. 봄·가을에 뿌리만 채취

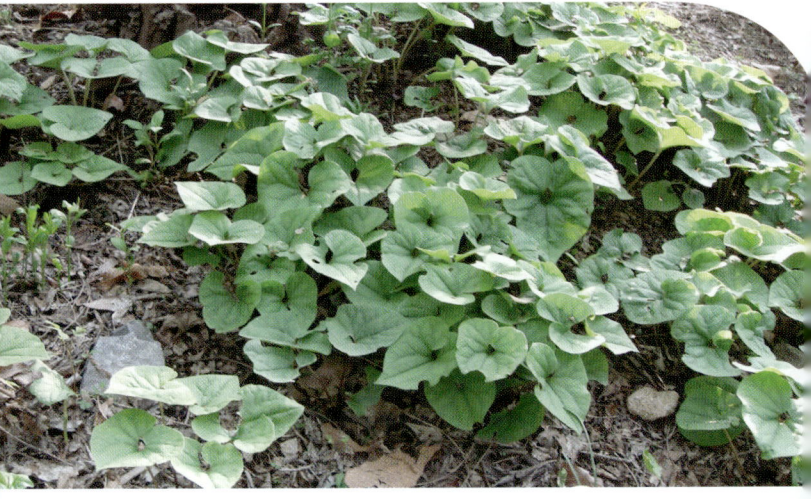

| 생육특성 | 족도리풀은 전국 각처의 산지에서 자라는 다년생 초본으로, 반그늘 또는 양지의 토양이 비옥한 곳에서 잘 자란다. 높이는 15~20cm이며 줄기는 자줏빛을 띤다. 잎은 폭이 5~10cm이고 줄기 끝에서 2장이 나며 모양은 하트형이다. 잎의 표면은

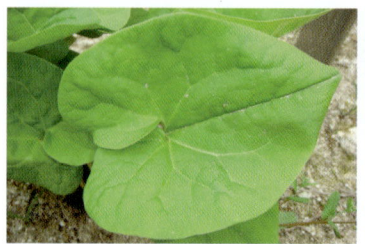
족도리풀_잎 생김새

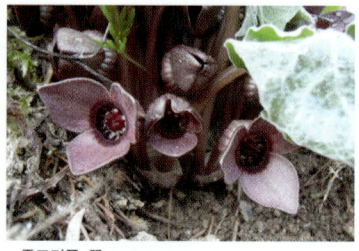
족도리풀_꽃

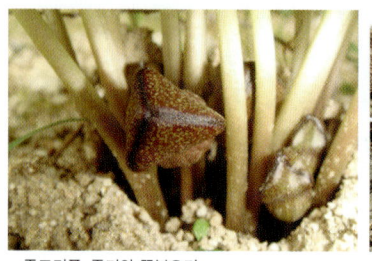
족도리풀_줄기와 꽃봉오리

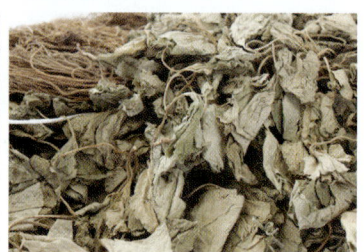
족도리풀_약재

녹색이고 뒷면은 잔털이 많다. 꽃은 4~6월에 검은 홍자색으로 피는데, 끝이 3갈래로 갈라지고 항아리 모양이다. 잎 사이에서 꽃이 올라오기 때문에 잎 주변에 쌓여 있는 낙엽들을 살짝 걷어내면 그 속에 숨어 있는 꽃을 볼 수 있다. 열매는 8~9월경에 두툼하고 둥글게 달린다. 뿌리줄기는 마디가 많고 옆으로 비스듬히 기며 마디에서 뿌리가 내린다. 『대한약전』에는 세신의 기원식물을 '족도리'라고 수재되어 있다.

| 성분 | 뿌리에 메틸류게놀, 아사릴케톤, 사프롤, 1,8-시네올, 유카르본, 아사리닌, 히게나민 등을 함유한다.

| 사용부위 | 뿌리 또는 뿌리를 포함한 전초를 건조한 것을 사용한다.

| **효능과 주치** | 거풍산한(祛風散寒: 풍사를 제거하고 한사를 흩어지게 함), 통규지통[通竅止痛: 구규(九竅: 인체의 몸 안에 있는 9개의 구멍으로서 눈, 코, 귀, 입, 요도, 항문 등을 가리키며 오장육부의 상태나 병증을 나타내는 창문의 역할을 하는 것으로 봄)를 통하게 하고 통증을 멈추게 함], 온폐화음(溫肺化飮: 폐기를 따뜻하게 하고 음식을 잘 소화시킴) 등의 효능이 있어서 풍사와 한사로 인한 감기를 치료하고, 두통, 치통, 코 막힘을 치료하며, 풍습비통(風濕痺痛)과 담음천해(痰飮喘咳: 가래와 천식, 기침)를 다스린다.

| **용법** | 말린 것으로 하루에 1.5~4g을 사용하는데, 물을 붓고 끓여 탕전하거나 환, 또는 가루로 만들어 복용한다. 가루를 코 안에 뿌리기도 한다. 매운맛이 강하여 차나 음료로 이용하기에는 부적당하며, 약재로 사용한다. 추위나 바람에 노출되어 얻은 감기로 인하여 오는 오한발열, 두통, 비색(鼻塞: 코막힘) 등의 병증을 다스리는데, 특히 주로 두통이 심한 감기증상에 양호하다.

| **사용상 주의사항** | 발산작용이 있는 약재이므로 음허, 혈허, 기허다한(氣虛多汗: 기가 허하여 땀을 많이 흘리는 경우), 음허양항두통(陰虛陽亢頭痛: 음적인 에너지소스가 부족하면서 양기가 항성하여 오는 두통), 음허폐열해수(陰虛肺熱咳嗽) 등에는 모두 사용하면 안 되며, 가루약의 사용량이 너무 많지 않도록 주의한다. 안면홍조나 어지럼증, 다한 등을 일으킬 수 있고, 심하면 가슴이 답답하고, 오심, 구토, 심계(心悸) 등의 증상을 일으킬 수 있다.

지치 자근紫根(대한약전)

- **학명**: *Lithospermum erythrorhizon* Siebold & Zucc.　● **과명**: 지치과
- **이명**: 지초, 지추, 자초(紫草), 자초근(紫草根), 자단(紫丹), 자초용(紫草茸)
- **개화기**: 5~6월　● **채취시기**: 가을에서 이듬해 봄 사이에 뿌리를 채취

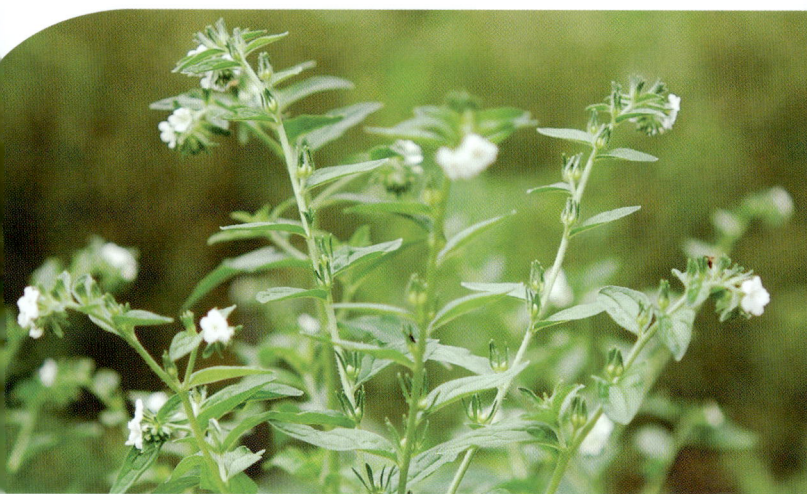

| 생육특성 | 지치는 다년생 초본으로 전국 각지에 분포하며 재배도 한다. 높이는 30~70cm 정도이며, 줄기는 곧게 자라고 전체에 털이 있다. 잎은 피침형으로 잎자루가 없는 채로 어긋나며 질은 두터운 편이다. 꽃은 흰색으로 5~6월에 줄기와 가지 끝에 총상

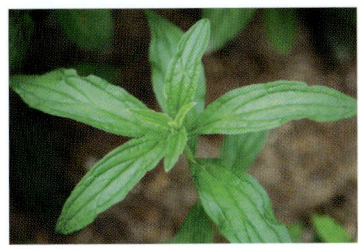
지치_잎 생김새

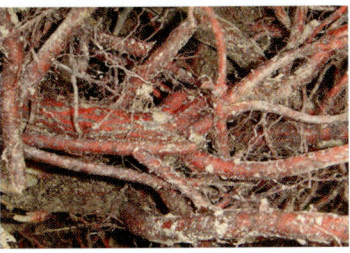
지치_꽃

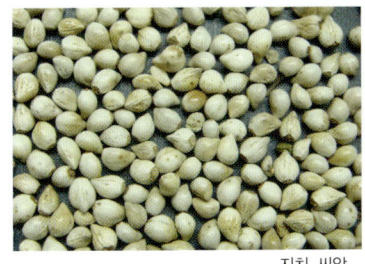
지치_씨앗

지치_생뿌리

화서(모여나기)로 달리고 잎 모양의 포가 있다. 자근(紫根:『대한약전』)이라 부르며 약용하는 뿌리는 곧게 뻗어나가는 편인데, 원추형으로 비틀려 구부러졌고 가지가 갈라져 있으며 길이 7~14cm, 지름 1~2cm이다. 약재 표면은 자홍색 또는 자흑색으로 거칠고 주름이 있으며, 껍질부는 얇아 쉽게 탈락한다. 질은 단단하면서도 부스러지기 쉽고, 단면은 고르지 않으며, 목부는 비교적 작고 황백색 또는 황색이다. 자초로 많이 알려져 있다.

| 성분 | 뿌리에 쉬코닌, 아세틸쉬코닌, 알카닌, 이소부틸쉬코닌, β-디메틸아크릴-쉬코닌, β-하이드록시이소발러틸쉬코닌, 테트라크릴쉬코닌 등을 함유하며, 주성분인 쉬코닌, 아세틸쉬코닌은

항염증, 창상 치유, 항종양작용 등이 있어 고약으로 만들어 화상, 피부염증, 항균작용 등에 이용한다.

| 사용부위 | 뿌리를 사용한다.

| 효능과 주치 | 해열, 활혈(活血: 혈액순환을 잘되게 함), 강심(强心: 심기능을 강화함), 해독, 소종 등의 효능이 있어서 간염, 습열황달(濕熱黃疸), 열결변비(熱結便秘), 토혈, 코피, 요혈(尿血), 자반병, 단독(丹毒), 동상, 화상, 습진 등을 치료하는 데 이용한다.

| 용법 | 말린 것으로 하루에 4~12g 정도를 사용하는데, 물을 붓고 달여서 복용하거나 가루로 복용한다. 민간에서는 말린 지치 뿌리 10g에 물 700mL를 붓고 200~300mL 정도로 달여 아침저녁 2회에 나누어 복용한다. 외용으로는 고약으로 만들어 환부에 바른다. 민간에서는 황백과 자근을 3:1로 섞어 가루를 내어 참기름에 개어서 연고처럼 만들어 주부습진에 사용하는데, 저녁에 잠자리에 들기 전에 손을 깨끗이 씻고 참기름에 개어둔 연고를 바르고 자면 효과가 매우 좋다. 그 밖에도 증류주를 내릴 때 소줏고리를 통과한 술을 자근을 통과하게 하여 붉은 색소와 약효를 동시에 얻는 전통 민속주로 활용하기도 하고(진도 홍주), 공업적으로는 자줏빛 염료로 활용하기도 하는데 그 빛깔이 고와 예로부터 민간에서 애용되어왔다.

| 사용상 주의사항 | 성질이 차고 활설(滑泄)하므로 비 기능이 약하여 변이 무른 사람은 신중하게 사용하여야 한다.

지황

생지황生地黃(생약규격집), 숙지황熟地黃(대한약전)
지황地黃(대한약전)

- **학명** : *Rehmannia glutinosa* (Gaertn.) Libosch. ex Steud.
- **과명** : 현삼과 **이명** : 지수(地髓), 숙지(熟地) **개화기** : 6~7월
- **채취시기** : 가을부터 이듬해 봄 사이에 뿌리를 채취. 가을에 지상부가 고사한 뒤에 덩이뿌리를 채취하는데 겨울에 동해(凍害)가 없는 곳에서는 이듬해 봄에 일찍 채취하기도 함.

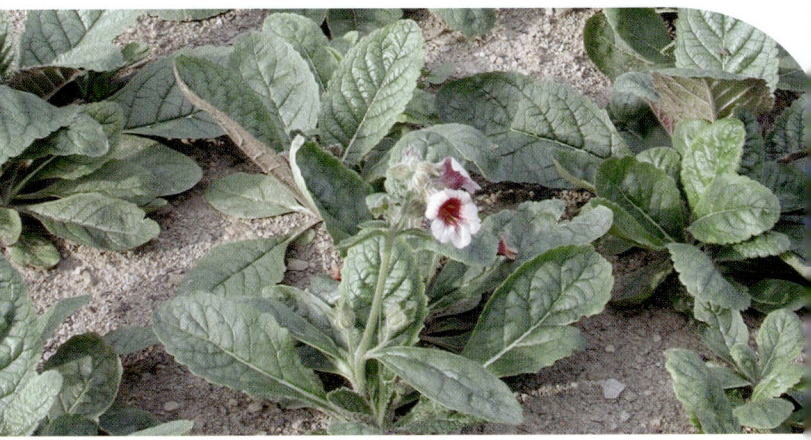

| 생육특성 | 지황은 다년생 초본으로 전국 각지에 분포하며 재배도 많이 하고 있다. 높이는 20~30cm 정도로 자라고 줄기는 곧게 서며 전체에 짧은 털이 있다. 뿌리에서 나온 잎은 뭉쳐나고 긴 타원형이다. 잎 끝은 둔하고 밑부분이 뾰족하며 가장자리에 물

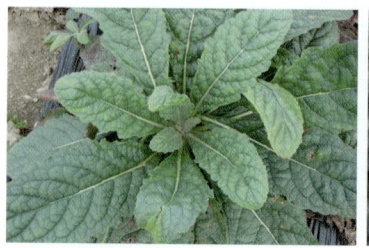
지황_잎 생김새

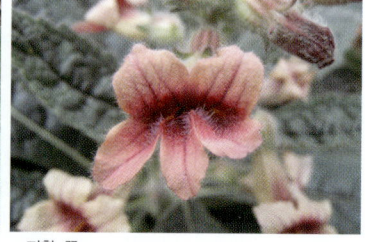
지황_꽃

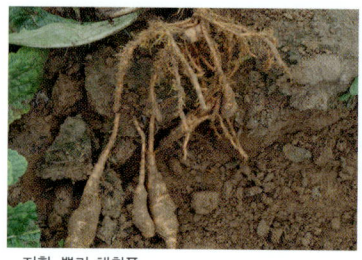
지황_뿌리 채취품

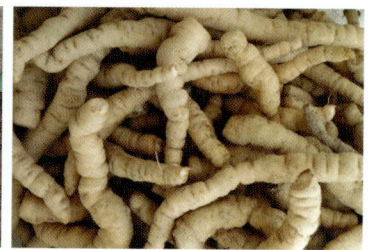
지황_뿌리(생지황)

결 모양의 톱니가 있다. 잎 표면은 주름이 있으며, 뒷면은 맥이 튀어나와 그물처럼 된다. 줄기에 달린 잎은 타원형으로 어긋난다. 꽃은 6~7월에 총상꽃차례로 달리며 15~18cm 꽃대 위에 홍자색으로 핀다. 열매는 삭과로 타원형이다. 뿌리는 감색으로 굵고 옆으로 뻗는다. 뿌리의 생것은 생지황(生地黃), 건조한 것은 건지황(乾地黃), 말린 것은 숙지황(熟地黃)이라고 한다. 전국 각지에서 재배하며 특히 전라북도 정읍시 옹동면은 전통적으로 지황의 주산지이고, 최근 충청남도 서천과 서산 지방에서도 많이 재배하고 있다.

| 성분 | 뿌리에 카탈폴, 아쿠빈, 레오누린, 멜리토사이드, 세레브로사이드, 렘니오사이드 A~C, 모노멜리토사이드 등을 함유한다.

| 사용부위 | 덩이뿌리를 사용한다. 이것을 수확하여 건조한 것을 건지황(중국에서는 이것을 생지황이라 함)이라 하며, 지황을 술에 버무려 시루에 찌고 햇볕에 말리는 작업을 반복한 것을 숙지황이라 한다. 중국에서는 생지황을 선지황(鮮地黃)이라 하여 각각 약으로 사용한다.

| 효능과 주치 |

① 생지황은 청열(淸熱: 열내림), 양혈[凉血: 혈분(血分)의 나쁜 사기(邪氣)를 제거함], 자양(滋陽: 양기를 길러줌), 생진(生津: 진액을 생성함), 강심(强心: 심장 기능을 강화함) 등의 효능이 있어서 월경불순, 혈붕(血崩: 엄청난 양의 하혈), 토혈 육혈(衄血: 코피), 소갈(消渴), 당뇨병, 관절동통(關節疼痛), 습진 등을 치료한다.

② 숙지황은 보혈(補血), 강장(强壯), 안태(安胎) 등의 효능이 있어, 빈혈, 신체허약, 양위(陽萎: 양사가 위축되는 증상), 유정(遺精: 정액이 흘러나가는 증상), 골증(骨蒸: 골증조열의 준말), 태동불안(胎動不安), 월경불순, 소갈증, 이농(耳膿) 등을 치료하는 데 유용하다.

| 용법 | 숙지황으로 하루 4~20g을 사용하는데, 각종의 배합에 넣어 물을 붓고 끓여서 복용한다(사물탕, 팔물탕, 십전대보탕 등). 또는 환을 만들어 복용하기도 한다[육미지황환(六味地黃丸)]. 숙지황을 삶아서 추출한 물을 팥 앙금에 소량 첨가하여 반죽하면 팥 앙금이 쉽게 상하는 것을 방지할 수 있다.

| **사용상 주의사항** | 숙지황이나 건지황의 경우 성질이 끈끈하고 점액질이기 때문에 비위가 허약한 사람, 기가 울체되어 담이 많은 사람, 복부가 팽만되고 변이 진흙처럼 무른 사람 등은 모두 사용하지 말 것이며, 무와 함께 사용할 수 없다. 또한 반드시 충분하게 찌고 말리는 과정을 반복하여 사용하여야 복통, 소화불량 등을 방지할 수 있다. 또한 생지황의 경우에는 다액(多液)인데다가 그 성질이 응체(凝滯)되기 쉬우므로 비 기능이 허하고 습이 많은 경우와 위기능이 허하고 소화기능이 떨어지는 경우, 복부가 팽만하고 진흙처럼 무른 변을 누는 사람은 사용을 피한다.

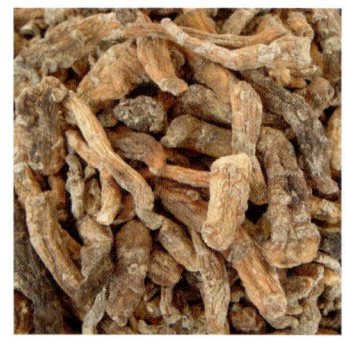

지황_약재(건지황)

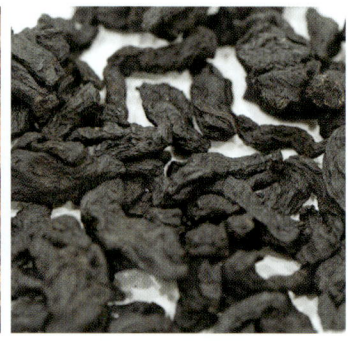

지황_약재(숙지황)

질경이 <small>차전자 車前子 (대한약전)</small>

- **학명** : *Plantago asiatica* L.
- **과명** : 질경이과
- **이명** : 길장구, 빼뿌쟁이, 길짱귀, 차전초(車前草)
- **개화기** : 6~8월
- **채취시기** : 전초는 여름에 잎이 무성할 때, 종자는 가을에 종자가 성숙할 때 채취

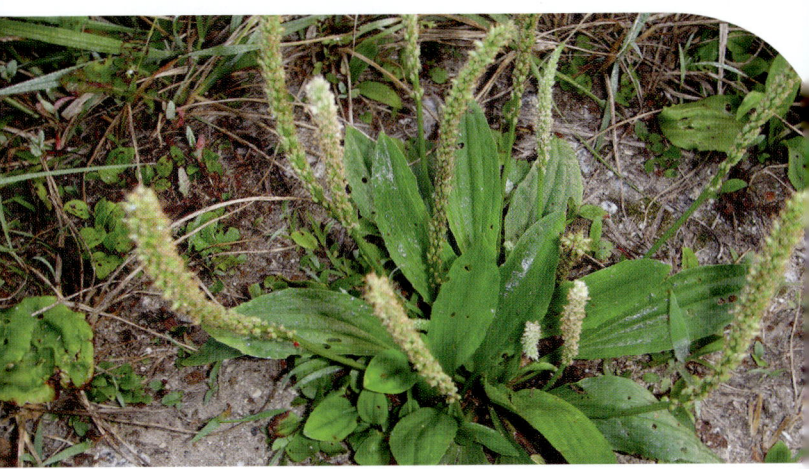

| 생육특성 | 질경이는 다년생 초본으로 전국 각지의 들이나 길가에 흔하게 분포한다. 높이는 10~50cm 정도로 자란다. 수염뿌리가 있으며 원줄기가 없고 많은 잎이 뿌리에서 나와 옆으로 비스듬히 퍼진다. 잎은 난형 또는 타원형에 잎 끝은 날카롭거나 뭉툭

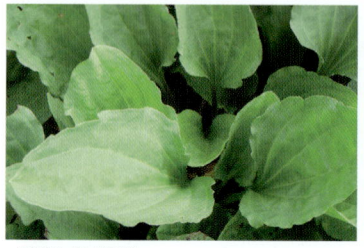
질경이_잎 생김새

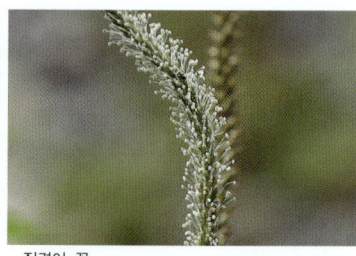
질경이_꽃

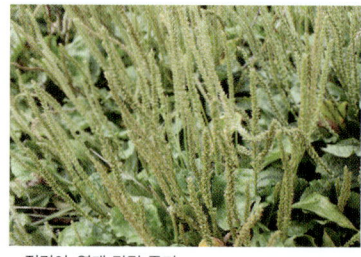
질경이_열매 달린 줄기

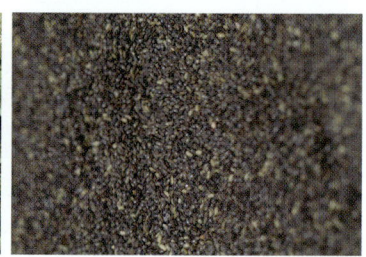
질경이_종자(차전자)

하며 잎맥이 5~7개 정도 나타나 있다. 잎의 크기는 4~15cm, 너비는 3~8cm이다. 꽃은 6~8월에 흰색으로 핀다. 열매가 삭과(果: 열매 속이 여러 칸으로 나누어졌고, 각 칸 속에 많은 종자가 들어 있음)로 결실하면 옆으로 갈라지면서 6~8개의 흑갈색 종자가 나온다. 마차가 지나간 바큇자국 옆에 잘 자란다고 하여 차전초(車前草) 혹은 차과로초(車過路草)라는 이름으로 불렸으며, 종자는 차전자(車前子)라고 하여 약으로 사용한다.

| **성분** | 전초에는 헨트리아콘탄, 플란타기닌, 우르솔릭산, 아우쿠빈, β-시토스테롤 등이 함유되어 있다. 종자에는 숙신산, 콜린,

팔미트산, 올레산 등이 함유되어 있다.

| 사용부위 | 전초, 종자를 사용한다.

| 효능과 주치 |

① 차전 : 이뇨, 청간(淸肝), 해열, 거담의 효능이 있어 소변불리, 수종(水腫), 혈뇨, 백탁(白濁), 간염, 황달, 감기, 후두염, 기관지염, 해수, 대하, 이질 등에 이용한다.

② 차전자 : 이뇨, 익간(益肝), 진해, 거담 효능이 있어 소변불리, 복수(腹水), 임탁(淋濁: 소변이 자주 나오면서 아프고 오줌이 탁함), 방광염, 요도염, 해수, 간염, 설사, 고혈압, 변비 등에 이용할 수 있다.

| 용법 | 말린 것으로 하루에 12~20g 정도를 사용하는데, 민간요법으로 비만인에게 약한 불에 볶은 차전자와 율무를 1:3으로 섞어서 하루 2~3회 한 숟가락씩 따뜻한 물에 복용한다. 또한 현재 제약업계에서는 변비치료제로 주목받고 있다.

| 사용상 주의사항 | 성질이 차고 활설(滑泄: 오래되거나 심한 설사)하므로 양기가 하함(下陷: 기가 아래로 내려감. 주로 비기가 허약하여 수렴하지 못하고 조직이 느슨해져서 장기탈수 등의 병증이 발생)하거나 신 기능이 허하여 오는 유정 및 습열(濕熱: 습사로 인한 열증)이 없는 경우에는 사용을 피한다. 특히 이수(利水: 이뇨)하면서 기가 함께 빠져나가기 때문에 반드시 기를 보충하는 대책을 세워주어야 한다. 비만인이 차전자를 사용할 경우 율무를 함께 사용하는 것은 이러한 원리 때문이다.

짚신나물 용아초龍牙草(생약규격집)

- **학명** : *Agrimonia pilosa* Ledeb.　● **과명** : 장미과
- **이명** : 선학초(仙鶴草), 등골짚신나물, 산짚신나물, 선주용아초(施州龍牙草), 황룡미(黃龍尾)　● **개화기** : 6~8월
- **채취시기** : 여름철 줄기와 잎이 무성할 때, 개화 직전에 지상부 전초를 채취

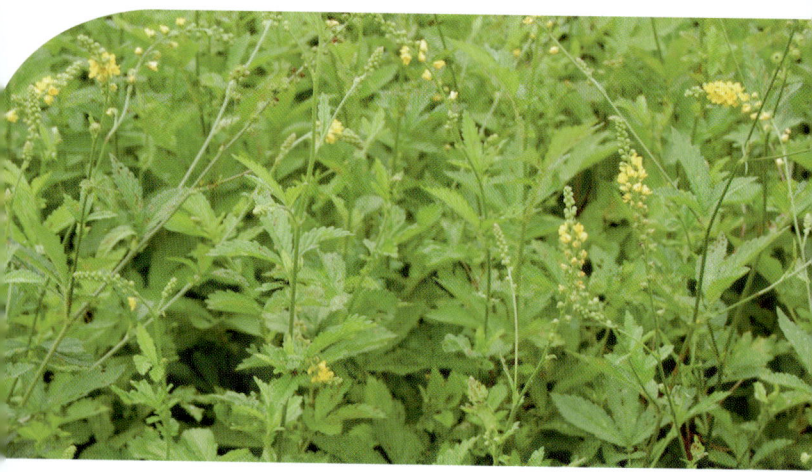

| 생육특성 | 짚신나물은 다년생 초본으로 전국 각지의 산과 들에 흔하게 자생하고 있다. 높이는 30~100cm로 전체에 흰색의 부드러운 털이 덮여 있다. 줄기의 하부는 원기둥꼴로 지름이 4~6mm이고 홍갈색이며, 상부는 방주형(方柱形: 각진 기둥 모양)으로 4면

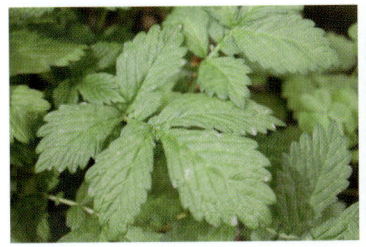
짚신나물_잎 생김새

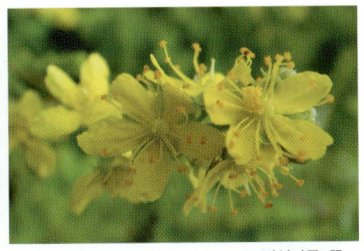
짚신나물_꽃

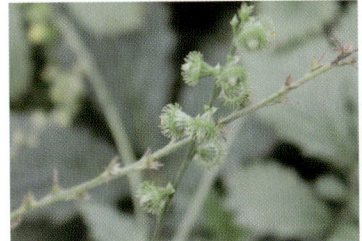
짚신나물_열매

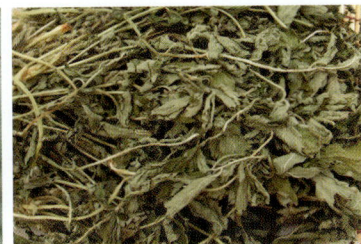
짚신나물_약재

이 약간 움푹하며 녹갈색으로 세로 골과 능선이 있고 마디가 있다. 몸체는 가볍고 질은 단단하나 절단하기 쉽고, 단면은 가운데가 비어 있다.

잎은 우상복엽으로 어긋나고 어두운 녹색이며 쭈그러져 말려 있고, 질은 부서지기 쉽다. 잎몸은 크고 작은 2종이 있는데 잎줄기 위에 나며 꼭대기의 소엽은 비교적 크고, 완전한 작은 잎을 펴보면 난형 또는 장타원형으로 선단은 뾰족하고 잎 가장자리에는 톱니가 있다.

꽃은 노란색으로 6~8월경에 이삭꽃차례로 달리며, 꽃잎은 5장이다. 열매는 수과로 8~9월경에 익는데, 많은 가시 모양의 털이 있어 옷이나 짐승의 몸에 잘 달라붙는다.

| 성분 | 전초에 함유된 성분은 대부분 정유이다. 아그리모닌, 마그리모놀라이드, 루테올린-7글루코사이드, 아피게닌-7-글루코사이드, 타닌, 탁시플로린, 바닐린산, 아그리모놀, 사포닌 등을 함유한다.

| 사용부위 | 지상부 전초를 사용한다.

| 효능과 주치 | 기혈이 밖으로 흘러나가는 것을 막고 안으로 거두어들이는 수렴지혈(收斂止血), 설사를 멈추게 하는 지리(止痢), 해독 등의 효능이 있어서 각종 출혈과 외상출혈, 붕루, 대하, 위궤양(胃潰瘍), 심장쇠약, 장염, 적백리(赤白痢), 토혈, 학질(瘧疾), 혈리(血痢) 등을 치료한다.

| 용법 | 말린 것으로 하루에 8~16g 정도를 사용하는데, 건조한 약재 10g에 물 700mL를 붓고 끓기 시작하면 불을 약하게 줄여서 200~300mL 정도로 달여 아침저녁으로 2회에 나누어 복용한다. 가루 또는 생즙을 내어 복용한다.

외용할 때는 짓찧어 상처 부위에 붙인다. 민간에서는 전초를 항암제로 사용하고 있다. 특히 항균 및 소염작용이 뛰어나서 예로부터 민간에서 많이 애용해왔다. 말린 약재를 달여서 마시거나, 생초를 짓찧어서 환부에 붙이는 방법으로 이용한다.

찔레꽃 영실營實(생약규격집)

- **학명** : *Rosa multiflora* Thunb.
- **과명** : 장미과
- **이명** : 찔레나무, 설널네나무, 새버나무
- **개화기** : 5~6월
- **채취시기** : 꽃은 5~6월에, 뿌리는 연중 수시로, 열매는 9~10월(열매가 익기 전) 채취

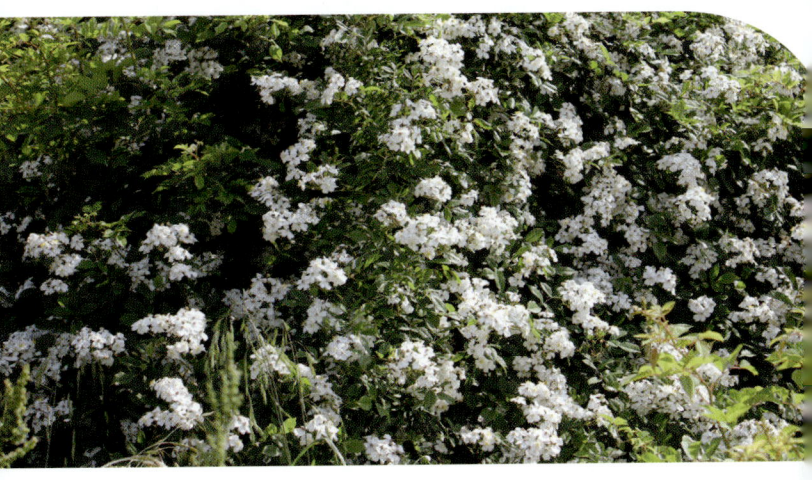

| 생육특성 | 찔레꽃은 전국에 분포하는 낙엽성관목으로 높이는 2m 정도로 자란다. 줄기와 가지에는 억센 가시가 많이 나 있고 가지는 덩굴처럼 밑으로 늘어져 서로 엉켜 있다. 잎은 기수 깃꼴겹잎이 서로 어긋나기로 붙어 있고 작은 잎은 보통 9개이며 타원

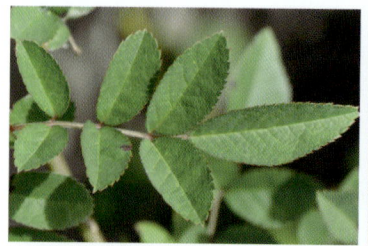
찔레꽃_잎 생김새

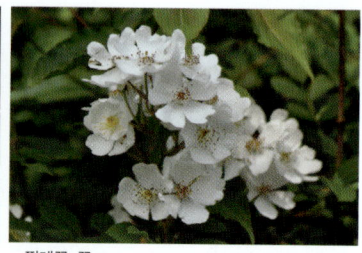
찔레꽃_꽃

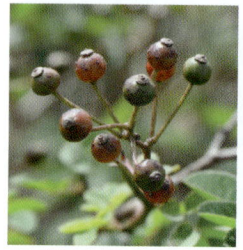
찔레꽃_덜 익은 열매

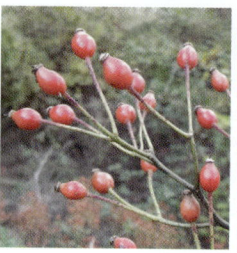
찔레꽃_익은 열매

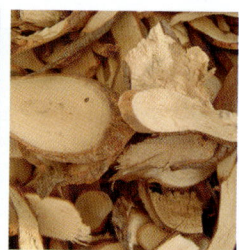
찔레꽃_약재

형 또는 광난형에 잎 끝은 둥글거나 날카롭고 가장자리에는 톱니가 나 있다. 꽃은 원추꽃차례로 5~6월에 백색의 꽃이 한데 모여서 피고 방향성의 향기를 풍긴다. 열매는 둥글며 10~11월에 적색으로 익는다.

| 성분 | 꽃에는 아스트라가린과 정유가 함유되어 있으며, 뿌리에는 톨멘틱산이 함유되어 있고 뿌리의 껍질에는 타닌이 함유, 생잎에는 비타민 C가 함유되어 있다.

열매에는 멀티플로린과 루틴, 지방유가 함유되어 있으며 지방유에는 팔미트산, 리놀산, 리놀렌산, 스테아르산 등이 들어 있다.

과피에는 리코펜, α-카로틴이 함유되어 있다.

| 사용부위 | 꽃, 뿌리, 열매를 사용한다.

| 효능과 주치 | 열매는 생약명을 영실(營實)이라고 하며 이뇨, 해독, 설사, 해열, 활혈, 부종, 소변불리, 각기, 창개옹종(瘡疥癰腫), 월경복통, 신장염 등을 치료한다. 꽃은 약용하는데 생약명을 장미화(薔薇花)라고 하며 약성은 시원하고 맛은 달콤하며 독성은 없고 지혈효과가 있으며 여름철 더위에 지쳤을 때나 당뇨로 입이 마를 때, 위가 불편할 때 등에 치료 효과가 있다. 뿌리는 생약명을 장미근(薔薇根)이라고 하여 청열, 거풍, 활혈의 효능이 있고 신염, 부종, 각기, 창개옹종, 월경복통을 치료한다.

찔레나무의 추출물은 항산화작용이 있어 노화방지, 성인병의 일부에 치료 효과가 있다.

| 용법 | 열매는 1일량 20~30g에 물 900mL을 붓고 반량으로 달여 2~3회 매 식후 복용한다. 외용으로는 짓찧어서 환부에 붙이거나 달인 액으로 씻는다.

꽃은 1일량 10~20g에 물 900mL을 붓고 반량으로 달여 2~3회 매 식후 복용한다. 외용으로는 분말을 만들어서 환부에 뿌려서 바른다.

뿌리는 1일량 30~50g에 물 900mL을 붓고 반량으로 달여 매 식후 복용한다. 외용으로는 짓찧어서 환부에 붙인다.

참나리 _{백합百合(생약규격집)}

- **학명** : *Lilium lancifolium* Thunb.
- **과명** : 백합과
- **이명** : 백백합(白百合), 산뇌과(蒜腦誇)
- **개화기** : 7~8월
- **채취시기** : 가을에 인경을 채취

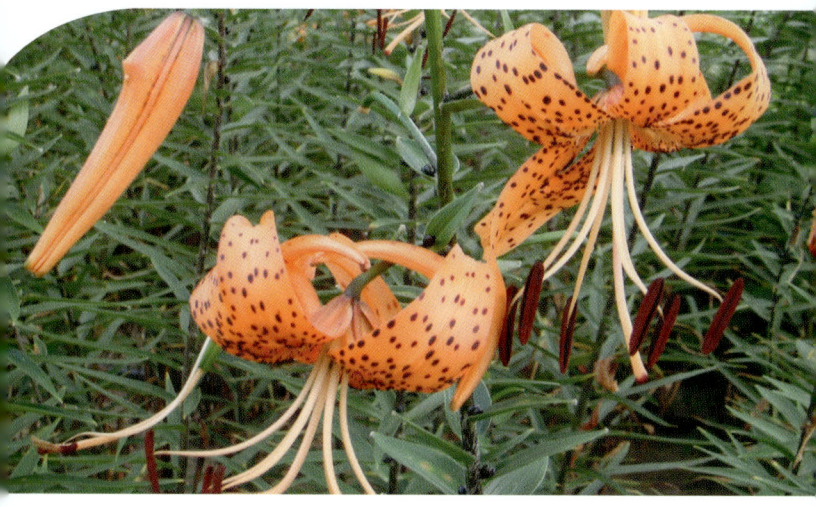

| 생육특성 | 참나리는 숙근성 다년생 초본으로 전국 각지에 분포하고 있다. 흑자색이 감도는 줄기는 1~2m 정도의 높이로 곧게 자라며, 어릴 때는 흰 털이 있다. 둥근 알뿌리 모양의 인경(鱗莖: 땅속의 비늘줄기)이 원줄기의 아래에 달리고, 그 밑에서 뿌리가 난

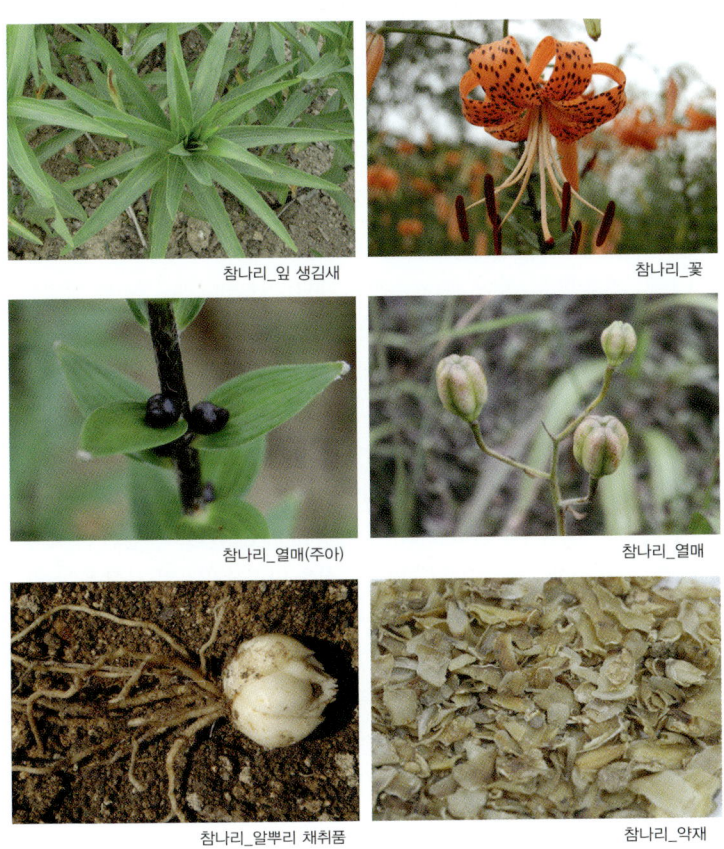

참나리_잎 생김새

참나리_꽃

참나리_열매(주아)

참나리_열매

참나리_알뿌리 채취품

참나리_약재

다. 잎은 어긋나고 피침형이며 잎겨드랑이에는 자갈색(紫褐色)의 주아(珠芽)가 달린다. 7~8월경에 황적색 바탕에 흑자색 점이 퍼진 꽃이 아래를 향해 피는데, 가지 끝과 원줄기 끝에 4~20개가 달린다. 번식할 때는 검은색 주아를 심거나 알뿌리 인편을 심는데, 주아번식은 시간이 많이 걸린다.

| **성분** | 전분, 사카라이드, 카로티노이드, 콜히친 등을 함유한다.

| **사용부위** | 인경의 인편을 건조한 것을 사용한다.

| **효능과 주치** | 윤폐(潤肺: 폐의 기운을 윤활하고 촉촉하게 함), 지해(止咳: 기침멎이), 청심(淸心: 심열을 내림), 안신(安神: 정신을 안정시킴), 강장(强壯: 몸을 튼튼하게 함) 등의 효능이 있어서, 폐결핵, 해수, 정신불안, 신체허약 등에 이용하며, 폐나 기관지 관련 질환에 널리 응용할 수 있다.

| **용법** | 말린 것으로 하루에 10~30g 정도를 사용하는데, 약재 20~30g에 물 1L를 붓고 200~300mL 정도로 달여 아침저녁 2회에 나누어 복용한다. 죽을 쑤어 복용하기도 한다. 양심안신(養心安神: 심의 허한 기운을 길러주면서 정신을 안정시키는 기능)작용이 있는 산조인(酸棗仁), 원지(遠志) 등을 배합하여 신경쇠약이나 불면증 등을 치료하기도 한다.

| **사용상 주의사항** | 성미가 달고 차며 활설(滑泄)한 특성이 있으므로 중초(中焦: 비위. 주로 소화기를 일컬음)가 차고 변이 무른 경우 및 풍사(風邪)나 한사(寒邪)로 인하여 담이 많고 기침이 많은 경우에는 사용을 피한다.

천남성

천남성天南星(대한약전)

- **학명**: *Arisaema amurense* f. *serratum* (Nakai) Kitag.
- **과명**: 천남성과
- **이명**: 가새천남성, 남성, 치엽동북천남성, 천남생이, 청사두초, 남생이, 남생이
- **개화기**: 5~7월
- **채취시기**: 가을과 겨울에 괴경(알뿌리)을 채취

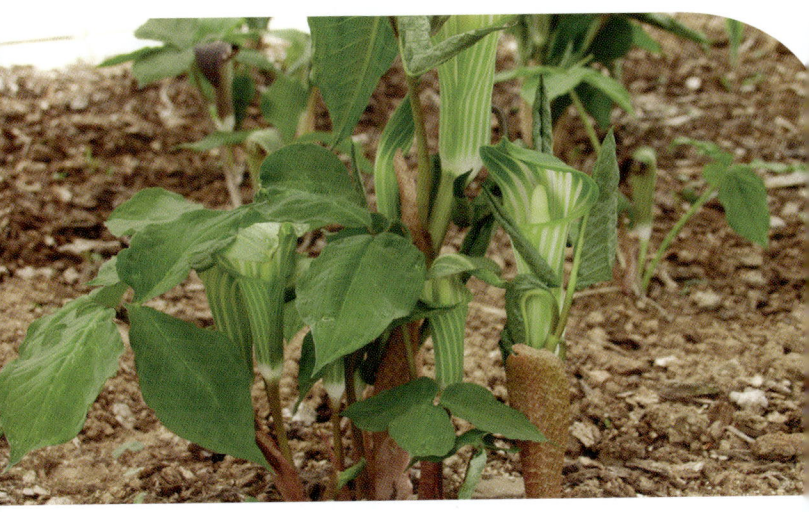

| 생육특성 | 천남성은 다년생 초본으로 전국의 산지에서 볼 수 있다. 높은 지대에도 분포하는데 습하고 그늘진 곳을 좋아한다. 높이는 15~30cm 정도로 자라며, 줄기는 곧추서고, 겉은 녹색이나 속은 때로 자색 반점이 있다. 잎은 달걀 모양 피침형 또는 긴

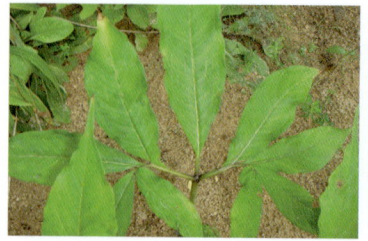
천남성_잎 생김새

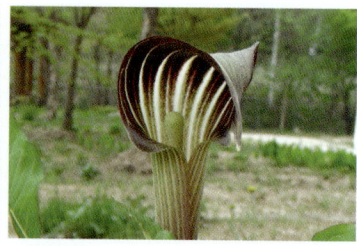
천남성_꽃

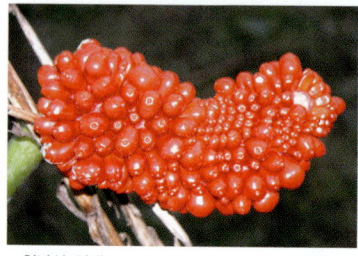
천남성_열매

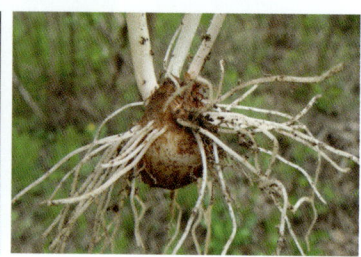
천남성_알뿌리 채취품

타원형이고, 작은 잎은 양 끝이 뾰족하고 톱니가 있다. 꽃은 5~7월에 피는데, 깔때기 모양을 한 불염포는 판통의 길이가 8cm 정도로 녹색 바탕에 흰 선이 있으며 윗부분이 모자처럼 앞으로 꼬부라지고 끝이 뾰족하다. 열매는 장과(漿果)로 옥수수 알처럼 달려 있고 10~11월에 붉은색으로 익는다. 땅속의 괴경(塊莖)은 약용식물로 이용되지만 유독성 식물이므로 주의를 요한다. 괴경은 한쪽으로 눌린 공 모양이고, 표면은 유백색 또는 담갈색이다. 질은 단단하고 잘 파쇄되지 않으며, 단면은 평탄하지 않고 흰색이며 분성(粉性)이다.

| 성분 | 괴경에는 안식향산, 녹말이 함유되었고, 그 외에 아미노산, 트리터피노이드, 사포닌, 벤조산 등이 함유되어 있다.

| 사용부위 | 괴경을 건조하여 사용한다.

| 효능과 주치 | 조습화담(燥濕化痰: 습사를 말리고 담을 삭힘), 거풍지경(祛風止痙: 풍사를 제거하고 경련을 멈춤), 산결소종(散結消腫: 뭉친 것을 풀고 종기를 없앰) 등의 효능이 있어서 담을 무르게 하고 해수(咳嗽)를 치료하며, 풍담현훈(風痰眩暈: 풍담과 어지럼증), 중풍담옹(中風痰壅), 구안와사, 반신불수, 전간(癲癇: 간질), 경풍(驚風), 파상풍, 뱀이나 벌레 물린 상처인 사충교상(蛇蟲咬傷)의 치료에 이용한다.

| 용법 | 포제한 것으로 하루에 4~12g을 사용하는데, 물 1L를 붓고 끓여 복용하거나, 가루 또는 환으로 만들어 복용하는데 유독성이 강하므로 포제에 만전을 기해야 한다.

| 사용상 주의사항 | 독성이 매우 강하기 때문에 식품으로는 사용할 수 없고 반드시 포제를 잘 해야 한다. 건조한 성미가 매우 강한 약재로서 음기를 상하게 하고 진액을 말리는 부작용을 가져올 수 있으므로 음기가 허하고 건조한 담이 있는 경우, 열이 매우 높은 경우, 혈이 허하며 풍사(風邪)가 동하는 경우, 그리고 임산부의 경우에는 사용을 피한다.

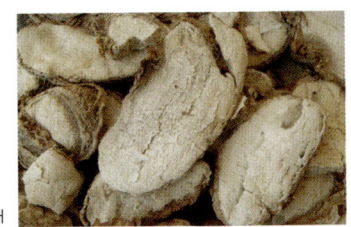

천남성_약재

초피나무 산초山椒(대한약전)

- **학명** : *Zanthoxylum piperitum* (L.) DC.
- **과명** : 운향과
- **이명** : 제피, 재피
- **개화기** : 5~6월
- **채취시기** : 9~10월에 익은 열매를 채취

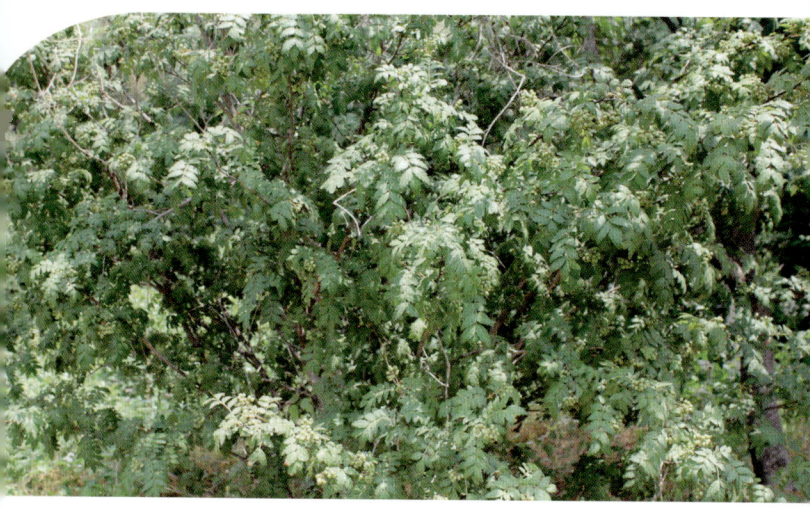

| 생육특성 | 초피나무는 낙엽활엽관목으로 높이는 3m 정도로 자란다. 잎은 서로 어긋나며, 9~19개의 작은 잎으로 이루어진 깃 모양의 겹잎이다. 작은 잎은 길이가 1~3.5cm로 넓은 피침형 또는 달걀 모양이며 가장자리에 물결 모양의 톱니와 선점이 있으

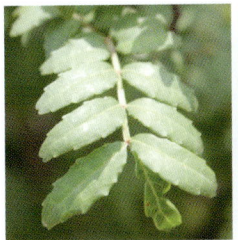
초피나무_잎 생김새

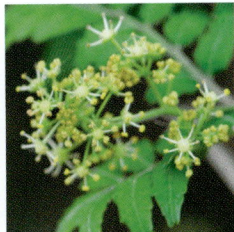
초피나무_꽃

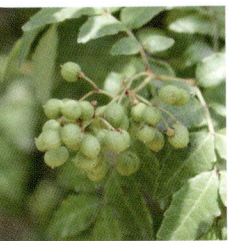
초피나무_덜 익은 열매

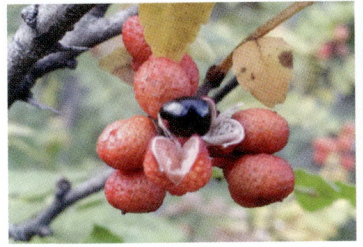
초피나무_익은 열매

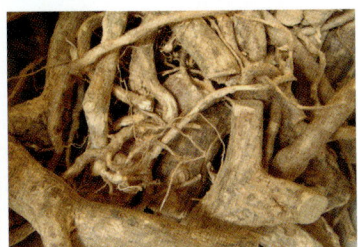
초피나무_뿌리 채취품

며 향기가 있다. 잎줄기에는 짧은 가시가 있다. 꽃은 암수딴그루로, 새 가지 끝에서 나온 원추꽃차례에 연한 황록색의 꽃이 모여 달리는데 꽃잎이 없다. 열매의 삭과는 둥글고 9~10월에 성숙하며 붉은빛이 돌고, 크기는 길이가 약 0.5cm, 지름이 약 0.5cm이다. 경기도 이남의 따뜻한 지역에서 자라며 일본에도 분포한다. '산초나무'와 유사해 구분이 쉽지 않다. 산초나무에 비해 초피나무는 가지의 가시가 마주나고 원추꽃차례에 꽃이 달리며 꽃잎이 없다. 산초나무는 가지의 가시가 어긋나기하고 꽃이 산방꽃차례로 달리며, 길이 2mm 정도의 꽃잎이 있다. 씨앗은 기름을 짜서 쓰며, 열매의 외피는 가루를 내어 향신료로 쓴다.

| **성분** | 게라니올, 리모넨, 산쇼올, 아비세놀, 아비세닌, 베르갑텐, 미티딘, 시스-아비세놀, 켈레리트린, 쿠마린, 플라보놀, 알칼로이드 등

| **사용부위** | 열매껍질(종피), 나무껍질, 뿌리껍질을 사용한다. 『대한약전』에는 '초피나무 또는 기타 동속식물'이 '산초(山椒)'라고 수재되어 있으나, 민간에서는 산초나무(*Zanthoxylum schinifolium* S. et Z.)의 열매껍질은 '산초'로, 초피나무의 열매껍질은 '화초(花椒)' 또는 '천초(川椒)'로 사용하고 있어 혼동의 우려가 있으므로 이에 대한 정리가 필요하다.

| **효능과 주치** | 초피나무는 살충, 해독, 소염, 이뇨의 효능이 있다. 소화불량이나 식체, 위하수와 위확장, 기침, 구토, 이질과 설사, 회충구제 등에도 쓰이며, 방향성 건위제와 향신료, 방향제 등으로 쓰인다. 매운맛을 내는 산쇼올 성분은 국부 마취, 살충작용을 하는 것으로 알려졌다. 열매는 장아찌를 만들어 먹기도 하는데 미국에서는 커피에 초피가루를 넣어 마시기도 한다.

| **용법** | ① 일반적인 복용법 : 초피나무 말린 열매껍질 5g을 달이거나 가루를 내어 하루 3번 매 식후에 먹는다. 열매 씨는 기름을 짜 식용하며 초피주를 담가 먹기도 하는데, 기침에 좋은 효과가 있다. 생선 독에 중독되었을 때에는 해독제로 이용되기도 한다.

② 신경통 : 돼지족발과 초피나무(가지)를 1:1 비율로 물 적당량을 넣고 고아서 매 식후 1컵(150mL)씩 마신다. 관절염에도 좋은 효과가 있다.

③ 기침 : 볶은 초피나무 열매 가루 10g에 물 1L를 붓고 반으로 달여서 하루 2~3회 복용한다.

측백나무

백자인 柏子仁 (대한약전)
측백엽 側柏葉 (생약규격집)

- **학명** : *Thuja orientalis* L.
- **과명** : 측백나무과
- **이명** : 백엽(柏葉), 총백엽(叢柏葉)
- **개화기** : 4~5월
- **채취시기** : 잎은 봄·가을, 근피는 연중 수시, 가지는 봄·가을, 종인은 9~10월(종자가 익었을 때) 채취

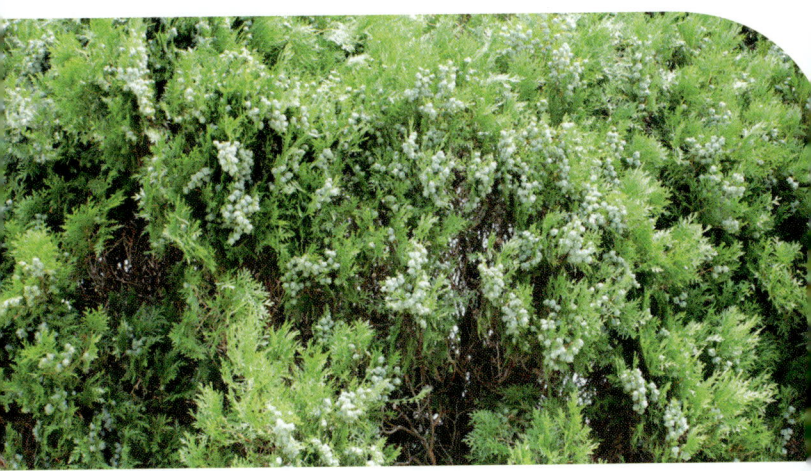

| 생육특성 | 측백나무는 전국의 산야 또는 정원이나 울타리 등에 심어 가꾸는 상록침엽교목으로 높이는 10~20m 정도이며 간혹 관목상도 있다. 수형은 원추형으로 가지가 많이 갈라지고 수피는 회갈색이며 비늘 모양으로 벗겨진다. 잎은 십자형으로 마주

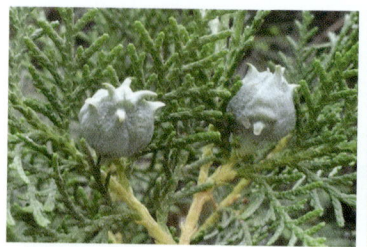
측백나무_잎 생김새

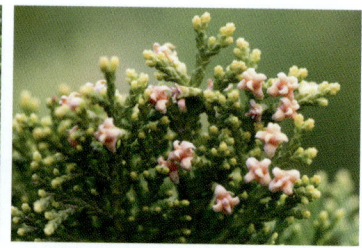
측백나무_꽃

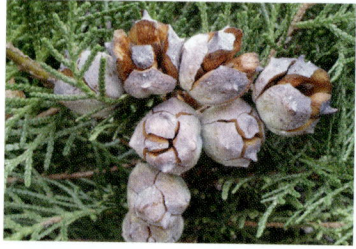
측백나무_익은 열매

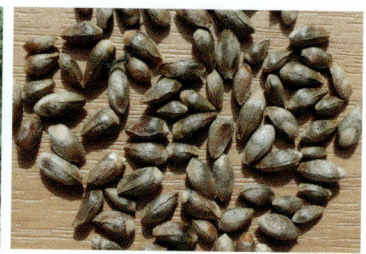
측백나무_종자

나고 작은 비늘 모양에 손바닥을 세운 것과 같이 독특한 형태를 보인다. 꽃은 4~5월에 황록색으로 피는데 수꽃은 작년에 나온 가지 끝에 1개가 달리고 10개의 인편으로 구성되며 5~10쌍의 수술이 있고 꽃자루는 짧다. 암꽃은 위쪽 부분의 작은 가지에 달리고 둥근형에 꽃자루는 없이 8개의 실편으로 구성되며 각 꽃에는 6개의 배주(胚珠: 밑씨)가 있다. 열매는 난형으로 다육질이지만 나중에는 딱딱한 목질이 되고 9~10월에 익으면 갈라져서 종자가 튀어나온다.

| **성분** | 잎에는 정유가 소량 함유되어 있는데 이 정유 속에는 투

젠, 투존, 펜촌, 피넨, 카리오필렌 등이, 플라본류에는 아로마덴드린, 케르세틴, 미리세틴, 히노키플라본, 아멘토플라본 등이 함유되어 있으며 이 밖에도 타닌, 수지, 비타민 C 등이 함유되어 있다.

굵은 가지와 나무[木材] 및 근피도 정유를 함유하는데 대부분은 세스키터핀 알코올의 세드롤, 위드롤, α-이소쿠파레놀, α-β-비오톨, β-이소비오톨, 커큐민에테르, 세스키터핀의 투조프센, 투조프사클라이엔, α-, β-세드렌, β-차미그렌, α-, γ-쿠프레넨, α-커큐민, 디하이드로-α-커큐민, 쿠파렌 등이며 세스키터핀케톤의 α-β-쿠파레논, 마이우론, 위드롤, α-에폭사이드, 모노터핀산 등이 함유되어 있다.

열매에는 세스퀴터피노이드류 중 세드롤, α·β·γ-쿠파레놀, α·β-비오톨, α·β-쿠파레논, 디터피노이드류 중에는 피누솔라이드 등 그 외 사포닌, 리그난, 정유, 지방산 등이 함유되어 있다.

| 사용부위 | 잎, 근피, 가지, 종인을 사용한다.

| 효능과 주치 | 어린 가지와 잎은 생약명을 측백엽(側柏葉)이라고 하며 맛이 쓰고 짜며 약성은 차고 독성은 없으며 각종 출혈에 지혈제로 쓰고 거풍습, 양혈, 종독, 세균성 이질, 고혈압, 해수, 단독, 탕상 등을 치료한다. 근피는 생약명을 백근백피(栢根白皮)라고 하여 탕상으로 화상의 짓무른 부위를 치료하고 머리털을 잘 자라게 해준다. 굵은 가지는 생약명을 백지절(栢枝節)이라 하여 류머티즘에 의한 관절통, 근육의 경련 등을 치료한다. 종인은 생약명을 백자인(栢子仁)이라고 하는데 자양강장, 진정, 안신, 변비, 불면증, 유정, 잘 때 식은땀이 나는 증상 등을 치료한다. 측백나

무 잎은 다른 생약제와 함께 추출한 추출물이 발모촉진 또는 탈모방지 효과가 우수하다.

| **용법** | 잎은 1일량 30~50g에 물 900mL을 붓고 반량으로 달여 2~3회 매 식후 복용하며, 외용으로는 달인 액을 환부에 자주 발라주거나 짓찧어 환부에 붙이는데 분말로 하여 사용해도 된다. 근피(根皮)는 외용으로 생뿌리를 짓찧어 거즈에 싸서 환부에 붙인다. 가지는 1일량 30~50g에 물 900mL을 붓고 반량으로 달여 2~3회 매 식후 복용한다. 외용으로는 달인 액을 거즈에 적셔 환부에 붙이고 치통에는 달인 액을 입에 머금어 치료한다. 종인은 1일량 20~30g에 물 900mL을 붓고 반량으로 달여 2~3회 매 식후 복용한다. 외용으로는 기름을 짜서 환부에 발라 치료한다.

측백나무_약재

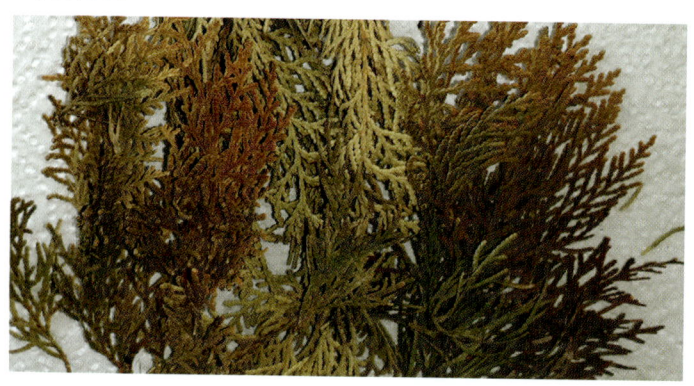

층층둥굴레 _{황정黃精(대한약전)}

- **학명**: *Polygonatum stenophyllum* Maxim.
- **과명**: 백합과
- **이명**: 수레둥굴레, 옥죽황정(玉竹黃精), 녹죽(鹿竹), 야생강(野生薑), 산생강(山生薑)
- **개화기**: 6월
- **채취시기**: 가을에 근경(根莖: 뿌리줄기)을 채취

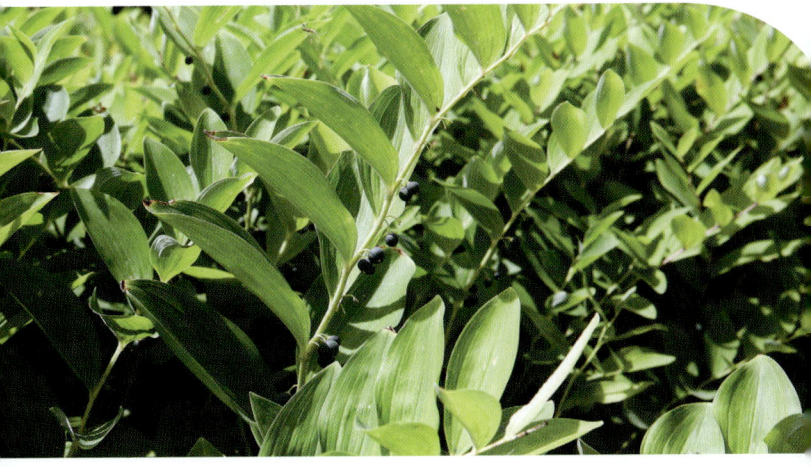

| 생육특성 | 층층둥굴레는 다년생 초본으로 높이는 30~90cm이며 잎은 좁은 피침형 또는 선형으로 3~5개가 돌려난다. 꽃은 6월경에 잎겨드랑이에 연한 황색으로 피는데, 꽃이 밑을 향해 달린다. 열매는 장과(漿果: 과육과 액즙이 많은 다육과의 하나로 속

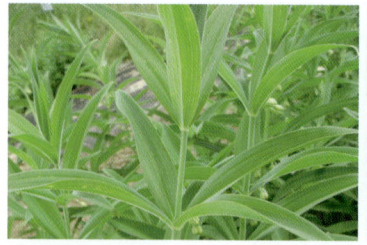
층층둥굴레_잎 생김새

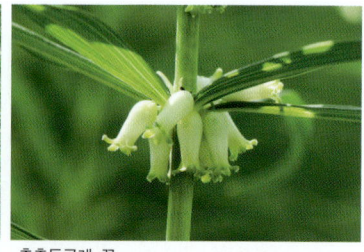
층층둥굴레_꽃

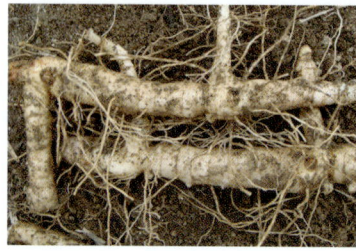
층층둥굴레_생뿌리 채취품

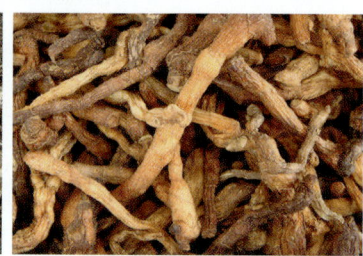
층층둥굴레_약재

에 씨가 들어 있는 과실)이며 둥글고 흑색으로 익는다. 뿌리는 구부러진 원기둥꼴 또는 괴상(塊狀)으로 길이는 6~20cm, 너비는 1~3cm이다. 표면은 황백색 또는 황갈색으로 가로로 마디가 있고 반투명하다. 한쪽에는 줄기가 붙었던 자국이 둥글게 오목하게 파여 있고 뿌리가 붙었던 자국은 돌출되어 있다. 재배산 둥굴레인 옥죽(玉竹=위유)은 아무리 굵어도 이 자국이 없기 때문에 쉽게 구분이 가능하다. 그 밖에 옥죽(둥굴레) 뿌리는 지름이 1cm 내외로 가늘고 길어 황정과 쉽게 구분된다. 우리나라에서는 중부지방에서 재배되고 있으며, 중국의 경우에는 흑룡강성, 길림성,

요령성, 허베이 성, 산둥 성, 장쑤 성, 산시 성, 내몽골 등지에 분포하고 있다.

| 성분 | 뿌리줄기에 점액질 성분이 있으며 콘발라린, 콘발라마린, 스테로이달, 사포닌 POD-Ⅱ, β-시토스테롤 등을 함유하고 있다.

| 사용부위 | 근경을 건조하여 사용한다.

| 효능과 주치 | 보기(補氣) 약재로서 보중익기(補中益氣: 중초를 보하고 기를 더함), 윤심폐(潤心肺: 심폐를 윤활하게 함), 강근골(强筋骨: 근골을 튼튼하게 함) 등의 효능이 있어서 한사(寒邪)와 열사(熱邪)에 의하여 기가 손상된 증상을 치료하며 폐의 피로에 의한 기침, 병후 몸이 허한 증상, 근골의 연약증상 등을 다스린다.

| 용법 | 말린 것으로 하루에 10~20g을 사용하는데, 보통 약재 10g에 물 700mL를 붓고 200~300mL 정도로 달여 아침저녁으로 2회에 나누어 복용한다. 현재 민간에서 이 약재를 사용할 때 약재의 모양이 비슷하고, 자음윤폐(滋陰潤肺)하는 효능이 같아서 황정과 옥죽을 혼용하는 경향이 있는데 황정은 보비익기(補脾益氣)의 작용이 강한 보기(補氣) 약재이고, 옥죽은 생진양위(生津養胃)의 작용이 강한 자음(滋陰) 약재이므로 구분하여 사용하는 것이 그 효능을 극대화시킬 수 있을 것이다.

| 사용상 주의사항 | 성질이 끈끈한 점액성이기 때문에 중초(中焦: 비위, 소화기관)가 차서 설사를 하는 경우나, 담과 습사로 인해 기가 울체(鬱滯: 막힌 것)되고 아픈 증상에는 사용하지 않는다.

칡

갈근葛根(대한약전)
갈화葛花(생약규격집)

- **학명** : *Pueraria lobata* (Willd.) Ohwi
- **과명** : 콩과
- **이명** : 칙, 칙덤불, 칡덩굴, 칡넝굴, 갈등(葛藤), 갈마(葛麻), 갈자(葛子), 갈화(葛花)
- **개화기** : 8~9월
- **채취시기** : 뿌리는 봄, 가을, 꽃은 8월 상순경 꽃이 만개하기 전에 채취

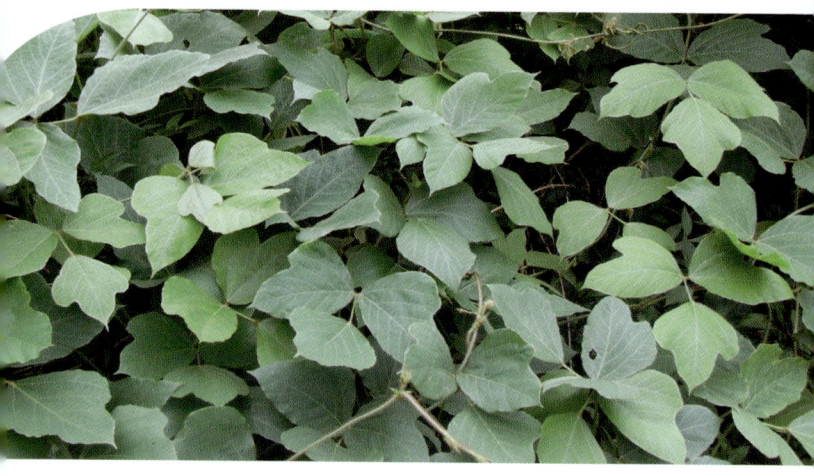

| 생육특성 | 칡은 전국의 산야, 계곡, 초원의 음습지 등에 자생하는 낙엽활엽덩굴성 목본으로 다른 물체에 감아 올라가며 덩굴의 길이는 약 10m 전후로 뻗어 나간다. 잎자루는 길고 서로 어긋나며 작은 잎은 능상 원형이고 잎 가장자리는 밋밋하거나 얕게

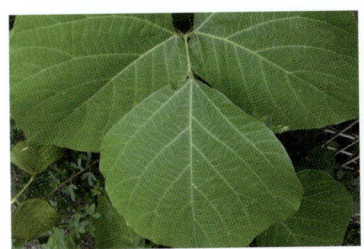
칡_잎 생김새

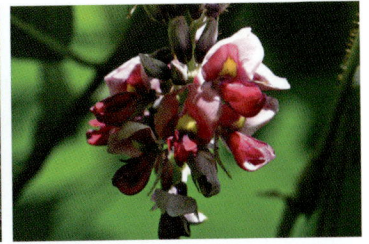
칡_꽃

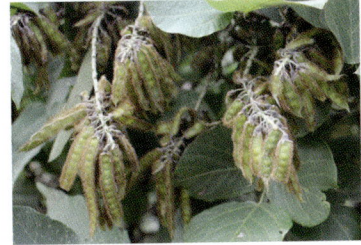
칡_열매

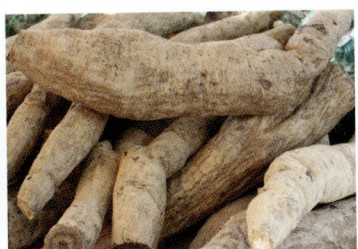
칡_뿌리 채취품

3개로 갈라진다. 꽃은 총상꽃차례로 잎겨드랑이에 달리며 8~9월에 홍자색 혹은 홍색의 꽃이 핀다.

열매의 꼬투리는 광선형(廣線形)에 편평하고 황갈색으로 길며 딱딱한 털이 밀생하고 9~10월에 익는다.

| **성분** | 뿌리에는 이소플라본 성분의 푸에라린, 푸에라린 자일로시드, 다이드제인, β-시토스테롤, 아락킨산, 전분 등이 함유되어 있다. 잎에는 로비닌이 함유되어 있다.

| **사용부위** | 뿌리, 꽃을 사용한다.

| 효능과 주치 | 뿌리는 약용하는데 생약명을 갈근(葛根)이라고 하며 맛이 달고 매우며 약성은 평범하고 해열, 두통, 발한, 감기, 진경(鎭痙), 지갈, 지사, 이질, 고혈압, 협심증, 해독, 난청(難聽) 등을 치료한다. 꽃은 생약명을 갈화(葛花)라고 하며 주독을 풀어주고 속쓰림과 오심, 구토, 식욕부진 등을 치료하며 치질의 내치(內痔) 및 장풍하혈(腸風下血), 토혈 등의 치료에 효과적이다. 칡 추출물은 암의 예방 및 치료와 폐경기 여성 질환의 예방 및 치료, 골다공증의 예방 및 치료에 사용할 수 있다.

| 용법 | 뿌리 1일량 20~30g에 물 900mL을 붓고 반량으로 달여 2~3회 매 식후 복용하거나 짓찧어 즙을 내어 먹어도 된다. 외용으로는 짓찧어서 환부에 붙인다. 꽃 1일량 20~30g에 물 900mL을 붓고 반량으로 달여 2~3회 매 식후 복용한다.

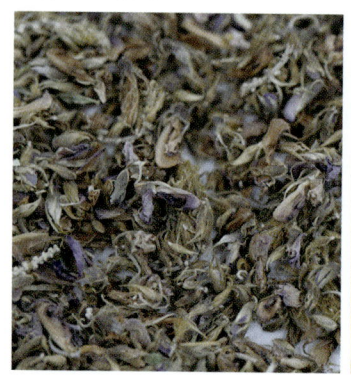

칡_건조한 꽃(갈화)

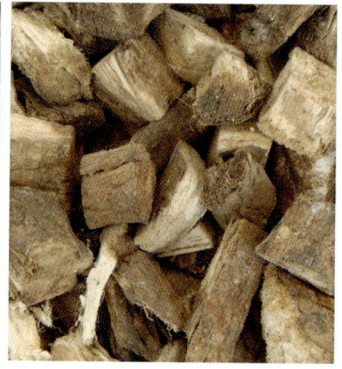

칡_뿌리(약재)

큰조롱 백수오白首烏(생약규격집)

- **학명** : *Cynanchum wilfordii* (Maxim.) Hemsl.
- **과명** : 박주가리과
- **이명** : 은조롱, 격산소(隔山消), 태산하수오(泰山何首烏)
- **개화기** : 7~8월
- **채취시기** : 가을에 잎이 마른 다음이나 이른 봄에 싹이 나오기 전에 채취

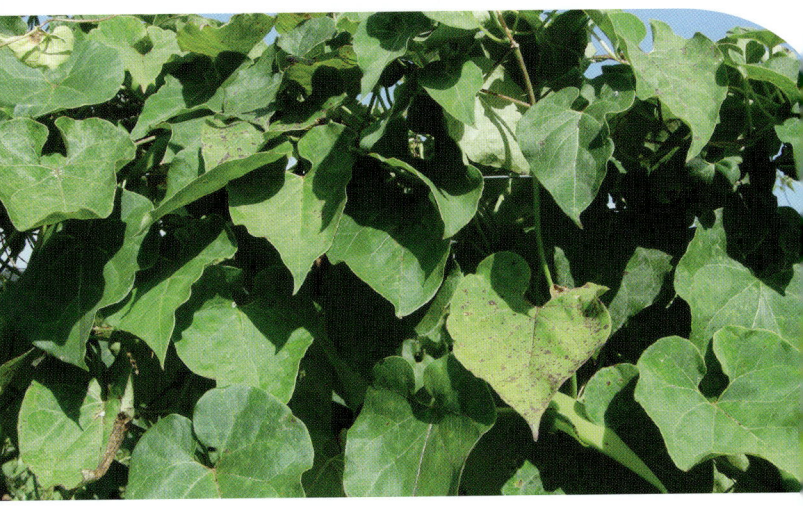

| 생육특성 | 큰조롱은 덩굴성 다년생 초본으로 우리나라 각지의 산야 또는 양지바른 곳에 분포하고 농가에서도 재배한다. 덩굴은 1~3m 정도까지 뻗는데, 원줄기는 원기둥꼴로 가늘고 왼쪽으로 감아 오르며 상처에서 흰색 유액이 흐른다. 꽃은 7~8월에 연

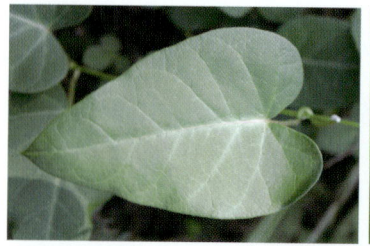
큰조롱_잎 생김새

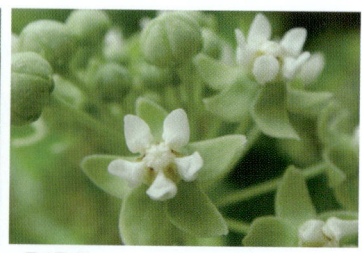
큰조롱_꽃

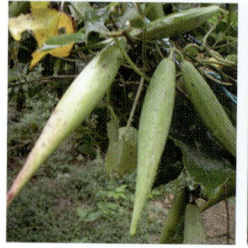
큰조롱_열매

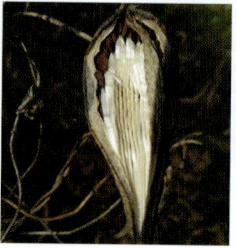
큰조롱_열매 터진 것

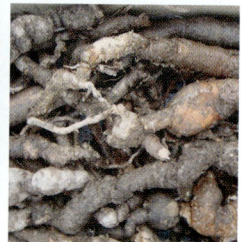
큰조롱_채취품

한 황록색으로 피는데, 잎겨드랑이에서 산형화서(傘形花序)로 달린다. 열매는 골돌과로 익는데, 길이가 8cm, 지름이 1cm 정도이다. 약재로 사용하는 육질의 괴근(塊根: 덩이뿌리)은 긴 타원형으로서 줄기가 붙는 머리 부분은 가늘지만 아래로 내려갈수록 두꺼워지다가 다시 가늘어진다.

한방에서는 큰조롱의 덩이뿌리를 '백수오(白首烏)'라고 부르며 약재로 사용한다. 그런데 큰조롱은 일반인들 사이에 백하수오라는 이름으로 불리면서, 마디풀과의 약용식물인 하수오(*Fallopia multiflora*)와 혼동하는 경우를 자주 볼 수 있다. 두 식물 모두 덩이뿌리를 약용하긴 하지만 동일한 약재는 아니므로 구분해서 사용해야 한다.

『생약규격집』에는 백수오의 기원식물로 '은조롱'이라고 수재되어 있으나 국가생물종지식정보시스템에는 '큰조롱'이라 수재되어 있고 '은조롱'은 비추천명으로 수재되어 있다.

| **성분** | 시난콜, 크리소파놀, 에모딘, 레인 등을 함유한다.

| **사용부위** | 괴근(塊根: 덩이뿌리)을 건조한 것이나 생뿌리를 사용한다.

| **효능과 주치** | 보간신(補肝腎: 간과 신을 보함), 강근골(强筋骨: 근육과 뼈를 튼튼하게 함), 건비보위(健脾補胃: 소화기능을 튼튼하게 함), 해독 등의 효능이 있어서 간과 신이 모두 허한 증상, 머리가 어지럽고 눈이 어지러운 증상, 잠을 못 이루는 불면증이나 건망증, 머리가 빨리 희어지는 증상, 유정, 허리와 무릎이 시리고 아픈 증상, 비의 기능이 허하여 기를 온몸에 돌려주는 기능이 저하된 증상, 위가 더부룩하고 헛배 부른 증상, 식욕부진, 설사, 출산 후 젖이 잘 나오지 않는 증상 등에 이용할 수 있다.

| **용법** | 건조한 약재로 하루 6~12g를 사용하는데, 보통 덩이뿌리 15g에 물 700mL를 붓고 200~300mL 정도로 달여 아침저녁으로 2회에 나누어 복용한다.

가루 또는 환을 만들어 복용하기도 하고, 술에 담가서 복용하기도 한다. 술을 담글 때는 큰조롱 덩이뿌리 100g에 소주 1.8L짜리 1병을 부어 3달 이상 두었다가 반주로 1잔(30~40mL)씩 마신다.

| **사용상 주의사항** | 수렴하는 성질이 있는 보익(補益) 약재로서 감기 초기에는 사용하지 않는다. 백수오로 사용하는 큰조롱과 나마(蘿摩)로 쓰이는 박주가리(*Metaplexis japonica*)의 경우, 줄기를 자르면 유백색 유즙이 흘러나오지만 하수오의 경우에는 유즙이 흘러나오지 않으므로 구별이 가능하다. 또한 유사한 형태의 식물 이엽우피소와 혼동하지 않도록 주의해야 한다.

큰조롱_약재

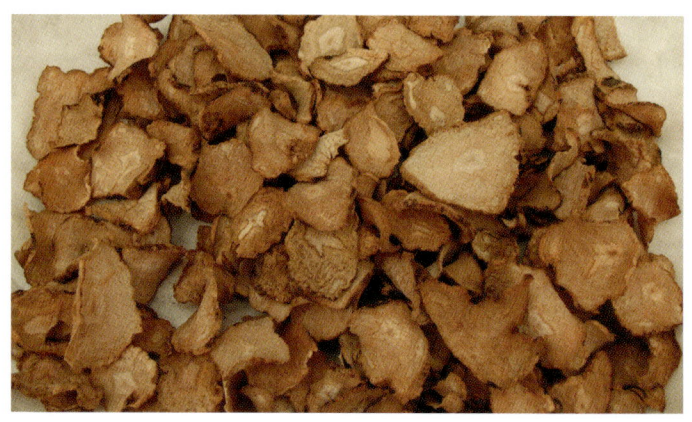

탱자나무 지실枳實(대한약전)

- **학명** : *Poncirus trifoliata* (L.) Raf.
- **과명** : 운향과 ● **개화기** : 5~6월 ● **이명** : 야등자(野橙子), 취길자(臭桔子), 취극자(臭棘子), 지수(枳樹), 동사자(銅柤子)
- **채취시기** : 열매는 8~9월(열매가 익기 전), 뿌리·근피는 연중 수시, 잎은 봄·여름 채취

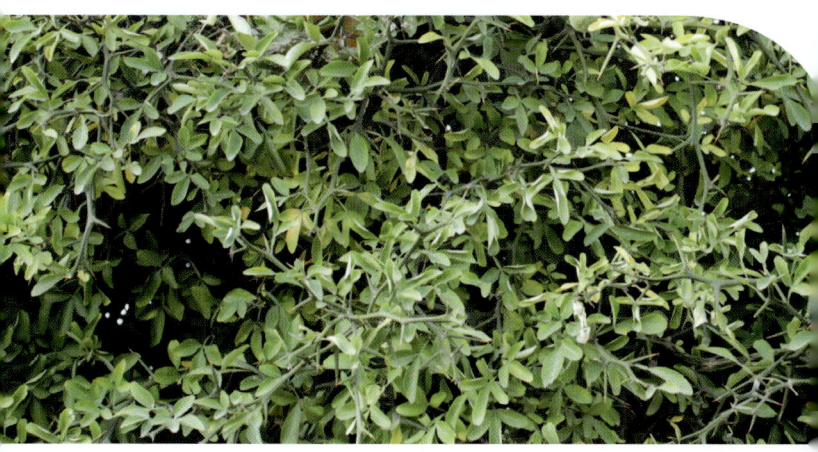

| 생육특성 | 탱자나무는 중부·남부지방의 마을 근처, 과수원, 울타리 등에 심어 가꾸는 낙엽활엽관목으로 높이는 3m 전후로 자란다. 줄기와 가지가 많이 갈라지고 약간 편평하며 3~5cm 정도의 가시가 서로 어긋나 있다. 잎은 3출 복엽에 서로 어긋나 있고

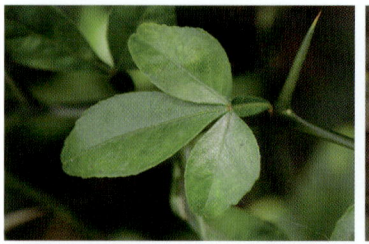
탱자나무_잎 생김새

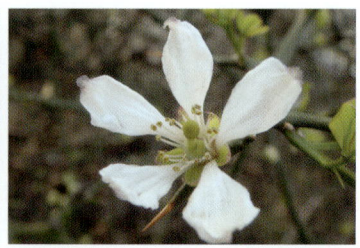
탱자나무_꽃

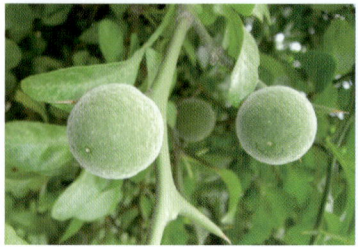
탱자나무_덜 익은 열매

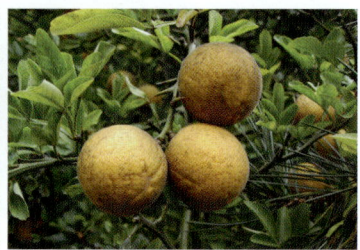
탱자나무_익은 열매

작은 잎은 타원형 혹은 난형이며 혁질에 가장자리에는 톱니가 있고 잎자루에는 좁은 날개가 붙어 있다. 꽃은 백색으로 5~6월에 먼저 피고, 열매는 둥글며 9~10월에 황색으로 익는다.

| 성분 | 열매에는 폰시린, 헤스페리딘, 로폴린, 나린진, 네오헤스피리딘 등의 플라보노이드가 함유되어 있으며 알칼로이드의 스키미아닌도 함유되어 있다. 과피에 함유되어 있는 정유의 성분은 α-피넨, β-피넨, 미르센, 리모넨, 캄펜, γ-터피넨, 파라-시멘, 카리오필렌 등이 함유되어 있다.

뿌리 및 근피에는 리모넨, 마르메신, 세셀린, β-시토스테롤, 폰

시트린이 함유되어 있다.

잎에는 폰시린, 네오폰시린, 나린진, 적은 양의 로이포린이 함유되어 있고 꽃에는 폰시티린이 함유되어 있다.

| 사용부위 | 열매, 뿌리, 근피, 잎을 사용한다.

| 효능과 주치 | 덜 익은 열매는 약용하는데 생약명을 구귤(枸橘) 또는 지각(枳殼)이라고 하며 맛은 맵고 쓰며 약성이 따뜻하고 건위작용이 있으며 소화불량, 식욕부진, 변비, 식적(食積), 위통, 위하수, 자궁하수, 치질, 진통, 타박상, 주독 등을 치료한다. 뿌리 및 근피는 생약명을 지근피(枳根皮)라고 하여 치통, 치질을 치료한다. 잎은 생약명을 구귤엽(枸橘葉)이라고 하여 거풍(祛風), 제독(除毒)의 치료에 도움을 준다. 탱자나무의 추출물은 B·C형 간염과 항염, 항알레르기, 살충 등의 효능이 있다.

| 용법 | 덜 익은 열매는 1일량 20~30g에 물 900mL을 붓고 반량으로 달여 2~3회 매 식후 복용한다. 외용으로는 달인 액으로 씻어주거나 달인 농축액을 발라준다. 뿌리 및 근피는 1일량 20~30g에 물 900mL을 붓고 반량으로 달여 2~3회 매 식후 복용한다. 외용으로는 달인 액을 입에 머금어 치료하고 치질에는 자주 씻어준다. 잎은 1일량 30~50g에 물 900mL을 붓고 반량으로 달여 2~3회 매 식후 복용한다.

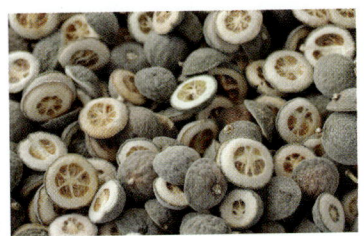

탱자나무_약재(지실)

투구꽃 초오草烏(생약규격집)

- **학명** : *Aconitum jaluense* Kom.
- **과명** : 미나리아재비과
- **이명** : 선투구꽃, 개싹눈바꽃, 진돌쩌귀, 싹눈바꽃, 세잎돌쩌귀, 그늘돌쩌귀
- **개화기** : 8~9월
- **채취시기** : 가을에 뿌리를 채취

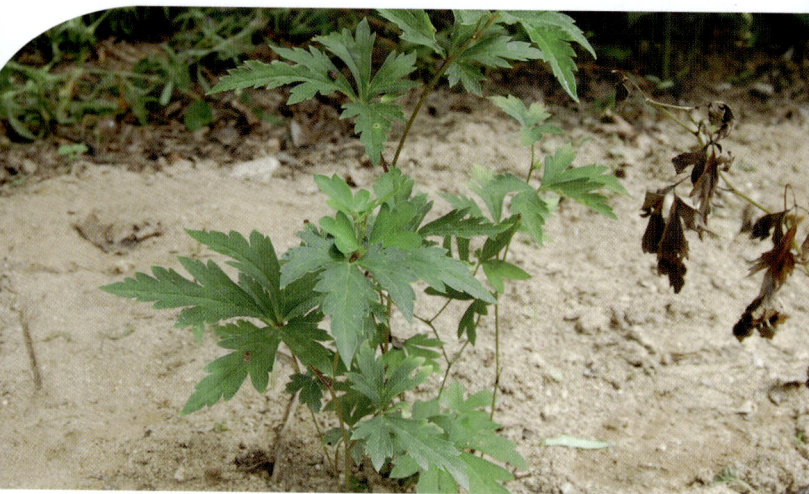

| 생육특성 | 투구꽃은 우리나라 각처의 산에서 자라는 다년생 초본이며 키는 1m 정도 자라며, 반그늘 혹은 양지의 물 빠짐이 좋은 곳에서 자란다. 잎은 잎자루 끝에서 손바닥을 편 모양으로 3~5개로 깊이 갈라지고, 어긋난다. 꽃은 8~9월에 피며 자주색

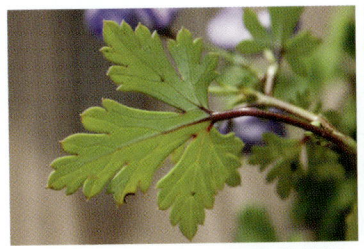
투구꽃_잎 생김새

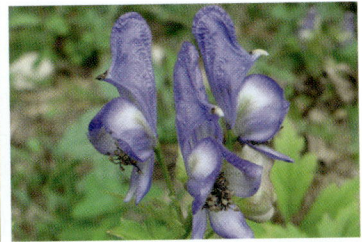
투구꽃_꽃

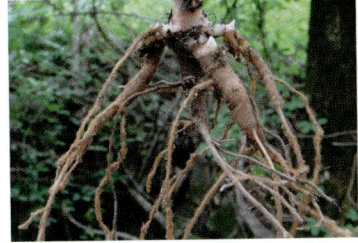
투구꽃_생뿌리 채취품

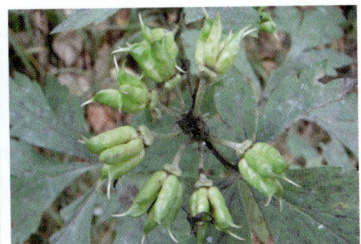
투구꽃_열매

으로, 모양은 고깔이나 투구와 같으며 줄기에 여러 개의 꽃이 어긋나며 아래에서 위로 올라가며 핀다. 열매는 10~11월에 달리고 타원형이며 뾰족한 암술대가 남아 있다. 로마 병정의 투구를 닮은 꽃 모양으로 이름을 유추할 수 있고, 우리 조상들이 머리에 쓰던 남바우와 생김새가 유사하며, 영문 이름인 'Monk's hood'는 '수도승의 두건'을 뜻한다. 또한 식물 가운데 가장 독성이 강하여 아메리카 인디언이 화살에 독을 바를 때 투구꽃의 뿌리를 갈아 사용했다고 한다.

| 성분 | 아코니텀, 메스아코니틴, 케옥시아코니틴, 데옥시아코니

틴, 비유틴, 하이프아코니틴 등이 함유되어 있다.

| 사용부위 | 초오는 투구꽃(*Aconitum jaluense* Kom.)을 비롯하여 동속근연식물(세잎돌쩌귀, 지리바꽃, 이삭바꽃, 놋젓가락나물 등)의 덩이뿌리 즉 괴근(塊根)을 사용한다.

| 효능과 주치 | 풍습(風濕)을 제거하며, 한사(寒邪)를 흩어지게 한다. 또한 진경(鎭痙: 경련을 가라앉힘)의 효능이 있어서 오풍(惡風: 풍사를 싫어함), 해역상기(咳逆上氣: 기침과 구역으로 기가 위로 치솟음), 반신불수, 풍사로 인한 완비(頑痺: 피부에 감각이 없는 병증. 살갗과 살이 나무처럼 뻣뻣해져 아픔도 가려움도 느끼지 못하고 손발이 시큰거리면서 아픈 증상)를 치료한다. 풍한습사로 인하여 결리고 아픈 풍한습비(風寒濕痺), 장이 허한데 한사가 침입하여 발생하는 이질인 냉리(冷痢), 목구멍이 붓고 아픈 증세, 피부화농증(종기) 등의 피부질환, 뿌리가 깊으며 몹시 딴딴한 부스럼, 연주창, 관절염, 신경통, 두통, 림프샘염 등을 치료한다.

| 용법 | 하루 2~6g을 사용하는데 대개는 포제를 잘하여 다른 약재와 혼합하는 합방으로 사용한다.

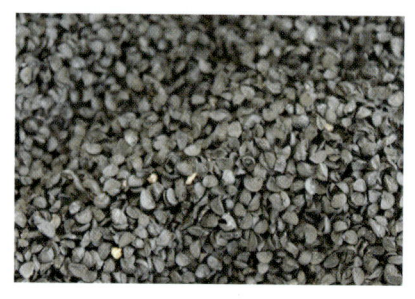

| 사용상 주의사항 | 독성이 강하므로 식품으로는 사용할 수 없으며, 약재로 쓸 때도 전문가의 지도를 받아야 한다.

투구꽃_씨앗

하늘타리

괄루근括蔞根(대한약전)
괄루인括蔞仁(대한약전)

- **학명** : *Trichosanthes kirilowii* Max.
- **과명** : 박과
- **이명** : 하늘수박, 과루인(瓜蔞仁), 괄루자(括蔞子), 괄루인(括蔞仁), 천화분(天花粉)
- **개화기** : 7~8월
- **채취시기** : 종자는 수시로 채취

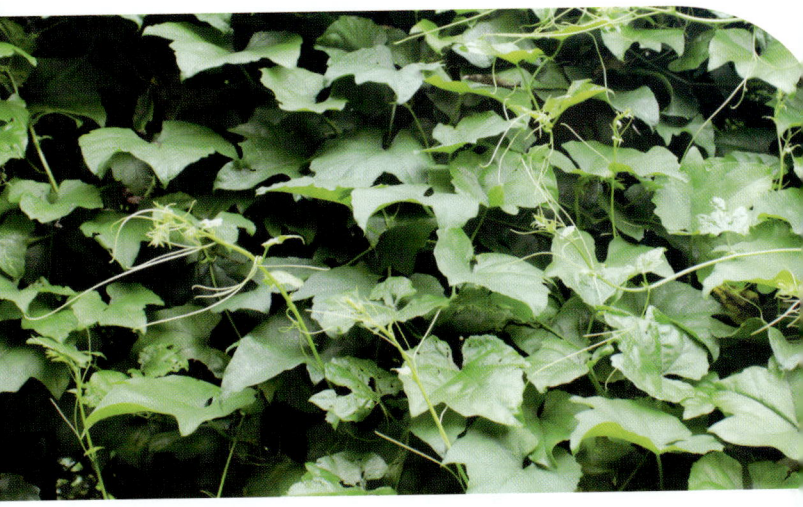

| 생육특성 | 하늘타리는 덩굴성 여러해살이풀로 잎은 어긋나고 둥글며 손바닥처럼 5~7개로 갈라지고 거친 톱니가 있다. 잎이 어긋난 곳에 덩굴손이 있어 다른 물체에 잘 붙어 뻗어가며, 고구마 같은 괴근(塊根)이 있다. 잎의 밑은 심장형으로 양면에 털

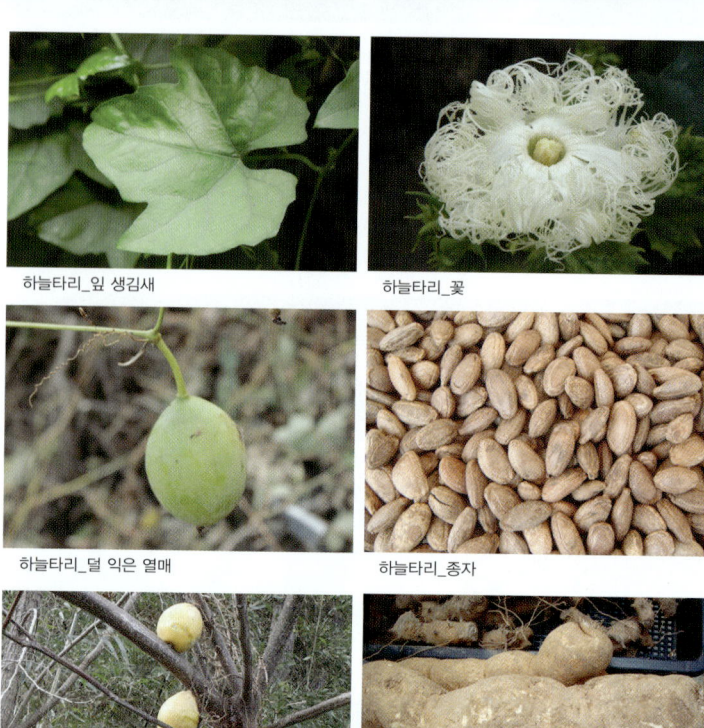

하늘타리_잎 생김새

하늘타리_꽃

하늘타리_덜 익은 열매

하늘타리_종자

하늘타리_익은 열매

하늘타리_뿌리 채취품

이 있다. 꽃은 암수딴그루로 7~8월에 핀다. 암꽃은 1개가 달리고 꽃받침과 꽃잎은 각각 5개로 갈라지며 수술은 3개이다. 열매는 참외보다 작고 장과(漿果)로 지름이 7cm가량이며 10월에 오렌지색으로 익는다. 타원형의 열매에는 엷은 흑갈색의 종자가 많이 들어 있다.

| 성분 | 뿌리에는 트라이콘샌틴, 커큐비타신 B, D 등이 함유되어 있다. 열매에는 사포닌, 유기산, 종자에는 아르기닌, 리신 등이 함유되어 있다.

| 사용부위 | 뿌리[塊根], 열매, 종자를 사용한다.

| 효능과 주치 | 뿌리에는 생진, 지갈, 강화(降火), 배농, 소종(消腫: 종기를 삭힘)의 효능이 있다. 씨앗에는 윤폐, 윤장, 화담(化痰: 가래를 삭힘)의 효능이 있고, 열매에는 윤폐, 윤장, 화담, 산결(散結: 기가 뭉친 것을 풀어줌) 효능이 있다. 에탄올 추출물은 혈당을 떨어뜨린다. 뿌리는 폐열의 해수, 가래, 가슴 동통, 변비에도 쓰인다. 당뇨병의 구갈, 소갈, 치질을 치료하고, 씨앗은 담열해수, 조결변비, 유소(乳少)를 치료하며, 열매는 담열해수, 흉비결흉, 폐위해열, 소갈, 황달을 치료한다.

| 용법 | 열매, 뿌리 또는 종자 10g에 물 700mL를 붓고 반으로 달인 액을 반으로 나누어 아침저녁으로 복용한다. 외용으로는 찧어서 환부에 바른다. 당뇨병의 혈당을 낮추는 데는 뿌리 40g에 약 1,200mL의 물을 붓고 반으로 달인 액을 아침, 점심, 저녁 식사 후에 2~3주 정도 복용하거나 분말로 3~4g을 하루에 3번 복용해도 좋다. 뿌리와 까치콩을 각각 12g씩 약 1,200mL의 물에 달여 세 번에 나누어 먹어도 좋다. 뿌리는 혈당을 낮추고 까치콩은 갈증을 멈추게 한다.

할미꽃 백두옹·白頭翁(생약규격집)

- **학명** : *Pulsatilla koreana* (Yabe ex Nakai) Nakai ex Mori
- **과명** : 미나리아재비과
- **이명** : 노고초, 조선백두옹, 할미씨까비, 야장인(野丈人), 백두공(白頭公)
- **개화기** : 4월   **채취시기** : 가을에서 이듬해 봄철 개화 전에 뿌리를 채취

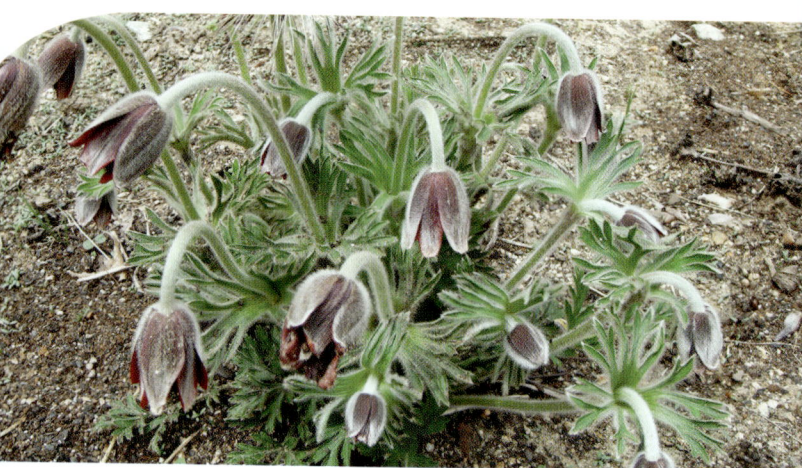

| 생육특성 | 할미꽃은 다년생 초본으로 전국 각지의 산야에 분포하며, 주로 양지 쪽에서 자란다. 잎은 뿌리에서 모여 나고 깃꼴겹잎이며 줄기 전체에 긴 털이 밀생하고 흰빛이 돈다. 4월에 적자색으로 1개의 꽃이 피는데, 꽃줄기의 끝에 달리고 밑을 향해

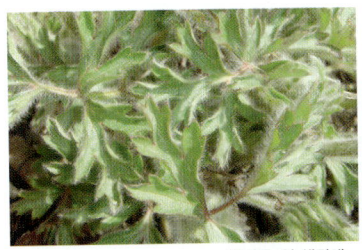
할미꽃_잎 생김새

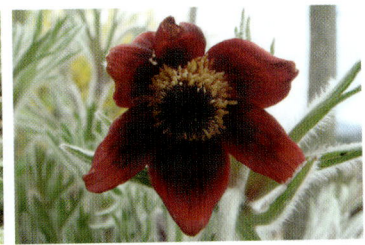
할미꽃_꽃

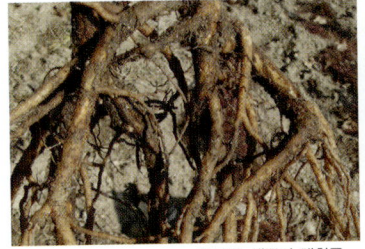
할미꽃_생뿌리 채취품

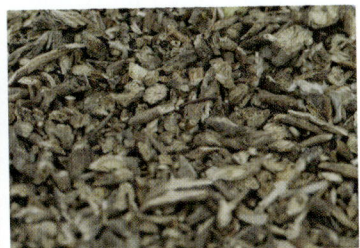
할미꽃_약재

보고 있으며 꽃대의 높이는 30~40cm로 자란다. 열매는 수과로 긴 달걀 모양이고 겉에 백색 털이 있다. 약재로 사용하는 뿌리는 원기둥꼴에 가깝거나 또는 원추형으로 약간 비틀려 구부러졌는데, 길이 6~20cm, 지름 0.5~2cm이다. 표면은 황갈색 또는 자갈색으로 불규칙한 세로 주름과 세로 홈이 있으며, 뿌리의 머리 부분은 썩어서 움푹 들어가 있다. 뿌리의 질은 단단하면서도 잘 부스러지고, 단면의 껍질부는 흰색 또는 황갈색이며, 목부는 담황색이다.

| 성분 | 뿌리에 사포닌 9%가 함유되어 있고, 아네모닌, 헤데라게

닌, 오레아논산, 아세틸오레아논산 등이 함유되어 있다.

| 사용부위 | 뿌리를 건조하여 사용한다.

| 효능과 주치 | 해열, 해독, 소염 살균 등의 효능이 있어 열을 내리고 독을 풀며, 양혈(涼血)하며 설사를 멈추게한다. 열독을 치료하고 혈변을 치료하며, 음부의 가려움증과 대하(帶下)를 치료하고, 그 밖에도 아메바성 이질(痢疾), 말라리아 등을 치료하는 데 이용한다.

| 용법 | 말린 것으로 하루에 6~20g을 사용하는데, 말린 전초 15g에 물 700mL를 붓고 200~300mL로 달여 아침저녁으로 2회에 나누어 복용한다. 가루 또는 환으로 만들어 복용한다. 외용할 때는 전초를 짓찧어 환부에 바른다. 민간에서는 만성 위염에 잘 말려 가루 낸 할미꽃 뿌리를 2~3g씩 하루 3회 식후에 복용한다. 15~20일간을 1주기로 하여 듣지 않으면 7일간 쉬었다가 다시 한 주기를 반복해서 복용한다. 그 밖에 부인의 냉병이나 질염 치료에도 요긴하게 사용하는데, 말린 약재 5~10g에 물 700mL 정도를 붓고 200~300mL로 달여 하루 2회에 나누어 복용하거나, 말린 약재를 변기에 넣고 태워서 그 김을 쏘이기도 한다.

| 사용상 주의사항 | 독성이 있으므로 전문가와 상의해서 사용하는 것이 좋다. 또한 이 약재는 성질이 찬 약재이므로 허한(虛寒)에서 오는 설사에는 사용할 수 없다. 강력한 피부점막 자극으로 발포, 눈물, 재채기를 유발하기도 한다. 관상용으로 심을 때는 꽃가루 알레르기가 있는 사람은 피하는 것이 좋다.

향유 향유 香薷 (생약규격집)

- **학명** : *Elsholtzia ciliata* (Thunb.) Hylander
- **과명** : 꿀풀과
- **이명** : 꽃향유
- **개화기** : 8~9월
- **채취시기** : 전초를 여름부터 가을까지 채취

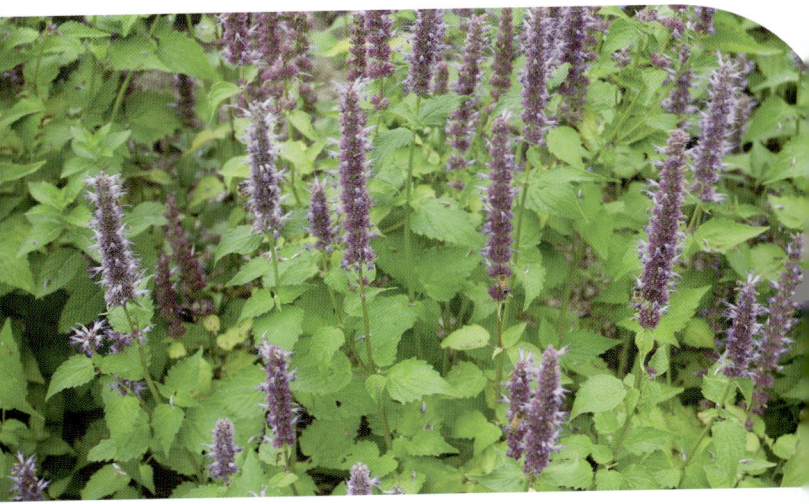

| 생육특성 | 향유는 꿀풀과의 다년생 초본으로 30~60cm 자란다. 원줄기는 네모지고 가지는 갈라지며, 엽병(잎자루)과 더불어 흰 털이 줄지어 돋아난다. 잎은 2개씩 서로 마주보며 장란형 또는 장타원형으로 끝이 뾰족하고 톱니가 있다. 8~9월에 자주색의

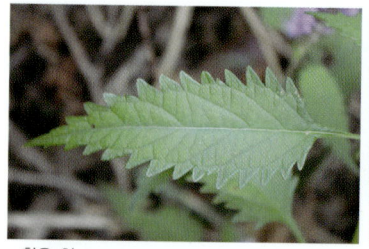
향유_잎

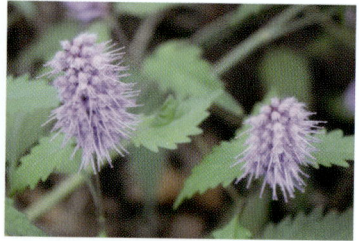
향유_꽃

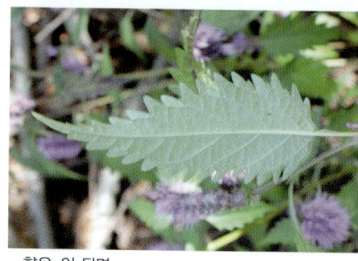
향유_잎 뒷면

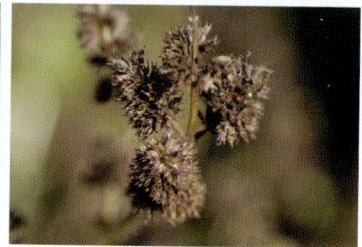
향유_종자 결실

꽃이 원줄기와 가지 끝에 피며 그 밑에 바로 잎이 달리고, 열매는 11월에 수과(과피가 말라서 목질이 되어도 속에 터지지 않는 씨)로 성숙한다.

| 성분 | 정유가 함유되어 있으며 주성분은 엘숄치아케톤이다.

| 사용부위 | 전초(잎, 줄기, 꽃)를 사용한다.

| 효능과 주치 | 방향제, 관상용, 밀원식물 등으로 이용한다. 어린 순은 나물로 식용하고 한방에서는 감기, 오한, 발열, 두통, 복부 통증, 종기 등에 사용한다.

특히 끓여서 차로 마시면 열병을 다스리고 위를 따뜻하게 해

준다. 입에서 냄새가 날 때 이 즙으로 양치질을 해도 된다. 정유를 많이 함유하고 있으므로 향료로도 쓰인다.

곽란(癨亂)으로 배가 아프고 토하며 설사하는 것을 치료한다. 수종을 내리게 하고 더위 먹은 것과 습증을 없앤다. 위기(胃氣)를 덥히고 번열(煩熱)을 없앤다.

| 용법 | 지상부 말린 약재 9~15g에 물 800mL를 붓고 반으로 달여서 하루 2회 아침저녁으로 나누어 마신다.

향유_약재

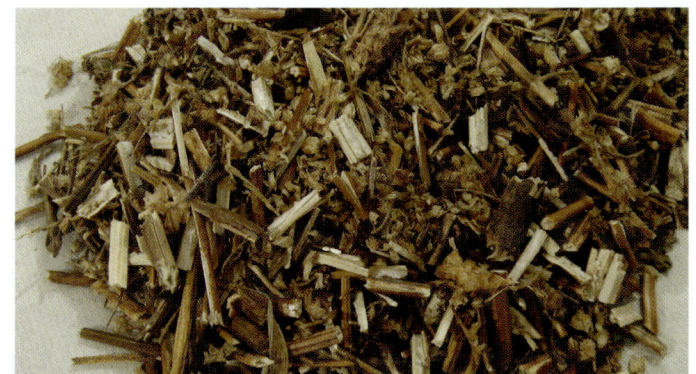

헛개나무 <small>지구자枳椇子(생약규격집)</small>

- **학명**: *Hovenia dulcis* Thunb.
- **과명**: 갈매나무과
- **이명**: 홋개나무, 호리깨나무, 볼게나무, 고려호리깨나무, 민헛개나무, 지구(枳椇), 범호리깨나무, 호리깨나무, 이조수(李棗樹), 금조이(金釣梨)
- **개화기**: 5~6월
- **채취시기**: 열매는 10~11월, 뿌리는 9~10월, 수피·줄기 목즙은 연중 수시 채취

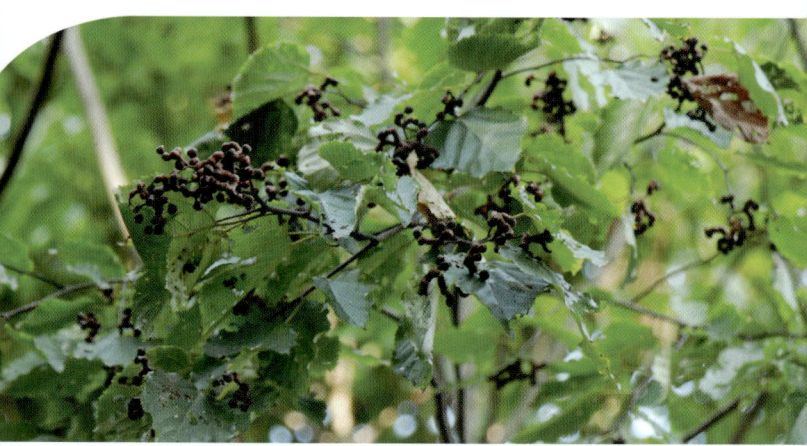

| 생육특성 | 헛개나무는 전국 산 중턱 숲속에 분포하는 낙엽활엽 교목으로 높이 10m 전후로 자란다. 작은 가지는 흑갈색을 띠고 잎은 서로 어긋나며 넓은 계란형 또는 타원형이다. 잎의 밑부분은 원형 또는 심장형으로 가장자리에는 둔한 톱니가 있고 윗면

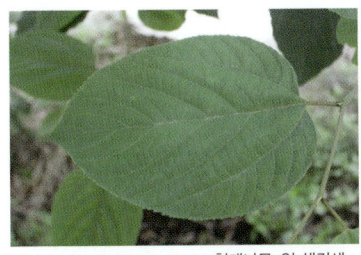
헛개나무_잎 생김새

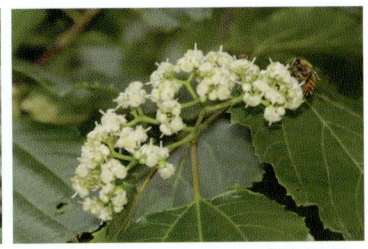
헛개나무_꽃

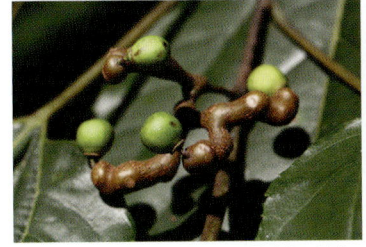
헛개나무_열매

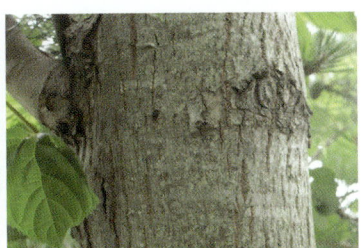
헛개나무_수피

은 털이 없으며 뒷면은 털이 있거나 없는 것도 있다. 꽃은 취산꽃차례로 잎겨드랑이 또는 가지 끝부분에 달려 5~6월에 황록색 꽃이 피고, 열매는 원형 혹은 타원형에 9~10월에 홍갈색으로 익는다.

| 성분 | 열매에 다량의 포도당, 사과산, 칼슘이 함유되어 있고, 뿌리 및 수피에는 펩타이드알칼로이드인, 프랑구라닌, 호베닌, 호베노사이드가 함유되어 있다. 목즙(木汁)에는 트리터피노이드의 호벤산이 함유되어 있다.

| 사용부위 | 열매, 뿌리, 수피, 줄기목즙을 사용한다.

| **효능과 주치** | 열매는 생약명을 지구자(枳椇子)라고 하며, 맛은 달고 시며 약성은 평범하며 독성이 없으므로 주독을 풀어주고 대소변을 잘 나오게 하며 번열, 구갈, 구토, 사지마비, 류머티즘 등을 치료한다. 헛개나무의 열매 추출물은 항염, 간기능 개선 효능이 있으며, 헛개나무 추출물은 비만 예방 및 치료에 효과가 있다. 뿌리는 지구근(枳椇根)이라고 하여 관절통, 근골통, 타박상을 치료한다. 수피는 생약명을 지구목피(枳椇木皮)라고 하여 혈액순환을 돕고, 근육을 풀어주며 소화불량을 치료한다. 목즙은 생약명을 지구목즙(枳椇木汁)이라고 하며 겨드랑이에서 냄새가 나는 액취증을 치료한다.

| **용법** | 열매는 1일량 30~50g에 물 900mL을 붓고 반량으로 달여 2~3회 매 식후 복용한다. 뿌리는 1일량 100~200g에 물 900mL을 붓고 반량으로 달여서 2~3회 매 식후 복용한다. 외용으로는 짓찧어서 환부에 바른다. 수피는 1일량 30~50g에 물 900mL을 붓고 반량으로 달여 2~3회 매 식후 복용한다. 외용으로는 열탕으로 달인 액으로 환부를 씻어준다. 목즙은 헛개나무에 구멍을 뚫고 흘러나오는 액즙을 환부에 그대로 발라주거나 액즙을 끓여 뜨거울 때 바르기도 한다.

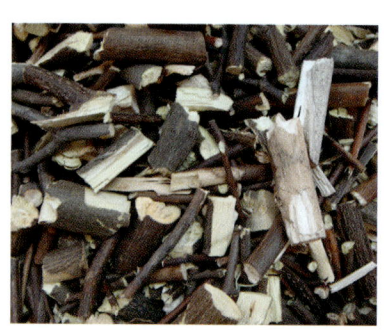

헛개나무_약재

현호색

현호색玄胡索(생약규격집)

- **학명** : *Corydalis remota* Fisch. ex Maxim.
- **과명** : 현호색과
- **이명** : 연호색(延胡索), 연호(延胡), 원호색(元胡索)
- **개화기** : 4월
- **채취시기** : 5~6월에 줄기와 잎이 고사한 후 덩이뿌리를 채취

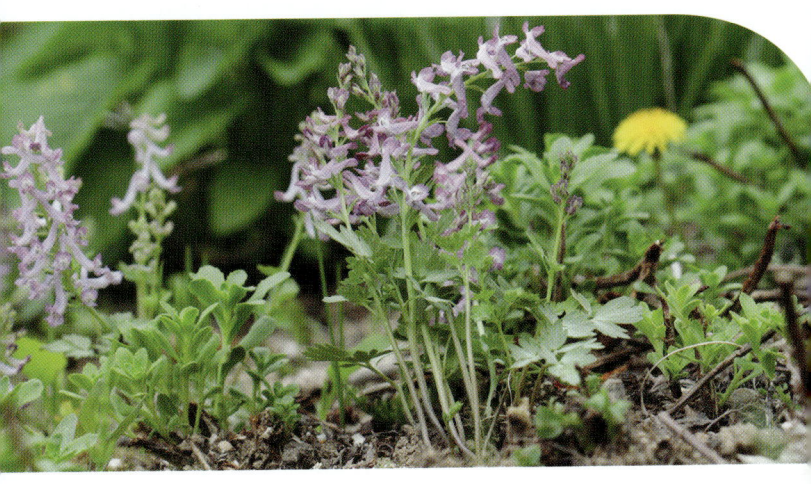

| 생육특성 | 현호색은 다년생 초본으로 전국 각처의 산지, 특히 산록의 습기가 있는 곳에 자생한다. 높이는 20cm 정도로 자라는데 잎은 어긋나고 표면은 녹색, 뒷면은 회백색이다. 잎자루가 길면서 잎은 3개씩 1~2회 갈라지고 잎 윗부분은 깊게 또는 결

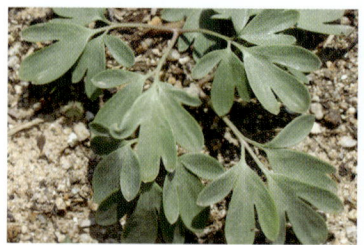
현호색_잎 생김새

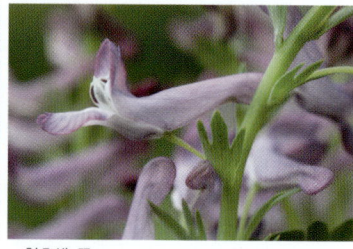
현호색_꽃

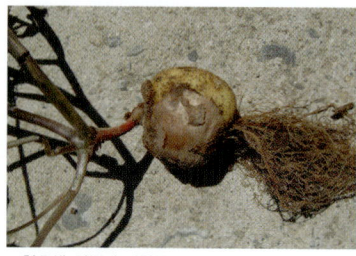
현호색_알뿌리 채취품

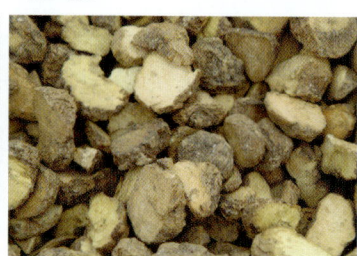
현호색_약재

  각상으로 갈라진다. 꽃은 연한 홍자색으로 4월에 5~10개가 원줄기 끝에 총상화서로 달리며, 꽃통은 한쪽에 뿔이 있고 수술은 6개이다.

  약재로 사용하는 덩이뿌리는 불규칙한 편구형으로 지름이 0.5~1cm이다. 뿌리 표면은 황색 또는 황갈색으로 불규칙한 그물 모양의 주름이 있으며, 덩이뿌리 정단에는 약간 들어간 줄기 흔적이 있고, 밑부분은 덩어리 모양으로 볼록하다.

  질은 단단하며 부스러지기 쉽고, 단면은 황색의 각질 모양이며 광택이 있다.

| **성분** | 코리달린, dl-테트라하이드로팔마틴, 코리불민, 콥티신, l-코리클라민, 코나딘, 프로토핀, l-테트라하이드로콥티신, dl-테트라하이드로콥티신, l-이소코리팔민, 디하이드로코리달민 등을 함유한다.

| **사용부위** | 덩이뿌리를 건조하여 사용한다.

| **효능과 주치** | 진통, 진정 및 진경, 활혈, 구어혈(驅瘀血), 자궁수축, 이기(理氣), 지통(止痛) 등의 효능이 있어서 흉협완복동통을 치료하고, 폐경이나 월경통, 산후의 어혈복통(瘀血腹痛), 요슬산통(腰膝痛), 타박상 등의 치료에 이용된다.

| **용법** | 말린 덩이뿌리로 하루에 4~12g을 사용하는데, 건조한 약재 10g에 물 700mL를 붓고 200~300mL가 되게 달여 아침저녁으로 2회에 나누어 복용한다. 또는 가루나 환으로 만들어 복용하기도 한다. 장에 덩어리가 만져지면서 복통이 함께 올 때는 금은화, 연교, 목향(木香) 등을 배합하여 응용한다. 월경통에는 당귀, 천궁, 백작약, 향부자 등의 약재를 배합하여 응용한다. 타박상이 있을 때는 홍화, 도인, 당귀, 천궁 등의 약재를 배합하여 응용한다.

| **사용상 주의사항** | 월경을 잘 통하게 하고, 유산의 우려가 있으므로 임신부는 사용하면 안 되고, 몸이 허한 경우에는 신중하게 사용하여야 한다.

화살나무

귀전우 鬼箭羽 (생약규격집)

- **학명** : *Euonymus alatus* (Thunb.) Siebold
- **과명** : 노박덩굴과
- **이명** : 홋립나무, 홋잎나무, 참빗나무, 참빗살나무, 챔빗나무, 위모(衛矛), 귀전(鬼箭), 사능수(四綾樹), 파능압자(巴綾鴨子)
- **개화기** : 5~6월
- **채취시기** : 가지를 연중 수시로 채취하여 건조

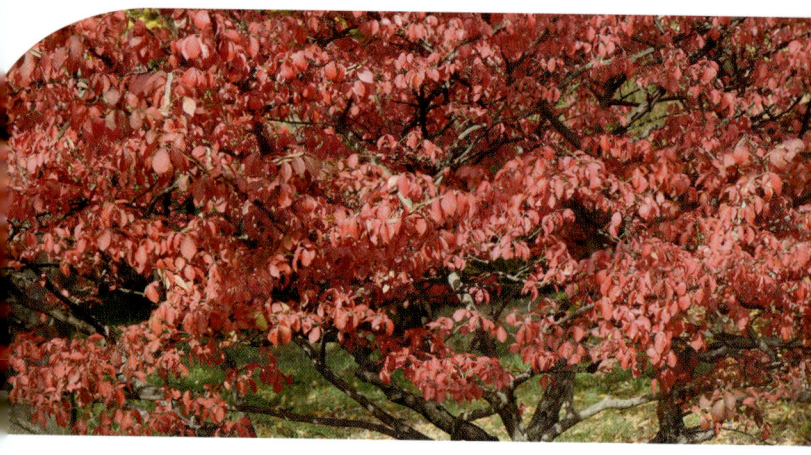

| 생육특성 | 화살나무는 전국 산야에 분포하는 낙엽활엽관목으로 높이가 3m 전후로 자란다. 가지는 많이 갈라지고 작은 가지는 보통 네모각에 녹색을 띠고 있다. 굵은 가지는 납작하고 가느다란 코르크질의 날개가 붙어 있으며 넓이는 대개 1cm 정도

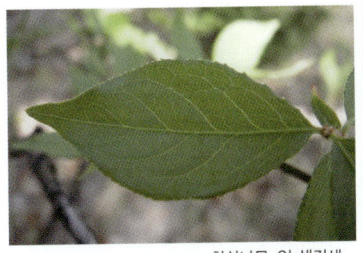
화살나무_잎 생김새

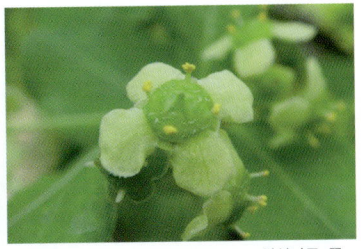
화살나무_꽃

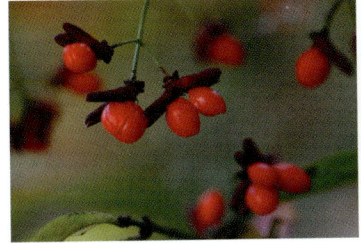
화살나무_열매

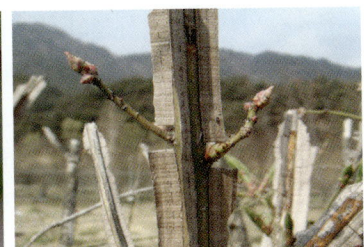
화살나무_줄기

에 다갈색이다. 잎은 단엽(單葉)이 비스듬히 나는데 도란형 혹은 타원형으로 양 끝이 뾰족하고 밑부분에 작은 톱니가 있다. 윗면은 윤채가 있는 녹색이고 뒷면은 담녹색에 잎자루가 2mm 정도이다. 꽃은 양성화로서 취산꽃차례를 이루며 5~6월에 담황록색의 꽃이 피고, 열매의 삭과는 타원형으로 9~10월에 익으면 담갈색의 열매껍질이 벌어지고 그 속에서 빨간 종자가 나온다.

| 성분 | 잎에는 플라보노이드로 류코시아니딘, 류코델피니딘, 케르세틴, 캠페롤, 에피프리에델라놀, 프리에델린, 둘시톨 등이 함유되어 있다.

열매에는 알칼로이드로 에보닌, 네오에보닌, 알라타민, 윌포르딘, 알라투시닌, 네오알라타민 등이 함유되어 있다. 그 외 카르데놀라이드로서 아코베노시게닌 A, 유오니모사이드 A, 유오니무소사이드 A 등이 함유되어 있다.

가지의 날개는 카르데놀라이드계 성분인 아코베노시게닌 A와 유오니모사이드 A가 함유되어 있다. 유오니무소사이드 A는 몇 종류의 암세포주에 대해서 세포독성을 나타낸다.

| 사용부위 | 가지의 날개(코르크질=귀전우)를 사용한다.

| 효능과 주치 | 가지에 날개 모양으로 달린 익상물(翼狀物)은 약용하는데 생약명을 귀전우(鬼箭羽)라고 한다. 맛이 쓰고 약성은 차며 산후어혈, 충적복통, 피부병, 대하증, 항암, 심통, 당뇨병, 통경, 자궁출혈 등을 치료한다. 화살나무의 추출물은 항암활성 및 항암제 보조용으로 사용한다.

| 용법 | 가지의 날개 1일량 20~30g에 물 900mL를 붓고 반량으로 달여 2~3회 매 식후 복용한다. 외용으로는 가지와 날개(귀전우)를 짓찧어 참기름과 혼합하여 환부에 붙인다.

| 사용상 주의사항 | 임신부는 복용을 금지한다.

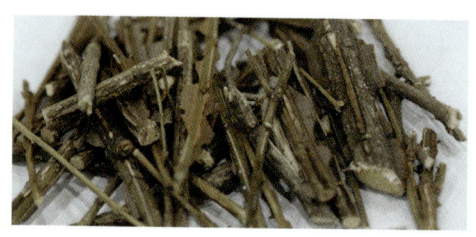

화살나무_약재

황기 황기黃芪(대한약전)

- **학명** : *Astragalus mongholicus* Bunge
- **과명** : 콩과
- **이명** : 단너삼, 금황(綿黃), 재분(戴粉), 촉태(蜀胎), 백본(百本)
- **개화기** : 7~8월
- **채취시기** : 잎이 진 후 지는 가을(9~10월)이나 이른 봄에 뿌리를 채취

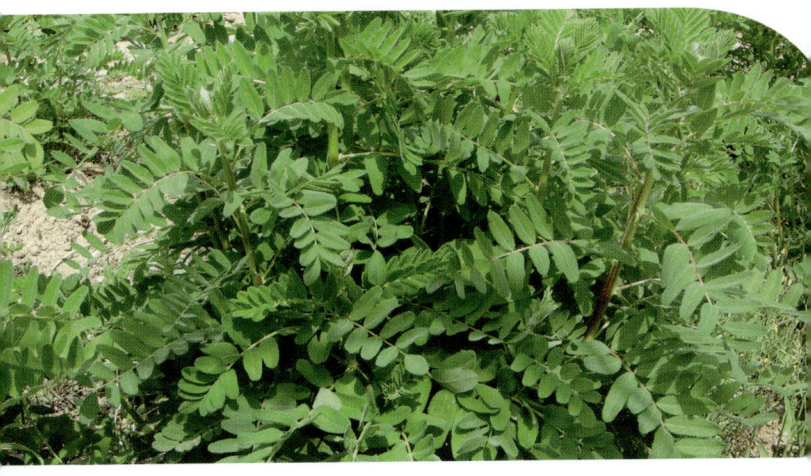

| 생육특성 | 황기는 다년생 초본으로 경상북도, 강원도, 함경남북도의 산지에 분포되어 자생하는데, 현재는 전국 각지에서 재배하며, 강원도 정선과 충청북도 제천 등이 주산지이다. 높이는 1m 이상으로 곧게 자라며 줄기 전체에 부드러운 털이 있다. 잎은 어

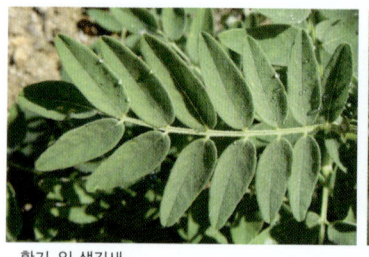
황기_잎 생김새

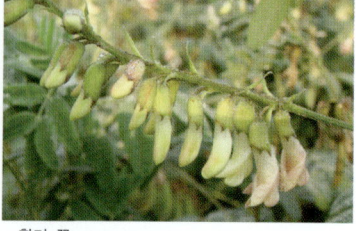
황기_꽃

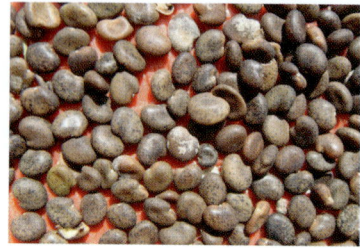
황기_씨앗

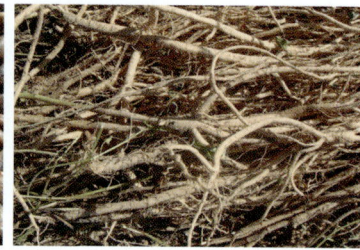
황기_채취품

굿나고 잎자루가 짧으며 6~11쌍의 소엽으로 구성된 홀수깃꼴겹잎이다. 소엽은 달걀 모양 긴 타원형으로 끝이 둥글며 가장자리는 밋밋하다. 7~8월에 엷은 황색 또는 담자색을 띠는 꽃이 총상화서로 핀다. 꽃은 잎과 줄기 사이에서 나오는 액생(腋生) 또는 줄기의 끝에 나오는 정생(頂生)을 하고, 열매는 8~9월에 꼬투리 모양의 협과(莢果)로 결실한다.

약재로 쓰이는 뿌리는 긴 원기둥형을 이루는데 길이는 30~90cm, 지름은 1~3.5cm이다. 드문드문 작은 가지뿌리가 붙어 있으나 분지되는 일은 없고 뿌리의 머리 부분에는 줄기의 잔기가 남아 있다. 뿌리의 표면은 엷은 갈황색 또는 엷은 갈색이며 회갈색의 코르크층이 군데군데 남아 있다. 질은 단단하고 절단하기 힘들며 단면은 섬유성이다. 횡단면을 현미경으로 보면 가장 바깥층은 주피(主皮)이고 껍질부는 엷은 황백색, 목부는 엷은 황색이며, 형성층 부근은 약간의 황갈색을 띤다.

| 성분 | 플라보노이드, 그루클로닌산, 쿠마타게닌, 베타시토스테롤, 과당, 포도당, 녹말, 점액질과 알칼로이드, 콜린, 베타인, 리놀산, 리놀레산 등이 함유되어 있고, 아미노산인 류신, 글리신, 세린, 알라닌, 글루탐산, 아르기닌, γ-아미노버터산 등을 함유한다.

| 사용부위 | 뿌리 건조한 것을 사용한다.

| 효능과 주치 | 강장(强壯), 익기(益氣), 지한(止汗: 땀멎이), 이수(利水), 생기(生肌: 살을 돋게 함), 소종(消腫), 탁독(托毒: 독을 몸 밖으로 내보냄) 등의 효능이 있으며 다음과 같이 응용한다.

① 생용(生用: 말린 것을 그대로 사용하는 것): 위기(衛氣)를 더하여 피부를 튼튼하게 하며, 수도(水導)를 이롭게 하고 종기를 없애고, 독을 배출하며, 살을 잘 돋게 하고, 자한(自汗)과 도한(盜汗)을 치료하며, 부종과 옹저를 치료한다.

② 자용(炙用: 꿀물을 흡수시켜 볶아서 사용하는 것): 중초(中焦: 주로 소화기능)를 보하고 기를 더하는 보중익기(補中益氣), 내상노권(內傷勞倦)을 치료한다. 비가 허하여 오는 설사, 탈항(脫肛), 기가 허하여 오는 혈탈(血脫), 붕루대하(崩漏崩帶) 등을 다스리고, 기타 일체의 기가 쇠약한 증상이나 혈허(血虛) 증상에 응용한다.

| **용법** | 말린 뿌리로 하루 4~12g 정도를 사용하는데, 대제(大劑)에는 37.5~75g을 사용할 수 있다. 자한(自汗: 기가 허해서 오는 식은땀), 도한(盜汗: 잠잘 때 오는 식은땀) 및 익위고표(益衛固表)에는 생용하고, 보기승양(補氣升陽: 기를 보하고 양기를 끌어올림)에는 밀자(蜜炙: 약재에 꿀물을 흡수시킨 다음 약한 불에서 천천히 볶아냄)하여 사용한다. 민간에서는 산후증이나 식은땀, 어지럼증 치료를 위해 황기를 애용한다.

산후증 치료에는 황기 15~20g에 물 700mL를 붓고 끓기 시작하면 불을 약하게 줄여서 200~300mL로 달여 하루 2~3회 나누어 복용한다.

식은땀 치료를 위해서는 황기 12g에 물 1,200mL 정도를 붓고 끓기 시작하면 불을 약하게 줄여서 200~300mL 정도로 달여 하루 3회에 나누어 식후에 복용한다.

또 어지럼증이 심한 경우에는 노란색 닭 한 마리를 잡아 배 속의 내장을 꺼내고 거기에 황기 30~50g을 넣은 다음 중탕으로 푹 고아서 닭고기와 물을 2~3회 나누어 하루에 먹는다. 여러 가지 원인으로 오는 빈혈과 어지럼증에도 효과가 있다.

| **사용상 주의사항** | 이 약재는 정기를 증진시키므로 모든 실증(實證), 양증(陽症) 또는 음허양성(陰虛陽盛: 진액이 부족한 상태에서 양기가 심하게 항진된 경우)의 경우에는 사용하면 안 된다.

황벽나무

황백 黃柏 (대한약전)

- **학명**: *Phellodendron amurense* Rupr.
- **과명**: 운향과
- **이명**: 황경피나무, 황병나무, 황병피나무
- **개화기**: 5~6월
- **채취시기**: 3~6월(10년 이상 된 나무) 수피 채취

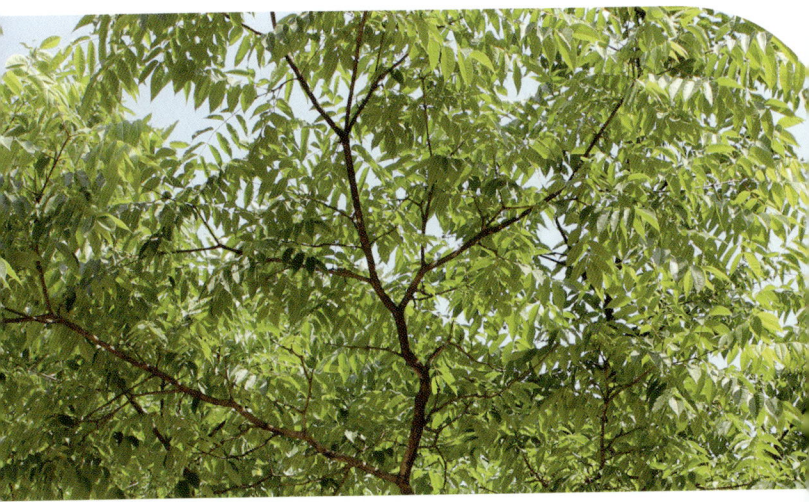

| 생육특성 | 황벽나무는 전국에 분포하는 낙엽활엽교목으로 높이 10m 전후로 자란다. 수피는 회색이며 두꺼운 코르크층이 발달하여 깊이 갈라지고 나무속은 황색이다. 잎은 마주나고 기수 우상복엽으로 작은 잎은 5~13개에 난형 또는 피침상 난형이다. 잎

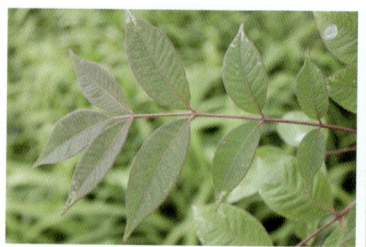
황벽나무_잎 생김새

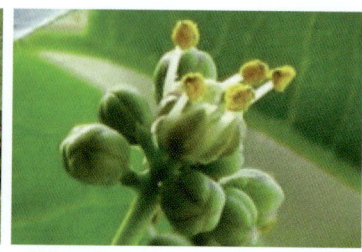
황벽나무_꽃

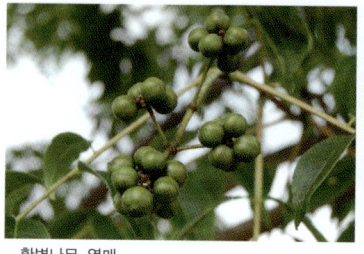
황벽나무_열매

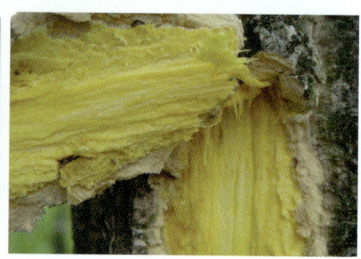
황벽나무_수피 속

끝은 뾰족하며 밑부분은 좌우가 같지 않고 가장자리는 가늘고 둥근 톱니가 있거나 밋밋하다. 꽃은 암수딴그루로 원추꽃차례를 이루며 5~6월에 황색 혹은 황록색의 꽃이 피고, 액과상(液果狀) 핵과인 열매는 둥글고 9~10월에 흑색 또는 자흑색으로 익는다.

| 성분 | 수피에 알칼로이드가 함유되었으며 주성분이 베르베린 과 팔미틴, 자테오리진, 펠로덴드린, 칸디신, 메니스페르민, 마그노플로린 등이다. 프로퀴놀린 타입 알칼로이드로서 딕타민, γ-화가린 등이 스키미아닌(=β파가린) 리모노이드 고미질로서 오바쿠논, 리모닌 등이 피토스테롤으로서 캄페스테롤, β-시토스테롤

등이 플라보노이드로서 펠로덴신 A~C, 아무렌신, 케르세틴, 캠페롤, 펠라무레틴, 펠라무린 등이 쿠마린으로서는 펠로데놀 A~C 등이 함유되어 있다.

| 사용부위 | 수피를 사용한다.

| 효능과 주치 | 수피 중 외피의 코르크질을 제거하고 내피를 약용하는데 생약명을 황백(黃柏) 또는 황백피(黃柏皮)라고 한다. 맛이 쓰고 약성은 차며 고미건위 약으로 건위, 지사, 정장작용이 뛰어나고, 또 소염성 수렴제로 위장염, 복통, 황달 등의 치료제로 쓴다. 또한 신경통이나 타박상에 외용으로 쓰기도 한다. 한편 약리실험에서는 항균, 항진균, 항염작용 등이 밝혀지기도 했다. 그 외 약리 효과는 미약하지만 고혈압, 근수축력 증강작용, 해열, 콜레스테롤 저하작용 등도 밝혀졌다. 수피와 지모(知母)를 혼합하여 물로 추출한 추출물은 소염, 진통 효과가 있고, 수피에서 추출한 추출물은 약물중독 예방 및 치료효과가 있다.

| 용법 | 수피 1일량 20~30g에 물 900mL을 붓고 반량으로 달여 2~3회 매 식후 복용한다. 외용으로는 짓찧어서 환부에 바른다.

| 사용상 주의사항 | 비장이 허하여 설사를 하는 사람이나 위가 약하고 식욕이 부진한 사람은 황백을 금지하는 것이 좋다.

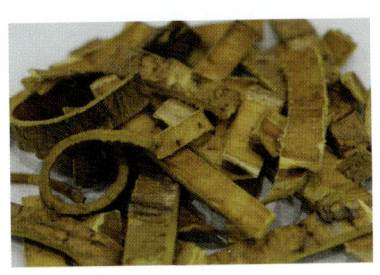

황벽나무_약재

황칠나무 _{풍하이楓荷梨(민간약초)}

- **학명**: *Dendropanax morbiferus* H.Lév.
- **과명**: 두릅나무과
- **이명**: 수계(樹季), 노란옻나무
- **개화기**: 6월
- **채취시기**: 9월 이후 채취

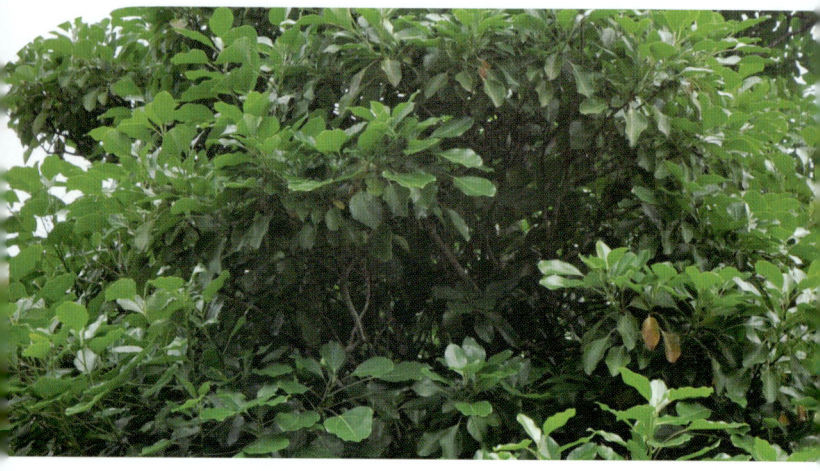

| 생육특성 | 황칠나무는 늘푸른큰키나무로 우리나라의 남부 해변과 섬의 산록 수림 속에 자라며 높이 15m가량이다. 껍질에 상처가 나면 황색 액이 나온다. 잎은 어긋나며 3~5갈래이나, 노목(老木)에서는 잎이 난형 또는 타원형으로 끝이 뾰족하고 길이

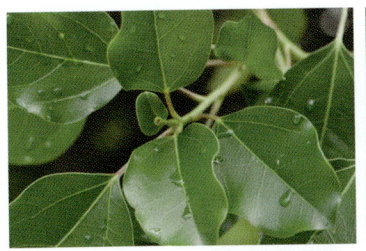
황칠나무_잎 생김새

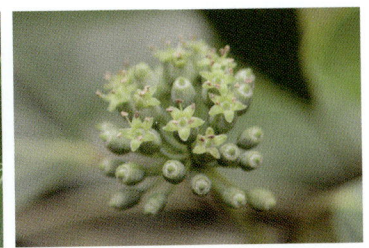
황칠나무_꽃

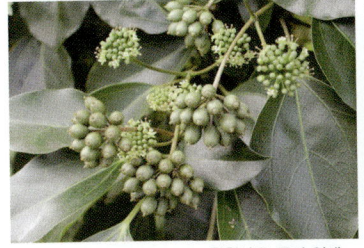
황칠나무_꽃과 열매

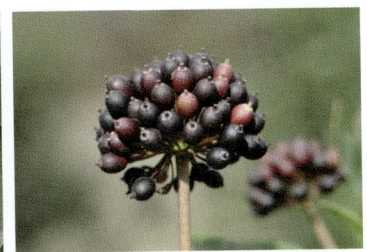
황칠나무_익은 열매

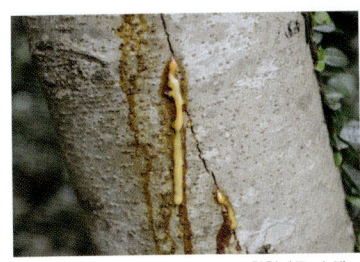
황칠나무_수액

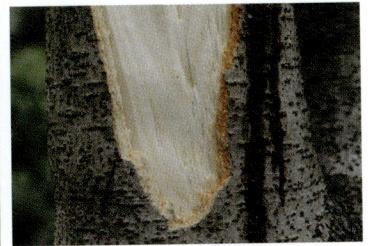
황칠나무_수피 속

10~20cm로 잎에 광택이 있다. 양면에 털이 없고, 잎자루가 있다. 꽃은 양성화이며 6월에 가지 끝에 원추상 산형꽃차례로 달린다. 꽃대의 길이는 3~5cm이며 꿀샘이 있고, 꽃자루는 길이는

5~10mm이다. 꽃받침은 종형이며 끝이 5갈래로 갈라지고, 꽃잎은 5장, 수술 5개이다. 자방은 5실이며 암술머리는 5갈래이다. 열매는 핵과로 타원형이며 검은색으로 익는다.

| 성분 | 사포닌, 셀레늄, 타닌 성분을 함유한다. 정유 성분은 주로 세스케르세틴이며 그 밖에도 알코올, 에스테르 등이 함유되어 있다.

| 사용부위 | 주로 뿌리줄기를 약용하고, 잎과 가지도 약재로 사용한다.

| 효능과 주치 | 풍사와 습사를 제거하는 거풍습(祛風濕), 풍습 비통, 편두통, 월경 부조 등을 다스리며, 민간에서는 항산화, 면역 능력 증진, 신경 안정, 당뇨, 피로 회복, 항균 작용, 숙취 해소 등에 이용한다. 전통적으로 수피에 상처를 내어 채취한 노란색 수액을 칠공예의 원료로 귀하게 여겨 왔다.

| 용법 | 뿌리줄기 50g에 물 700mL를 붓고 반으로 달여 아침저녁으로 복용한다. 또 생리불순에는 뿌리줄기 20g에 물 500mL를 넣고 달여서 복용한다.

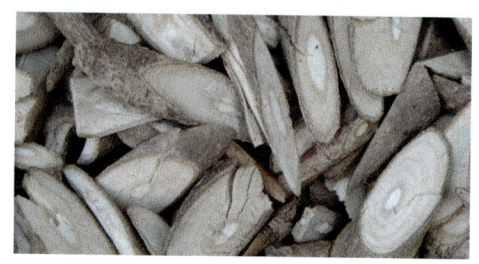

황칠나무_약재

회화나무

괴화 槐花 (대한약전)

- **학명** : *Sophora japonica* L.
- **과명** : 콩과
- **이명** : 과나무, 회나무, 괴수(槐樹), 괴화수(槐花樹)
- **개화기** : 8월
- **채취시기** : 꽃·꽃봉오리는 7~8월(꽃이 피기 전과 꽃이 핀 직후), 수피는 봄·여름, 근피는 연중 수시, 열매는 10월에 채취

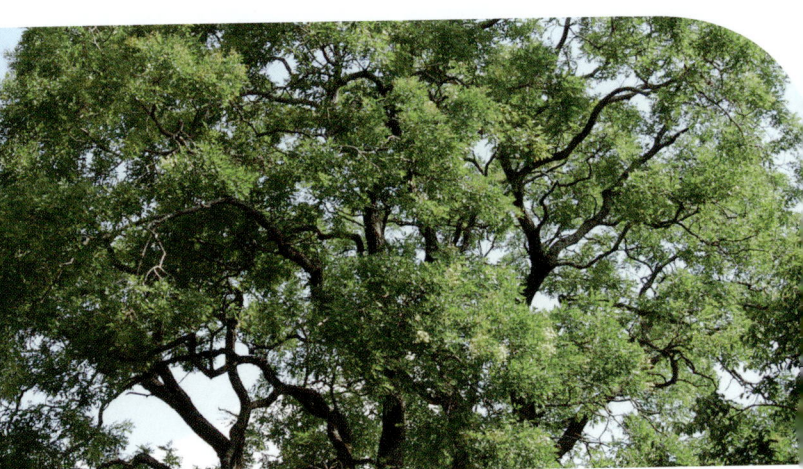

| 생육특성 | 회화나무는 인가 근처, 촌락 부근, 산야지, 도로변에 심거나 가로수 등으로 심어 가꾸는 낙엽활엽교목이며 높이 25m 전후로 자란다. 수피는 회갈색에 작은 가지는 녹색으로 자르면 냄새가 난다. 잎은 서로 어긋나고 기수 우상복엽이며 작은잎은

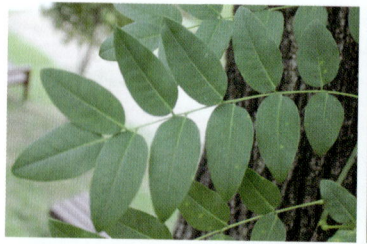
회화나무_잎 생김새

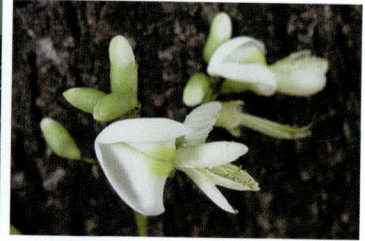
회화나무_꽃

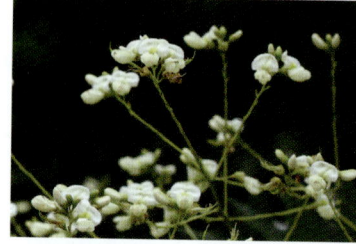
회화나무_꽃봉오리

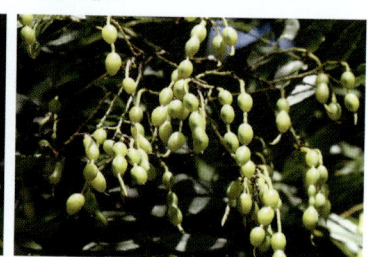
회화나무_열매

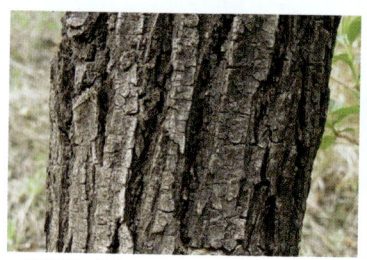
회화나무_수피

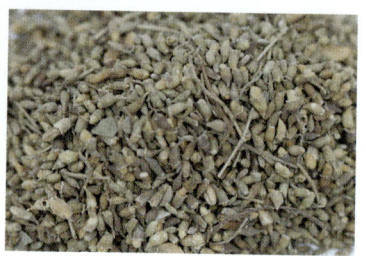
회화나무_열매 약재

7~15개이고 난상 장타원형 혹은 난상 피침형이다. 잎끝은 뾰족하고 밑부분은 뭉툭하거나 둥글고 가장자리에 톱니가 없으며, 잎 뒤에는 잔털이 있고 작은 탁엽이 있다. 꽃은 원추꽃차례로 줄

기 끝에 달려 8월에 황백색의 꽃이 피고, 열매는 꼬투리 모양에 마디가 있고 구슬을 꿰어놓은 것 같은 염주형으로 10월에 익어 벌어진다.

| 성분 | 꽃 또는 꽃봉오리에는 트리터핀계의 사포닌과 베툴린, 소포라디올, 포도당, 글루크론산, 솔포린 A, B, C, 타닌 등이 함유되어 있다. 수피 및 근피에는 디-막키아닌-모노-β-디-글루코사이드, 디엘-막키아닌이 함유되어 있다.

열매에는 9종의 플라보노이드와 이소플라보노이드가 함유되어 있고 그중에는 게니스테인, 소포리코사이드, 소포라비오사이드, 캠페롤, 글루코사이드 C, 소포라플라보노로사이드, 루틴 등이 함유되어 있다.

| 사용부위 | 꽃 또는 꽃봉오리, 수피, 근피, 열매를 사용한다.

| 효능과 주치 | 꽃 또는 꽃봉오리는 약용하는데 꽃의 생약명을 괴화(槐花), 꽃이 피기 전 꽃봉오리의 생약명은 괴미(槐米)라고 한다. 맛이 쓰고 약성이 차며 지혈작용이 있고 진경(鎭痙) 및 항궤양작용, 혈압강하작용이 있으며 청열, 양혈(凉血), 지혈 효능이 있다. 장풍(腸風)에 의한 혈변, 치질, 혈뇨, 대하증, 눈의 충혈, 창독, 중풍 등을 치료한다.

수피 및 근피는 생약명을 괴백피(槐白皮)라고 하며 진통, 소종(消腫), 거풍(祛風), 제습의 효능이 있고 신체강경(身體强硬: 몸이 굳어짐), 근육마비, 열병구창(熱病口瘡), 장풍하혈(腸風下血), 종기, 치질, 음부 가려움증, 화상 등을 치료한다.

열매는 생약명을 괴각(槐角)이라고 하며 항균작용이 있고 청열, 윤간(潤肝), 양혈(凉血), 지혈 효능이 있으며 장풍출혈(腸風出血), 치질출혈, 출혈성 하리, 심흉번민(心胸煩悶), 풍현(風眩) 등을 치료한다. 꽃 추출물은 여드름 예방과 치료, 폐경기질환 및 피부노화 등의 예방 및 치료, 피부주름의 개선 효과가 있다. 그리고 탈모 예방 및 개선 효과도 있다.

| 용법 | 꽃 또는 꽃봉오리는 1일량 30~40g에 물 900mL를 붓고 반량으로 달여 2~3회 매 식후 복용한다. 외용으로는 달인 액으로 환부를 씻어준다. 수피 및 근피는 1일량 30~50g에 물 900mL를 붓고 반량으로 달여 2~3회 매 식후 복용한다. 외용으로는 달인 액으로 양치질하여 씻어준다.

열매는 1일량 20~30g에 물 900mL를 붓고 반량으로 달여 2~3회 매 식후 복용한다. 외용으로는 볶아서 분말로 만들어 기름(참기름)에 개어 붙인다.

| 사용상 주의사항 | 비위가 허약한 사람은 사용에 주의한다.